Educação Física
no Ensino Superior

Educação Física na Escola
Implicações para a Prática Pedagógica

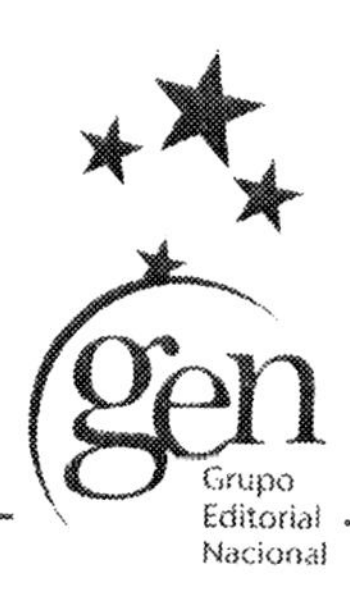

O GEN | Grupo Editorial Nacional – maior plataforma editorial brasileira no segmento científico, técnico e profissional – publica conteúdos nas áreas de ciências da saúde, exatas, humanas, jurídicas e sociais aplicadas, além de prover serviços direcionados à educação continuada e à preparação para concursos.

As editoras que integram o GEN, das mais respeitadas no mercado editorial, construíram catálogos inigualáveis, com obras decisivas para a formação acadêmica e o aperfeiçoamento de várias gerações de profissionais e estudantes, tendo se tornado sinônimo de qualidade e seriedade.

A missão do GEN e dos núcleos de conteúdo que o compõem é prover a melhor informação científica e distribuí-la de maneira flexível e conveniente, a preços justos, gerando benefícios e servindo a autores, docentes, livreiros, funcionários, colaboradores e acionistas.

Nosso comportamento ético incondicional e nossa responsabilidade social e ambiental são reforçados pela natureza educacional de nossa atividade e dão sustentabilidade ao crescimento contínuo e à rentabilidade do grupo.

Educação Física no Ensino Superior

Educação Física na Escola
Implicações para a Prática Pedagógica

COORDENAÇÃO

Suraya Cristina Darido
Docente nos Cursos de Graduação e Pós-Graduação do Departamento de Educação Física.
Coordenadora – LETPEF – I. B. – UNESP – *Campus* de Rio Claro.

Irene Conceição Andrade Rangel
Docente nos Cursos de Graduação e Pós-Graduação do Departamento de Educação Física.
Vice-Coordenadora – LETPEF – I. B. – UNESP – *Campus* de Rio Claro.

EDITORAS DA SÉRIE

Irene Conceição Andrade Rangel
Docente nos Cursos de Graduação e Pós-Graduação do Departamento de Educação Física.
Coordenadora – LETPEF – I. B. – UNESP – *Campus* de Rio Claro.

Suraya Cristina Darido
Docente nos Cursos de Graduação e Pós-Graduação do Departamento de Educação Física.
Vice-Coordenadora – LETPEF – I. B. – UNESP – *Campus* de Rio Claro.

Segunda edição

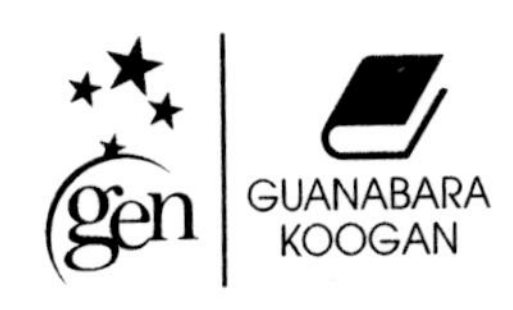

- **Atendimento ao cliente: (11) 5080-0751 | faleconosco@grupogen.com.br**

- Travessa do Ouvidor, 11
Rio de Janeiro – RJ – CEP 20040-040
www.grupogen.com.br

- Editoração eletrônica: Genesis
- Ficha catalográfica

CIP-BRASIL. CATALOGAÇÃO-NA-FONTE
SINDICATO NACIONAL DOS EDITORES DE LIVROS, RJ

E26
2.ed.

Educação física na escola : implicações para a prática pedagógica / coordenação e editoras da série Suraya Cristina Darido, Irene Conceição Andrade Rangel. - 2.ed. - [Reimpr.]. - Rio de Janeiro : Guanabara Koogan, 2022.
- (Educação física no ensino superior)

Inclui bibliografia e índice
ISBN 978-85-277-1757-1

1. Educação física (Ensino fundamental) - Estudo e ensino. 2. Educação física para crianças. I. Darido, Suraya Cristina. II. Rangel, Irene Conceição Andrade. III. Série.

10-6096.
CDD: 372.86
CDU: 372.8613

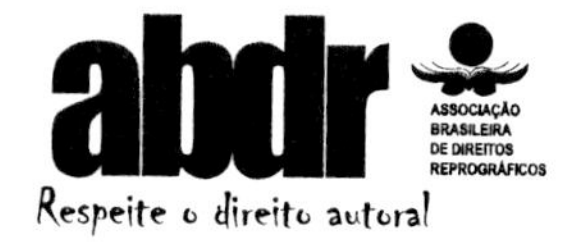

Apresentação da Série

Dizem que o homem é movido pela esperança, entusiasmo e confiança de que o futuro será sempre melhor do que o presente. Entretanto, mesmo pensando no futuro, cremos que o presente, ancorado nas certezas do passado, deve também ser bem vivido. Nós, professores do Departamento de Educação Física da UNESP de Rio Claro, junto a outros compromissados colegas, compartilhamos a esperança de que a Educação Física alcance o reconhecimento de que auxilia na formação do cidadão, em diferentes aspectos de sua humanidade.

De uns vinte anos para cá, muito tem sido alardeado de que a Educação Física "não é mais aquela". Em linhas gerais, podemos afirmar com alguma segurança que, atualmente, a Educação Física tem os mesmos problemas de muitas outras áreas do conhecimento; é permeada por crises paradigmáticas; realiza uma série de eventos científicos e acadêmicos para discutir os seus próprios problemas; apresenta uma série de novas publicações, tem programas de pós-graduação na área – se não muitos, o suficiente para trazer à tona uma série de questões e formar um número razoável de mestres e doutores; além de apresentar áreas de estudo razoavelmente demarcadas, com Congressos e Associações próprias.

É, justamente, neste período, de intensas mobilizações e debates que surge na década de 80, mais precisamente em 1984, o curso de Educação Física da UNESP/Rio Claro. Na época, um grupo de professores jovens e cheios de vontade, que ajudaram a construir um dos melhores cursos de graduação do país, e agora assumem o encargo de publicar obras destinadas a docentes e discentes desta área.

São mais de 30 obras nesta série intitulada "Educação Física no Ensino Superior". Cada um dos livros possui o conteúdo ministrado nas diferentes disciplinas que compõem o currículo dos cursos de Licenciatura e Bacharelado de nossa Instituição. Procuramos, também, levantar possibilidades de utilização dos livros nos diversos cursos de Educação Física espalhados pelo Brasil, acreditando que este conhecimento possa ser difundido de acordo com a realidade contextual de cada curso.

É importante ressaltar que uma série como esta permite ampliar e aprofundar as discussões na área da Educação Física, em todas as suas dimensões. Assim, estes livros, ainda que tenham em comum o fato de serem escritos, na sua maioria, por docentes do Departamento de Educação Física da UNESP, apresentam peculiaridades relativas a área que abordam, bem como a diferentes formações dos docentes convidados. O leitor mais atento poderá, então, vislumbrar tanto aspectos comuns, como diferenciados entre os livros da série.

Entendemos que, após um longo período de crise, a Educação Física é capaz de galgar o caminho científico, seja do lado social, como do afetivo, do biológico ou do cultural. Nada mais justo, então, do que registrar, no presente momento, estes conhecimentos em forma de livro, uma das mais interessantes, revolucionárias e jamais ultrapassada invenção social.

Nós, editoras desta série, confiantes no compromisso dos autores de cada um dos livros que a compõem, apresentamos, com grande prazer e uma certa ousadia, a série *Educação Física no Ensino Superior*, compartilhando com José Luiz Borges[1] (2002) a compreensão de que "... um livro não deve revelar as coisas, um livro deve, simplesmente, ajudar-nos a descobri-las." (p. 15).

Seremos, também, eternamente gratas ao Sr. Ramilson Almeida, agente literário, pela forma atenciosa com que tratou a série, pela esperança e confiança em nós depositadas, bem como à Editora Guanabara Koogan por acreditar na série.

IRENE CONCEIÇÃO ANDRADE RANGEL
SURAYA CRISTINA DARIDO

[1]Borges, José Luiz. Cinco visões pessoais. Brasília: UnB, 2002.

Considerações Iniciais

É com enorme satisfação que apresentamos a segunda edição de *Educação Física na Escola: Implicações para a Prática Pedagógica*, revisada e atualizada – especialmente no que diz respeito às leis que regem a Educação Física na escola.

Nesta edição, gostaríamos também de comemorar com o leitor o fato de, nos últimos cinco anos, esta obra ter sido reimpressa oito vezes, o que revela, indubitavelmente, seu enorme sucesso.

O grupo de autores é acima de tudo um grupo de amigos, que está junto não somente para construir propostas de mudanças na Educação Física escolar, mas também para provar que é possível trabalhar em termos coletivos, tanto em escolas e universidades quanto na vida. Na verdade, este exercício se mostrou bastante gratificante para todos os que puderam participar das reuniões, discussões e intensas trocas ao longo dos últimos 15 anos.

Sobre o livro, apontamos as nossas crenças em relação ao papel da Educação Física na formação do cidadão que conhece parte da cultura corporal de movimento, que usufrui efetivamente dela para se beneficiar das inúmeras possibilidades advindas da sua prática e melhorar aspectos relacionados a saúde, lazer e comunicação, enfim, que deseja se tornar autônomo a fim de tomar decisões de fundamental importância para sua vida. Com o objetivo de que essas decisões sejam pautadas em valores apropriados para o cidadão emancipado, sugerimos que, em todas as práticas, seja possível para o aluno refletir sobre as suas ações – as finalidades, as atitudes e os valores envolvidos –, em um âmbito além do saber fazer.

Nos primeiros capítulos, apresentamos nossas concepções sobre tendências, finalidades, conteúdos, metodologia e avaliação em Educação Física. É verdade que nem todas as ideias contidas nesses textos são inéditas, até porque temos publicado com certa frequência, tanto individualmente como no próprio grupo do Laboratório de Estudo e Trabalhos Pedagógicos em Educação Física (LETPEF). Em contrapartida, no conjunto, as ideias e propostas deste livro se articulam de modo único.

Adotamos a classificação de conteúdos nas dimensões atitudinais, procedimentais e conceituais, as quais nos permitiram apresentar nossas propostas para jogos, conhecimento sobre o corpo, esporte, capoeira, ginástica, dança e lutas. O leitor atento irá perceber que há uma preocupação em citar exemplos de "como fazer"; porém, o objetivo desses exemplos é auxiliá-lo em sua reflexão, e não encerrar suas possibilidades a partir de "receitas prontas".

Dizem que nem tudo acontece por acaso; assim, acreditamos que o encontro com os professores e professoras que chamamos carinhosamente de Zê, Lu, Duzão, Luiz H., Luizito, Edu, Lorenz, Telminha e Laércio, com os quais traçamos a trajetória deste livro que, agora, convidamos o leitor a saborear, significa um presente para nós.

SURAYA CRISTINA DARIDO
IRENE CONCEIÇÃO ANDRADE RANGEL

Conteúdo

Prefácio à Primeira Edição

A área de Educação Física, em especial a Educação Física Escolar, teve grande desenvolvimento no Brasil nos últimos vinte anos. Inicialmente, era considerada uma área de atuação essencialmente prática, sem fundamentação teórica. Os cursos de graduação limitavam-se a reproduzir técnicas de movimento quase sempre esportivas. Posteriormente, passou a ter suporte teórico de referenciais originais e criativos provindos de várias áreas do conhecimento e de diferentes autores. Houve o importante aporte dos conhecimentos das Ciências Humanas, fato que possibilitou a discussão da Educação Física na Escola como uma área de conhecimento ancorada na cultura e produtora de cultura. Outro dado importante dos últimos anos foi a formação de mestres e doutores na área, que possibilitou que os cursos de graduação em Educação Física ganhassem densidade acadêmica e os profissionais egressos dessas instituições pudessem basear-se em abordagens ou teorias para atuarem nas escolas. É óbvio que esse foi – e ainda é – um processo dinâmico e repleto de nuanças, que tornam concomitantes processos e realidades altamente acadêmicas com outros ainda limitados do ponto de vista científico.

O rápido desenvolvimento acadêmico da Educação Física Escolar no Brasil teve como decorrência, até certo ponto previsível, o distanciamento entre a produção teórica e os profissionais atuantes nas muitas escolas espalhadas pelo país. Esse distanciamento se dá por vários motivos, entre eles o fato de que muitos profissionais atuantes nas escolas foram formados nas décadas de 1970 e 1980. Outro fator agravante é a carência de cursos de formação continuada, que levem aos professores os avanços teóricos produzidos nas Universidades. Por outro lado, os professores das escolas de Educação Básica se queixam, com razão, da dificuldade em aplicar novos conhecimentos que qualifiquem sua prática e dêem conta das inúmeras demandas que ocorrem em suas aulas.

O mérito deste livro reside justamente na tentativa de preencher a lacuna existente entre a Universidade e a Educação Básica, entre as teses com linguagem rebuscada e hermética e as necessidades imediatas dos professores. E realiza isso, evitando a tentadora solução dos manuais, receituários de aula ou relação de joguinhos, que apenas elencam atividades sem a necessária fundamentação. Este livro propõe-se a uma conversa direta com o professor e sua realidade, falando de assuntos que dizem respeito a sua prática escolar, procurando subsidiar sua atuação. Consegue, portanto, tratar do rico cotidiano do professor sem simplificar ou reduzir sua relevância. Provavelmente, conseguirá subsidiar a prática do professor sem dar receitas prontas. Conseguirá juntar a teoria dos estudos e pesquisas com a prática das quadras e salas de aula. Conseguirá, com certeza, fazer pensar.

Este livro está dividido em duas partes. A primeira delas discute questões mais amplas sobre a Educação Física na Escola e a sua atuação com a chamada Cultura Corporal de Movimento. Nessa primeira parte ainda são abordados os aspectos legais da Educação Física, seus objetivos, conteúdos, aspectos metodológicos e avaliativos. Na segunda parte são discutidos especificamente os conteúdos da Cultura Corporal de Movimento, tais como o conhecimento sobre o corpo, os jogos e brincadeiras, o esporte, a dança, a ginástica, as lutas e a capoeira. Ao final de cada capítulo são apresentadas questões para discussão, assim como exemplos de atividades, indicações de *sites*, sugestões de leitura e filmes sobre o tema, possibilitando ao professor aprofundar seus conhecimentos e socializá-los com seus alunos e outros colegas, inclusive podendo criticá-los e transformá-los.

Resta cumprimentar o grupo do Laboratório de Estudo e Trabalhos Pedagógicos em Educação Física da UNESP de Rio Claro, pela iniciativa deste trabalho coletivo, organizado pelas Professoras Suraya Cristina Darido e Irene Rangel. Prefaciar esta obra é para mim motivo de prazer e orgulho uma vez que compartilho boa parte das idéias por ela veiculada. Além disso, compartilho também a vontade de democratizar a produção acadêmica, porque o conhecimento só pode ser efetivo se ele for aplicado, se servir para mais pessoas, se puder contribuir para a melhoria de condições de vida de todos os alunos.

JOCIMAR DAÓLIO

Campinas, março de 2005

Colaboradores

EDUARDO AUGUSTO CARREIRO

Mestre em Ciências da Motricidade – UNESP – Rio Claro
Professor Convidado da Universidade Gama Filho – Pós-Graduação *lato sensu*
Gerente de Esporte e Lazer – SESI-SP

EDUARDO VINÍCIUS MOTA E SILVA

Mestre em Ciências da Motricidade – UNESP – Rio Claro
Professor da Universidade Presbiteriana Mackenzie – Curso de Educação Física

IRENE CONCEIÇÃO ANDRADE RANGEL

Doutora em Educação – UFSCar
Professora do Departamento de Educação Física da UNESP – Rio Claro

LAÉRCIO SCHWANTES IÓRIO

Mestre em Ciências da Motricidade – UNESP – Rio Claro
Professor da UNICID – Curso de Educação Física

LUCIANA VENÂNCIO

Mestre em Ciências da Motricidade – UNESP – Rio Claro
Professora Efetiva da Educação Básica na Rede de Ensino Público Municipal de São Paulo – SME/SP – EMEF Antônio Carlos de Andrada e Silva
Professora da Universidade Guarulhos – Curso de Educação Física
Doutoranda em Educação – UNESP – Presidente Prudente

LUIZ ALBERTO LORENZETTO

Doutor em Filosofia da Educação – UNICAMP
Professor do Departamento de Educação Física da UNESP – Rio Claro

LUIZ HENRIQUE RODRIGUES

Mestre em Ciências da Motricidade – UNESP – Rio Claro
Professor da Universidade Presbiteriana Mackenzie – Curso de Educação Física
Coordenador de Educação Física da Escola Castanheiras – SP

LUIZ SANCHES NETO

Mestre em Ciências da Motricidade – UNESP – Rio Claro
Doutorando em Ciências da Motricidade – UNESP – Rio Claro
Professor na Universidade Guarulhos – Cursos de Educação Física e Pedagogia

SURAYA CRISTINA DARIDO

Doutora em Psicologia Escolar – USP
Livre-Docente – UNESP – Rio Claro
Professora do Departamento de Educação Física da UNESP – Rio Claro

TELMA CRISTIANE GASPARI

Mestre em Ciências da Motricidade – UNESP – Rio Claro
Doutoranda em Ciências da Motricidade – UNESP – Rio Claro
Professora das Faculdades Integradas FAFIBE – Curso de Educação Física e Pedagogia

ZENAIDE GALVÃO

Mestre em Ciências da Motricidade – UNESP – Rio Claro
Doutoranda em Estudos da Criança – Universidade do Minho – Braga (Portugal)

Educação Física
no Ensino Superior

Educação Física na Escola
Implicações para a Prática Pedagógica

O Contexto da Educação Física na Escola

Suraya Cristina Darido
Luiz Sanches Neto

Os objetivos e as propostas educacionais da Educação Física foram se modificando ao longo dos últimos anos, e todas as tendências, de algum modo, ainda hoje influenciam a formação do profissional e suas práticas pedagógicas. Na Educação Física, assim como em outros componentes curriculares, não existe uma única forma de se pensar e implementar a disciplina na escola.

Nesse texto, o objetivo é apresentar cada uma das abordagens que foram construídas pela Educação Física, porque, quando se conhecem os pressupostos pedagógicos que estão por trás da atividade do ensino, é possível melhorar a coerência entre o que se pensa estar fazendo e o que realmente realizamos.

Outra questão muito importante é que, na nossa prática, as perspectivas pedagógicas que se instalam não aparecem de forma pura, mas com características particulares, mesclando aspectos de mais de uma linha pedagógica. Em outras palavras, dificilmente seguimos uma única abordagem.

A prática de todo professor, mesmo que de forma pouco consciente, apoia-se em determinada concepção de aluno, ensino e aprendizagem, que é responsável pelo tipo de representação que o professor constrói sobre o seu papel, o papel do aluno, a metodologia, a função social da escola e os conteúdos a serem trabalhados.

É importante ressaltar também que, neste texto, os termos modelos, linhas, perspectivas, concepções, tendências e abordagens serão utilizados como sinônimos.

1.1 O contexto anterior ao surgimento das novas concepções a partir da década de 1980

A introdução da Educação Física oficialmente na escola ocorreu, no Brasil, em 1851, com a reforma Couto Ferraz, embora a preocupação com a inclusão de exercícios físicos, na Europa, remonte ao século XVIII, com Guths Muths, J. J. Rosseau, Pestalozzi e outros (BETTI, 1991).

Em reforma realizada, por Rui Barbosa, em 1882, houve uma recomendação para que a ginástica fosse obrigatória, para ambos os sexos, e que fosse oferecida para as Escolas Normais. Todavia, a implantação, de fato, dessas leis ocorreu apenas em parte, no Rio de Janeiro (capital da República) e nas escolas militares.

É apenas a partir da década de 1920 que vários estados da federação começam a realizar suas reformas educacionais e incluem a Educação Física, com o nome mais frequente de ginástica (BETTI, 1991).

A Educação Física na escola já sofria preconceitos e baixo *status* desde o seu início. Ela estava presente na lei, mas essa mesma lei demorou bastante para ser cumprida.

1.1.1 Higienismo e militarismo

A concepção dominante da Educação Física, no seu início, é calcada na perspectiva que muitos autores chamaram de higienismo. Nela, a preocupação central é com os hábitos de higiene e saúde, valorizando o desenvolvimento do físico e da moral, a partir do exercício.

Em função da necessidade de sistematizar a ginástica na escola, surgem os métodos ginásticos. Os principais foram propostos pelo sueco P. H. Ling, pelo francês Amoros e pelo alemão Spiess. Esses autores apresentaram propostas que procuravam valorizar a imagem da ginástica na escola.

No modelo militarista, os objetivos da Educação Física na escola eram vinculados à formação de uma geração capaz de suportar o combate, a luta, para atuar na guerra; por isso, era importante selecionar os indivíduos "perfeitos" fisicamente e excluir os incapacitados.

Ambas as concepções, higienista e militarista, da Educação Física consideravam-na como disciplina essencialmente prática, não necessitando, portanto, de uma fundamentação teórica que a desse suporte. Por isso, não havia distinção evidente entre a Educação Física e a instrução física militar. Para ensinar Educação Física não era preciso dominar conhecimentos, e sim ter sido um ex-praticante.

Após as grandes guerras, o modelo americano denominado Escola-Nova fixou raízes, notadamente no discurso influenciado pelo educador Dewey e em oposição à escola tradicional (BETTI, 1991).

O discurso predominante na Educação Física passa a ser: "A Educação Física é um meio da Educação". O discurso dessa fase vai advogar em prol da educação do movimento como única forma capaz de promover a chamada educação integral. Essas mudanças ocorrem principalmente no discurso, porque a prática higienista e militarista permanece essencialmente inalterada.

Contudo, a proposta escola-novista explicita formas de pensamento que, aos poucos, alteram a prática da Educação Física e a postura do professor. Esse movimento conhece o auge no início da década de 1960 e passa a ser reprimido a partir da instalação da ditadura militar no nosso País.

1.1.2 Esportivista

Como vimos, as aulas de Educação Física eram associadas à ginástica e a métodos calistênicos na época da 1.ª Guerra Mundial, principalmente devido a interesses militares. Esse tipo de aula permaneceu comum nas escolas públicas, reforçado pela propaganda internacional da 2.ª Guerra Mundial, até a década de 1960, quando os generais assumiram o Poder Executivo do País, em 1964. Os anos seguintes apresentaram uma expansão abrupta do sistema educacional, desde que o governo planejou usar as escolas públicas e particulares como fonte de propaganda do regime militar.

O sucesso da Seleção Brasileira de Futebol em duas Copas do Mundo (1958 e 1962) levou à associação da Educação Física escolar com o Esporte, especialmente o futebol. O terceiro título na Copa de 1970 foi o auge da política de "pão e circo", contribuindo para manter o predomínio dos conteúdos esportivos nas aulas de Educação Física. Essa política consistia em prover as necessidades básicas da população, assim como meios para seu entretenimento.

Betti (1991) ressalta que, entre 1969 e 1979, o Brasil observou a ascensão do esporte à razão de Estado e a inclusão do binômio Educação Física/Esporte na planificação estratégica do governo, muito embora o esporte de alto nível estivesse presente no interior da sociedade desde os anos 20 e 30.

Os governos militares que assumiram o poder em março de 1964 passam a investir pesado no esporte, na tentativa de fazer da Educação Física um sustentáculo ideológico, na medida em que ela participaria na promoção do País através do êxito em competições de alto nível. Nesse período, a ideia central girava em torno do Brasil-Potência, no qual era fundamental eliminar as críticas internas e deixar transparecer um clima de prosperidade e desenvolvimento.

É nessa fase da história que o rendimento, a seleção dos mais habilidosos, o fim justificando os meios estão mais presentes no contexto da Educação Física na escola. Os procedimentos empregados são extremamente diretivos, o papel do professor é bastante centralizador e a prática, uma repetição mecânica dos movimentos esportivos.

O modelo esportivista, também chamado de mecanicista, tradicional e tecnicista, é muito criticado pelos meios acadêmicos, principalmente a partir da década de 1980, embora essa concepção ainda esteja bastante presente na sociedade e na escola.

1.1.3 Recreacionista

Também é verdade que, em alguns casos, a crítica excessiva ao esporte de rendimento voltou-se para o outro extremo, ou seja, assistimos ao desenvolvimento de um modelo no qual os alunos é que decidem o que vão fazer na aula, escolhendo o jogo e a forma como querem praticá-lo, e o papel do professor se restringe a oferecer uma bola e marcar o tempo. Praticamente, o professor não intervém.

É preciso deixar claro que esse modelo não foi defendido por professores, estudiosos ou acadêmicos. Infelizmente, ele é bastante representativo no contexto escolar, e provavelmente tenha nascido de interpretações inadequadas e das condições de formação e trabalho do professor.

A prática de "dar a bola" é bastante condenável, pois se desconsidera a importância dos procedimentos pedagógicos dos professores. Num paralelo, poderíamos questionar se os alunos são capazes de aprender o conhecimento histórico, geográfico ou matemático sem a intervenção ativa dos professores.

Esse modelo, algumas vezes chamado de recreacionista (KUNZ, 1994), embora este não seja um nome muito adequado, aconteceu por duas razões principais: primeiramente, porque o discurso acadêmico passou muitos anos discutindo o que não fazer nas aulas de Educação Física, e não apresentando propostas viáveis e exequíveis para a prática; o outro fator diz respeito à falta de políticas públicas que facilitem de fato o trabalho do professor, como condições de trabalho, espaço, material adequado, políticas salariais e, principalmente, apoio às ações de formação continuada.

1.2 Quando e por que as coisas começaram a mudar?

Quanto à Educação Física na escola, desde meados da década de 1980 tem havido mudanças nas suas concepções, em um processo que envolve diversas transformações, tanto nas pesquisas acadêmicas nesse segmento, quanto na prática pedagógica dos professores do componente curricular (DARIDO, 2003). Naquela época, nosso país estava passando por um período de redemocratização política denominado "Abertura", com os seguintes aspectos influenciando a Educação Física:

- movimentos instituídos de organização civil, que solicitavam a participação direta da população nas eleições do Poder Executivo, principalmente para a Presidência da República. Esses movimentos contavam com um contingente de professores e acadêmicos da área de Educação Física;
- liberdade efetiva na comunidade acadêmica para pesquisar todas as áreas de conhecimento científico e filosófico, mesmo aquelas relacionadas às tendências que eram opostas ao regime de governo;
- encontros e debates entre profissionais e acadêmicos. Esses eventos eram promovidos pelas instituições criadas para representar os interesses da Educação Física, baseadas, cada uma, em concepções diferentes da área.

Todas essas mudanças contribuem para que seja rompida, ao menos no nível do discurso, a valorização excessiva do desempenho como objetivo único na escola.

1.3 Algumas abordagens pedagógicas da Educação Física escolar

Durante a década de 1980, a resistência à concepção biológica da Educação Física, particularmente no Ensino Fundamental, levou à crítica em relação ao predomínio dos conteúdos esportivos. Essa resistência foi influenciada por pesquisas no campo pedagógico e na área científica da Educação Física, concebida como "Disciplina Acadêmica" (Henry *apud* BROOKS, 1981; TANI *et al.*, 1988), bem como por todas as informações disponíveis para os alunos de pós-graduação desde que o Governo Militar "abriu" os limites da política, cessando as atividades de censura. Posteriormente, naquela mesma década, a democracia iria prevalecer de maneira consistente e eleições presidenciais aconteceriam em 1989.

Assim, em oposição à vertente mais tecnicista, esportivista e biologista, surgem novos movimentos na Educação Física escolar a partir, especialmente, do final da década de 1970, inspirados no novo momento histórico social por que passaram o País, a Educação e a Educação Física.

Atualmente, coexistem na área da Educação Física várias concepções, todas elas tendo em comum a tentativa de romper com o modelo mecanicista, esportivista e tradicional. São elas, Humanista, Fenomenológica, Psicomotricidade, baseada nos Jogos Cooperativos, Cultural, Desenvolvimentista, Interacionista-construtivista, Crítico-superadora, Sistêmica, Crítico-emancipatória, Saúde Renovada, baseada nos Parâmetros Curriculares Nacionais (PCNs/Brasil,1998), além de outras.

Pretendemos apresentar e analisar diversas abordagens, inclusive os Parâmetros Curriculares Nacionais, que são mais recentes e baseados em algumas das propostas anteriores.

A análise dessas abordagens fundamenta-se em uma sequência basicamente cronológica, salientando as mais relevantes no período em que foram propostas, ao final da década de 1980, em função dos debates percebidos em eventos científicos, seus registros em anais, e a análise de periódicos específicos e concursos públicos na área.

Também foram utilizados os dados de uma pesquisa (DARIDO, 2000) realizada sobre as provas dos três últimos concursos públicos para ingresso dos professores de Educação Física na rede estadual de São Paulo. A intenção dessa pesquisa foi buscar pistas que permitissem compreender melhor quais as exigências solicitadas em relação ao trabalho docente e quais as abordagens requisitadas nas questões propostas pelos concursos de 1986, 1993 e 1998, tempos de intensas mudanças na área.

Os resultados da pesquisa indicaram que, no concurso de 1986, do total de questões da área pedagógica, 22% tinham como referencial a abordagem baseada nos objetivos de ensino, 22% foram questões de fundamentação desenvolvimentista e 4% referentes à tendência crítica. Já em 1993, houve uma mudança de foco tanto no que diz respeito às abordagens requisitadas, como no peso atribuído a cada uma delas. Assim, foram 18,7% de questões de cunho crítico, 21,4% desenvolvimentista e 4,2% construtivista. Em 1998, houve uma ampliação do número de abordagens solicitadas, passando de três para seis. Foram elas: 14% de críticas, 8% desenvolvimentista, 10% construtivista, 6% sobre a psicomotricidade, 10% baseadas nos jogos cooperativos, 6% nos Parâmetros Curriculares Nacionais.

Atualmente, é possível identificar outras formas de organização do pensamento pedagógico da Educação Física, com número razoável de interlocutores e publicações. Analisar as principais características das tendências que permeiam o contexto nacional no que diz respeito à temática da Educação Física escolar é fundamental, uma vez que a discussão dessas questões com os professores é muito importante para que se explicitem os pressupostos pedagógicos que estão por trás da atividade do ensino, na busca da coerência entre o que se pensa estar fazendo e o que realmente se faz.

As perspectivas pedagógicas que se instalam na Educação Física, na maioria dos casos, aparecem com características particulares, mesclando aspectos de mais de uma linha pedagógica. Para compreender essa variedade de propostas, são analisadas a seguir algumas tendências surgidas a partir da década de 1980 na área de Educação Física escolar. É importante notar que, além das abordagens a serem analisadas neste texto, outros autores anunciaram ou organizaram propostas para a Educação Física escolar; como exemplo, citamos Betti, Ghiraldelli Junior, Mariz de Oliveira, Medina, Moreira e Pérez, entre outros, além de autores que mesclaram as tendências, como Mattos e Neira. Para maiores informações sobre essas tendências, sugerimos a leitura das obras referentes às perspectivas humanista, fenomenológica, progressista, sócio-construtivista, revolucionária, crítica, sistêmica, plural e também sobre os jogos cooperativos e os estudos cinesiológicos.

Para as finalidades deste trabalho, optou-se por analisar mais detalhadamente as abordagens:[1]

- Psicomotricidade,
- Desenvolvimentista,
- Construtivista,
- Crítico-superadora,
- Crítico-emancipatória,
- Saúde renovada,
- PCNs.

1.3.1 Psicomotricidade

Apenas nos últimos anos da década de 1970, a educação psicocinética tornou-se relevante em alguns programas de Educação Física escolar. Também conhecida por educação psicomotora ou psicomotricidade, essa proposta foi divulgada inicialmente em programas de escolas especiais para alunos portadores de deficiência física e mental.

A psicomotricidade é o primeiro movimento mais articulado que surge a partir da década de 1970, em contraposição aos modelos anteriores. Nele, o envolvimento da Educação Física é com o desenvolvimento da criança, com o ato de aprender, com os processos cognitivos, afetivos e psicomotores, buscando garantir a formação integral do aluno. Na verdade, essa concepção inaugura uma nova fase de preocupações para o professor de Educação Física, que extrapola os limites biológicos e de rendimento corporal, passando a incluir e valorizar o conhecimento de origem psicológica.

O autor que mais influenciou esse pensamento no nosso país foi o francês Jean Le Bouch. Mesmo antes da tradução das suas primeiras obras, alguns estudiosos tomaram contato com suas ideias em outros países da América Latina, frequentando cursos e mantendo contatos pessoais. Para a construção das suas ideias, Le Bouch inspirou-se

---

[1] Para entender melhor as abordagens na perspectiva da avaliação, sugerimos a leitura de: DARIDO, S.C. **A avaliação em Educação Física escolar:** das abordagens à prática pedagógica. Anais do V Seminário de Educação Física escolar, p.50-66, 1999. Para ter uma noção ampliada das tendências, inclusive com análises da prática docente, sugerimos: DARIDO, S.C. **Educação Física na escola**: questões e reflexões. Rio de Janeiro, Guanabara Koogan, 2003 e SANCHES NETO, Luiz. **Educação Física escolar**: uma Proposta para o Componente Curricular da 5.ª à 8.ª Série do Ensino Fundamental. Rio Claro: Universidade Estadual Paulista, 2003. Dissertação de Mestrado, Instituto de Biociências, Departamento de Educação Física.

em autores que já tinham uma certa influência na Educação Física ou em outros campos de estudos. Entre eles podem ser citados os trabalhos de J. Ajuriaguerra, Jean Piaget, P. Vayer, H. Wallon e Winnicott.

Assim, a psicomotricidade defende uma ação educativa que deva ocorrer a partir dos movimentos espontâneos da criança e das atitudes corporais, favorecendo a gênese da imagem do corpo, núcleo central da personalidade. A educação psicomotora, na opinião do autor, refere-se à formação de base indispensável a toda criança, seja ela normal ou com problemas, e responde a uma dupla finalidade: assegurar o desenvolvimento funcional, tendo em conta possibilidades da criança ajudar sua afetividade a expandir-se e a equilibrar-se, através do intercâmbio com o ambiente humano (LE BOUCH, 1986).

A perspectiva renovadora da psicomotricidade está na proposição de um modelo pedagógico fundamentado na interdependência do desenvolvimento motor, cognitivo e afetivo dos indivíduos, bem como na tentativa de justificá-la como um componente curricular imprescindível à formação das estruturas de base para as tarefas educacionais da escola. O discurso e a prática da Educação Física sob essa influência da psicomotricidade conduz à necessidade do professor se sentir com responsabilidades escolares e pedagógicas. Busca desatrelar sua atuação na escola dos pressupostos da instituição esportiva, valorizando o processo de aprendizagem, e não mais a execução de um gesto técnico isolado.

Como seria uma aula prática na abordagem psicomotricista?

Uma atividade que poderia ocorrer numa aula nesta perspectiva é uma na qual os professores espalhariam vários arcos no chão.

Em duplas, os alunos deveriam vir correndo e arremessar uma bola para o companheiro de dentro do arco com a mão direita.

Em seguida, solicitar-se-ia aos alunos que arremessassem a bola com a mão esquerda, ainda com os dois pés dentro do arco.

Na mesma disposição, os alunos seriam estimulados a arremessar a bola, com um dos pés dentro do arco e outro fora, arremessando ora com a mão direita, ora com a mão esquerda.

Deu para visualizar esta aula?

Como vocês perceberam, os alunos deviam pensar para executar as tarefas, e as atividades não tinham ligações com a prática esportiva, e sim com a melhoria do conhecimento sobre o próprio corpo.

Tente lembrar da sua própria formação na faculdade de Educação Física, você se lembra de alguma disciplina que tenha discutido os conceitos da psicomotricidade?

O que você achou mais importante desta abordagem? Quais são as suas vantagens?

Você consegue pensar em outras atividades práticas nesta tendência?

1.3.2 Abordagem desenvolvimentista

O modelo desenvolvimentista foi dirigido inicialmente para crianças de 4 a 14 anos, buscando, nos processos de aprendizagem e desenvolvimento, uma fundamentação para a Educação Física escolar. Segundo seus principais autores (TANI *et al.*, 1998), é uma tentativa de caracterizar a progressão normal do crescimento físico, do desenvolvimento fisiológico, motor, cognitivo e afetivo-social na aprendizagem motora e, em função dessas características, sugerir aspectos relevantes para a estruturação das aulas.

Os autores dessa abordagem defendem a ideia de que o movimento é o principal meio e fim da Educação Física, garantindo a especificidade do seu objeto. Sua função não é desenvolver capacidades que auxiliem a alfabetização e o pensamento lógico-matemático, embora isso possa ocorrer como um subproduto da prática motora. Além disso, a proposta também não é buscar na Educação Física solução para todos os problemas sociais do País, com discursos genéricos que não dão conta da realidade.

Em suma, uma aula de Educação Física deve privilegiar a aprendizagem do movimento, embora possam estar ocorrendo outras aprendizagens em decorrência da prática das habilidades motoras – um dos conceitos mais importantes dentro dessa abordagem, pois é através delas que os seres humanos se adaptam aos problemas do cotidiano, resolvendo problemas motores. Como as habilidades mudam ao longo da vida, originaram uma importante área de conhecimento: a área de Desenvolvimento Motor. Uma outra área também foi estruturada em torno da questão de como os seres humanos aprendem essas habilidades motoras: a área da Aprendizagem Motora.

Para a abordagem desenvolvimentista, a Educação Física deve proporcionar ao aluno condições para que seu comportamento motor seja desenvolvido, oferecendo experiências de movimento adequadas às faixas etárias. Foi proposta uma taxionomia para o desenvolvimento motor: o estabelecimento de uma classificação hierárquica dos movimentos dos seres humanos durante seu ciclo de vida, desde a fase dos movimentos fetais, espontâneos e reflexos, rudimentares e fundamentais, até a combinação de movimentos fundamentais e culturalmente determinados.

Os conteúdos devem ser desenvolvidos segundo uma ordem de habilidades básicas e específicas. As básicas podem ser classificadas em habilidades locomotoras (p. ex.: andar, correr e saltar), manipulativas (p. ex.: arremessar, chutar e rebater) e de estabilização (p. ex.: girar, rolar e realizar posições invertidas), e as específicas são mais influenciadas pela cultura e estão relacionadas à prática do esporte, do jogo, da dança e das atividades industriais.

É sugerido que os professores observem sistematicamente o comportamento dos seus alunos, no sentido de verificar em que fase eles se encontram, localizar os erros e oferecer informações relevantes para que os erros sejam superados. Os autores mostram-se preocupados com a valorização do processo de aquisição de habilidades, evitando o que denominam imediatismo e a busca do produto.

Há uma tentativa de fazer corresponder o nível de desenvolvimento motor à idade em que o comportamento deve aparecer. Por exemplo, aos 7 anos, a criança deve apresentar padrões maduros nas habilidades básicas, ou seja, movimentos executados com qualidade próxima à execução de um adulto. Uma das limitações dessa abordagem refere-se à pouca importância dada à influência do contexto sociocultural sobre a aquisição das habilidades motoras, e algumas questões ilustram este problema: Será que todas as habilidades apresentam o mesmo nível de complexidade? Ou será que chutar, principalmente em função da história cultural do nosso país, não é mais simples para os meninos do que a habilidade de rebater? Ensinar a nadar em cidades litorâneas deve ser diferente de outras regiões, tanto no que diz respeito aos objetivos de ensinar e aprender a nadar, quanto às experiências que as crianças têm em relação ao meio líquido?

Como seria uma aula prática na abordagem desenvolvimentista?

Uma atividade que poderia ocorrer numa aula nesta perspectiva seria a seguinte:

Os professores dividiriam os alunos em quatro grupos e cada grupo realizaria uma atividade num lugar específico. Depois, todos trocariam as posições (habilidades em circuitos). O objetivo da aula seria trabalhar a habilidade de saltar. Por exemplo:

- *Na primeira estação, os alunos seriam estimulados a vir correndo e saltar entre duas cordas estendidas no chão.*
- *Na segunda estação, saltar um obstáculo que pode ser um banco sueco.*
- *Na terceira estação, vir correndo e saltar de lado as mesmas cordas.*
- *Na quarta estação, deveriam saltar de costas entre as cordas.*

Deu para visualizar esta aula?

Na verdade, o importante para esta perspectiva é que os alunos não permaneçam muito tempo na fila esperando, daí a estratégia de trabalhar em circuitos.

Outro aspecto presente nesta aula é a importância de variar as possibilidades de saltar, frente, alto, lado e costas.

Agora é a sua vez!

Tente lembrar da sua própria formação na faculdade de Educação Física.

Você se lembra de alguma disciplina que tenha discutido os conceitos da abordagem desenvolvimentista?

O que você achou mais importante desta abordagem? Quais são as suas vantagens?

Você consegue pensar em outras atividades práticas nesta tendência?

1.3.3 Abordagem construtivista-interacionista

A proposta construtivista-interacionista apresenta um discurso cada vez mais presente nos diferentes segmentos do contexto escolar, opondo-se à proposta mecanicista da Educação Física, que é caracterizada pela busca do desempenho máximo, de padrões de comportamento, sem considerar as diferenças individuais e as experiências vividas pelos alunos, com o objetivo de selecionar os mais habilidosos para competições esportivas.

Para compreender essa abordagem, é necessário compreender aspectos do trabalho de Vygotsky e de Jean Piaget. A proposta sociocultural de Vygotsky refere-se ao conceito de zona de desenvolvimento proximal. Essa zona é definida como a distância entre o nível de desenvolvimento real, que se determina através da solução independente de problemas, e o nível de desenvolvimento potencial, determinado através da solução de problemas que ocorrem sob a orientação de um adulto ou outro companheiro capaz. O autor afirma que o bom ensino se adianta ao desenvolvimento.

Conforme Piaget, a intenção no construtivismo é a construção do conhecimento a partir da interação do sujeito com o mundo, numa relação que extrapola o simples exercício de ensinar e aprender. Desse modo, conhecer se torna sempre uma ação que implica esquemas de assimilação e acomodação, num processo de constante reorganização (DARIDO, 2003).

A abordagem construtivista possibilita maior integração com uma proposta pedagógica ampla e integrada da Educação Física no início da Educação Básica. Porém, desconsidera a questão da especificidade. Nessa visão, o que pode ocorrer é que conteúdos que não têm relação com a prática do movimento poderiam ser aceitos, já que os objetivos podem ser pouco relacionados ao corpo e ao movimento. Nesse sentido, o movimento poderia ser um instrumento para facilitar a aprendizagem de conteúdos diretamente ligados ao aspecto cognitivo, como: a aprendizagem da leitura, da escrita, da matemática etc.

O construtivismo na área de Educação Física tem o mérito de considerar o conhecimento que o aluno previamente já possui, resgatando sua cultura de jogos e brincadeiras. A abordagem busca envolver essa cultura no processo de ensino e aprendizagem, aproveitando as brincadeiras de rua, os jogos com regras, as rodas cantadas e outras atividades que compõem o universo cultural dos alunos. Ela representa uma alternativa aos métodos diretivos de ensino, pois o aluno constrói o seu conhecimento a partir da interação com o meio, resolvendo problemas.

O jogo tem papel privilegiado nessa proposta, considerado seu principal conteúdo, porque, enquanto joga ou brinca, a criança aprende em um ambiente lúdico e prazeroso. Já a avaliação caminha no sentido de se evitar punições, com ênfase no processo de autoavaliação.

Como seria uma aula prática na abordagem construtivista?

Uma atividade que poderia ocorrer numa aula nesta perspectiva seria a seguinte:

Os professores perguntariam para os alunos se eles já brincaram de amarelinha.

Cada um dos alunos apresentaria para os demais o seu jeito de jogar/brincar a amarelinha.

Depois de todos experimentarem as diversas formas de jogar amarelinha, o professor proporia para os alunos pensarem em outras formas de brincar de amarelinha. E todos a experimentariam.

O objetivo da aula seria resgatar uma brincadeira importante da cultura popular, a partir do que a criança já conhece, e propor, a partir da participação ativa dos alunos, novas formas de praticar a brincadeira.

Deu para visualizar esta aula?

Na verdade, o importante para essa perspectiva é que os alunos brinquem e conheçam o rico patrimônio da humanidade ligado aos jogos e às brincadeiras populares.

Agora é a sua vez!

Tente lembrar da sua própria formação na faculdade de Educação Física, você se lembra de alguma disciplina que tenha discutido os conceitos da abordagem construtivista?

O que você achou mais importante desta abordagem? Quais são as suas vantagens?

Você consegue pensar em outras atividades práticas nesta tendência?

1.3.4 Abordagem crítico-superadora

Essa proposta tem representantes nas principais Universidades do País e apresenta um grande número de publicações na área, especialmente em periódicos especializados. A proposta crítico-superadora (SOARES *et al.*, 1992) utiliza o discurso da justiça social como ponto de apoio e é baseada no marxismo e neomarxismo, tendo recebido na Educação Física grande influência dos educadores José Carlos Libâneo e Demerval Saviani. Ela levanta questões de poder, interesse, esforço e contestação. Acredita que qualquer consideração sobre a pedagogia mais apropriada deve versar não somente sobre questões de como ensinar, mas também sobre como elaboramos conhecimentos, valorizando a questão da contextualização dos fatos e do resgate histórico. Essa percepção é fundamental na medida em que possibilitaria a compreensão, por parte do aluno, de que a produção da humanidade expressa uma determinada fase e que houve mudanças ao longo do tempo.

A perspectiva crítico-superadora tem características específicas. Ela é diagnóstica porque pretende ler os dados da realidade, interpretá-los e emitir um juízo de valor. Esse juízo é dependente da perspectiva de quem julga. É judicativa porque julga os elementos da sociedade a partir de uma ética que representa os interesses de uma determinada classe social. É também considerada teleológica, pois busca uma direção, dependendo da perspectiva de classe de quem reflete. Sua reflexão é compreendida como sendo um projeto político-pedagógico. Político porque encaminha propostas de intervenção em determinada direção e pedagógico no sentido de que possibilita uma reflexão sobre a ação dos seres humanos na realidade, explicitando suas determinações (SOARES *et al.*, 1992).

Quanto à seleção de conteúdos para as aulas de Educação Física, os adeptos da abordagem propõem que se considere a relevância social dos conteúdos, sua contemporaneidade e sua adequação às características sociais e cognitivas dos alunos. Para organização do currículo, ressaltam que é preciso fazer com que o aluno confronte os conhecimentos do senso comum com o conhecimento científico, para ampliar o seu acervo de conhecimento. Deve, também, evitar o ensino por etapas e adotar a simultaneidade na elaboração dos conteúdos, ou seja, os mesmos conteúdos devem ser trabalhados de maneira mais aprofundada ao longo das séries, sem a visão de pré-requisitos. Conforme os autores, a Educação Física é entendida como uma disciplina que trata de um tipo de conhecimento denominado Cultura Corporal que tem como temas: o jogo, a ginástica, a dança, o esporte e a Capoeira. A avaliação do processo de ensino e aprendizagem na abordagem crítico-superadora deve ser um momento de reflexão coletiva, envolvendo vários temas: o projeto histórico; as condutas humanas; as próprias práticas avaliativas; as decisões em conjunto; o tempo necessário para a aprendizagem, que é o tempo pedagógico; a compreensão crítica da realidade; a ludicidade e a criatividade; os interesses, necessidades e intencionalidades objetivas e subjetivas.

Entretanto, o "tempo pedagogicamente necessário" para essa avaliação criteriosa parece ser inferior ao tempo pedagogicamente disponível para a própria intervenção dos professores.

Como seria uma aula prática na abordagem crítico-superadora?

Está descrito abaixo uma aula que foi exemplificada no próprio livro de Soares et al. *(1992), que parece não corresponder exatamente aos principais pressupostos do livro. Vejamos.*

Uma atividade que poderia ocorrer numa aula nesta perspectiva com base na tematização da ginástica artística ou olímpica seria a seguinte:

A aula pode ser dividida em três fases. Isso não implica romper a solução e continuidade entre elas.

Na primeira fase, os objetivos e conteúdos da unidade são discutidos com os alunos buscando as melhores formas de estes se organizarem. No caso da ginástica, haveria uma conversação com os alunos sobre as formas de se exercitar para descobrir as possibilidades que cada um tem de executar movimentos artísticos/acrobáticos.

Preparar junto com os alunos os materiais que provocam desequilíbrio.

Na segunda fase, que toma o maior tempo disponível, refere-se a apreensão do conhecimento. No exemplo, poder-se-ia propor aos alunos a exercitação nos materiais recolhidos, buscando:

- *Em quais materiais é possível fazer movimentos com o corpo todo?*
- *Quais os movimentos que facilitam "não cair", quais os que precipitam a queda? Além de outros.*

Na terceira fase, solicitar aos alunos que, em duplas, demonstrem vários movimentos de equilíbrio e utilizem a escrita ou o desenho para o relato dos exercícios de equilíbrio que deram a sensação mais gostosa de segurança.

O objetivo da aula, segundo os autores, seria o de promover a leitura da realidade. Para tanto, deve-se analisar a origem e conhecer o que determinou a necessidade do seu ensino (SOARES et al., *1992, p. 88).*

Deu para visualizar esta aula?

Na verdade, o importante para esta perspectiva é a perspectiva histórica, embora no exemplo isso não fique muito evidente.

Agora é a sua vez!

Tente lembrar da sua própria formação na faculdade de Educação Física, você se lembra de alguma disciplina que tenha discutido os conceitos da abordagem crítico-superadora?

O que você achou mais importante desta abordagem? Quais são as suas vantagens?

Você consegue pensar em outras atividades práticas nesta tendência?

1.3.5 Abordagem crítico-emancipatória

A abordagem crítico-emancipatória (KUNZ, 1994) é um dos desdobramentos da tendência crítica e valoriza a compreensão crítica do mundo, da sociedade e de suas relações, sem a pretensão de transformar esses elementos por meio escolar. Assume a utopia que existe no processo de ensino e aprendizagem, limitado pelas condicionantes capitalistas e classistas, e se propõe a aumentar os graus de liberdade do raciocínio crítico e autônomo dos alunos. Do ponto de vista das orientações didáticas, o professor confronta, num primeiro momento, o aluno com a realidade do ensino.

Essa confrontação expressa um processo de questionamento e libertação de condições limitantes e coercitivas impostas pelo sistema social. Esse mesmo sentido expressa-se na contextualização dos temas compreendidos pela Cultura Corporal: jogo, esporte, ginástica, dança e capoeira. São esses elementos culturais que constituem os conteúdos para a abordagem crítico-emancipatória. Ela propõe que sejam ensinados por meio de uma sequência de estratégias, denominada "transcendência de limites", com as seguintes etapas: encenação, problematização, ampliação e reconstrução coletiva do conhecimento (KUNZ *et al.*, 1998).

A encenação consiste na manipulação e exploração direta das possibilidades e propriedades dos recursos didáticos, bem como das próprias capacidades e possibilidades dos alunos no papel de "descobridores" e "inventores" de diferentes estratégias. A encenação pode possibilitar vivências socioemocionais de forma comunicativa e a interpretação de diferentes papéis na forma de dramatização. Essa etapa enfatiza concepções e interesses vinculados ao contexto social e político das manifestações culturais.

A problematização consiste no confronto e na discussão das diversas situações de ensino levadas a efeito pela encenação. Deve acontecer em um nível racional de entendimento, por meio da linguagem e da ação, não denunciando apenas as contradições e conflitos inerentes à realidade, mas oferecendo possibilidades de entendimentos e consensos.

A ampliação consiste no levantamento de dificuldades verificadas nas ações, assim como na apresentação de subsídios que ampliem a visão dos temas vivenciados. Finalmente, a reconstrução coletiva do conhecimento consiste em uma nova atribuição de significado ao conteúdo, utilizando análises e discussões das etapas anteriores. Destina-se, sobretudo, à emancipação, autonomia e transcendência dos alunos em face do conteúdo trabalhado. Essas estratégias didáticas devem permear todo o processo pedagógico, culminando na autoavaliação do envolvimento objetivo e subjetivo para os alunos.

Kunz defende o ensino crítico, pois é a partir dele que os alunos passam a compreender a estrutura autoritária dos processos institucionalizados da sociedade, os mesmos que formam falsas convicções, interesses e desejos. Assim, a tarefa da Educação crítica é promover condições para que essas estruturas autoritárias sejam suspensas e o ensino encaminhado para uma emancipação, possibilitada pelo uso da linguagem, que tem papel importante no agir comunicativo.

Como seria uma aula prática na abordagem crítico-emancipatória?

Uma atividade que poderia ocorrer numa aula nesta perspectiva seria a seguinte, utilizando o próprio exemplo do livro do Professor Kunz, situação de ensino IV, de atletismo (p. 127-128):

1. *Arranjo material – lápis e papel para registrar os locais de salto e materiais para a solução de problemas em relação às diferentes situações de saltos que se apresentam.*
2. *Transcendência de limites pela experimentação – descobrindo locais e experimentando suas formas do saltar. Exemplo: a experiência de saltar em declive, ou atravessar uma vala com auxílio de uma vara.*
3. *Transcendência de limites pela aprendizagem – alguns locais de saltos encontrados na escola ou nas proximidades podem ser recriados, a partir do uso de colchões, por exemplo.*

Tente lembrar da sua própria formação na faculdade de Educação Física, você se lembra de alguma disciplina que tenha discutido os conceitos da abordagem crítico-emancipatória?

O que você achou mais importante desta abordagem? Quais são as suas vantagens?

Você consegue pensar em outras atividades práticas nesta tendência?

1.3.6 Saúde renovada

A abordagem da saúde renovada tem por paradigma a Aptidão Física relacionada à Saúde e por objetivos: informar, mudar atitudes e promover a prática sistemática de exercícios. Embora seus pressupostos e finalidades sejam semelhantes ao modelo biológico higienista, que promovia a saúde por meio de atividades nas aulas de Educação Física, alguns aspectos distinguem esta proposição mais recente, conferindo-lhe um caráter renovado. Isto se deve principalmente à incorporação de certos princípios à proposta, como o da não exclusão (BRASIL, 1999).

O objetivo de favorecer a autonomia no gerenciamento da Aptidão Física, a partir desse princípio, deve abranger todos os alunos, e não somente os mais aptos. Desse modo, as estratégias sugeridas para as aulas são atividades físicas não excludentes. A abordagem considera que um programa de Educação Física escolar como um todo não deve consistir apenas em modalidades esportivas e jogos (NAHAS, 1997).

Outro aspecto desta abordagem é que algumas competências são sugeridas, direcionadas a alunos adolescentes, como a temática da Cultura Corporal, além da Aptidão Física: refletir sobre informações específicas da Cultura Corporal, discernindo e reinterpretando-as em bases científicas, assumindo uma postura autônoma para a otimização da saúde; compreender as diferentes manifestações da Cultura Corporal, reconhecendo e valorizando as diferenças de desempenho, linguagem e expressão; demonstrar autonomia na elaboração de atividades corporais, assim como capacidade para discutir e modificar regras, reunindo elementos de várias manifestações de movimento e estabelecendo uma melhor utilização dos conhecimentos elaborados sobre a Cultura Corporal, notadamente com uma preocupação acerca da manutenção e da promoção da saúde (BRASIL, 1999).

Estritamente quanto à Aptidão Física, propõe-se que a Educação Física escolar deveria: propiciar a elaboração de conhecimentos sobre atividade física para o bem-estar e a saúde; estimular atitudes positivas em relação aos exercícios físicos; proporcionar oportunidades para a escolha e a prática regular de atividades que possam ser continuadas após os anos escolares; promover independência na escolha de programas de atividades físicas relacionadas à saúde (NAHAS, 1997). Os testes de Aptidão Física são os instrumentos recomendados para a avaliação no meio escolar (NAHAS, 2001). Contudo, seu uso deve enfatizar todo o processo, requisitando aos alunos uma autoavaliação que favoreça a autoestima em relação ao progresso individual. Para o professor, a avaliação é tida como referencial no acompanhamento do progresso individual dos alunos.

Como seria uma aula prática na abordagem da saúde renovada?

Uma atividade que poderia ocorrer numa aula nesta perspectiva seria a seguinte:

Os alunos iniciariam a aula realizando um aquecimento. Em seguida seriam divididos em 4 grupos e cada grupo realizaria uma atividade num lugar específico. Depois, todos trocariam as posições. (Desenvolvimento de capacidades físicas em circuitos.) O objetivo da aula seria trabalhar a capacidade física de resistência abdominal. Por exemplo, em cada uma das estações de circuito, os alunos realizariam um tipo de exercício abdominal, para cada região.

Deu para visualizar esta aula?

Na verdade, o importante para esta perspectiva é que os alunos experienciem as diferentes capacidades físicas durante as aulas.

Agora é a sua vez!

Tente lembrar da sua própria formação na faculdade de Educação Física, você se lembra de alguma disciplina que tenha discutido os conceitos da abordagem saúde renovada?

O que você achou mais importante desta abordagem? Quais são as suas vantagens?

Você consegue pensar em outras atividades práticas nesta tendência?

1.3.7 Parâmetros Curriculares Nacionais

Os PCNs, especialmente os destinados aos dois últimos ciclos do Ensino Fundamental (5.ª a 8.ª séries) indicam uma possibilidade de aproximação entre as abordagens já propostas para o componente curricular Educação Física. Os documentos seguem a LDB, lei n.º 9394/96 (BRASIL, 1996), que estabelece, em seu artigo 26.º, os rumos que a Educação Física escolar deve seguir. No parágrafo terceiro, define-se a Educação Física como componente curricular da Educação Básica, cuja oferta deverá estar integrada à proposta pedagógica da escola, ajustando-se às faixas etárias e às condições da população escolar, e sendo facultativa nos cursos noturnos.

Conforme Brito (1999), o Conselho Nacional de Educação enfoca os PCNs como: uma proposta curricular dentre outras, uma proposta significativa, porém não obrigatória, e uma alternativa às propostas curriculares dos estados e municípios. Em análises sobre o processo de elaboração dos PCNs, a qualidade dos documentos para o Ensino Fundamental pareceu aceitável (DARIDO *et al.*, 2001; SANCHES NETO, 2003). De modo geral, são concisos e objetivos, salvo o documento formulado para os ciclos iniciais do Ensino Fundamental em sua versão preliminar (BRASIL, 1996). Entre os questionamentos aos PCNs, alguns criticam os fundamentos e outros se referem à área específica da Educação Física, por exemplo, a coletânea de textos organizada pelo Colégio Brasileiro de Ciências do Esporte (BRITO, 1999; CBCE, 1997).

Algumas críticas atribuíram um caráter utilitarista aos temas transversais que acompanham os PCNs, acreditando que retiram das matérias curriculares uma finalidade em si mesmas. Contudo, é necessário compreender que tais temas devem se atrelar às matérias, e não substituí-las (SOUZA, 1998). Na área de Educação Física, apenas o documento destinado ao Ensino Médio parece relacionar-se a uma tendência tecnicista e utilitária. Isto se deve às relações associativas entre a escolarização e o mercado de trabalho no texto. Nesse segmento, a Educação Física está inserida na área denominada "Linguagens, Códigos e suas Tecnologias", assim como a Língua Portuguesa e Estrangeira.

A preocupação com o pleno exercício da cidadania, expressa nos PCNs, permite considerá-los uma abordagem cidadã para a Educação Física. No documento para o terceiro e quarto ciclos (BRASIL, 1998), é possível perceber essa influência nas características esperadas da formação dos alunos em cidadãos críticos, destacando-se as seguintes, de acordo com Darido *et al.* (2001):

- participação em atividades corporais, adotando atitudes de respeito mútuo, dignidade e solidariedade;
- conhecimento, valorização, respeito e apropriação da pluralidade como elemento integrante do ambiente, adotando hábitos saudáveis e relacionando-os com os efeitos sobre a saúde individual e coletiva;
- conhecimento acerca da diversidade de padrões de saúde, beleza e desempenho que permeiam os diferentes grupos sociais, compreendendo sua inserção na cultura em que são produzidos e analisando criticamente os padrões divulgados pela mídia;
- reivindicação, organização e interferência no espaço, sobretudo público, de maneira autônoma, por exemplo, requerendo locais adequados para promover atividades corporais de lazer.

A abordagem cidadã propõe-se à construção crítica da cidadania, elaborando questões sociais urgentes nos temas transversais: ética, saúde, meio ambiente, pluralidade cultural, orientação sexual, trabalho e consumo. Assim, a Educação Física na escola deve promover o princípio da inclusão, com a inserção e integração dos alunos à Cultura Corporal de Movimento, por meio de vivências que problematizem criticamente os conteúdos: jogos, esportes, danças, ginásticas, lutas e conhecimento sobre o corpo.

Além desse princípio, considera-se que a Educação está a serviço de um tipo de cidadania, e que esta compreende a igualdade e a pluralidade. Porém, de acordo com Palma Filho (1998), deve-se notar que a Educação voltada à cidadania é condição necessária mas não suficiente para a formação crítica dos alunos. Ela não consiste num fim em si mesma.

Em síntese, a abordagem cidadã teria como valores os direitos democráticos liberais e a meta de construção de uma cidadania crítica. A inserção e a integração dos alunos à

Cultura Corporal de Movimento são seus objetivos específicos. Aspectos conceituais, procedimentais e atitudinais vinculados aos jogos, esportes, danças, ginásticas, lutas e conhecimento sobre o corpo são as dimensões dos conteúdos e as vivências são tidas como estratégias principais. A partir desse conjunto de objetivos, conteúdos e estratégias, a avaliação deveria ser um processo para favorecer a autonomia dos alunos de forma crítica em relação ao próprio processo de ensino e aprendizagem ao qual estão submetidos.

Como seria uma aula prática na abordagem dos PCNs? Você consegue imaginar?

Uma atividade que poderia ocorrer numa aula nesta perspectiva seria a seguinte:

Os alunos seriam estimulados a jogar voleibol com as regras antigas (com vantagem) e depois jogariam com as novas regras.

Em seguida, em grupos, discutiriam o que acharam das mudanças. O jogo ficou melhor ou pior? No final da aula, o professor poderia trazer um pequeno texto que discute a influência da mídia nas mudanças das regras dos esportes, em particular do voleibol.

O objetivo da aula seria aprender a jogar voleibol (dimensão procedimental), discutir, conhecer, refletir e se posicionar sobre a influência da mídia no voleibol (dimensão atitudinal e conceitual).

Deu para visualizar esta aula?

Agora é a sua vez!

Tente lembrar da sua própria formação na faculdade de Educação Física, você se lembra de alguma disciplina que tenha discutido os Parâmetros Curriculares Nacionais?

O que você achou mais importante desta abordagem? Quais são as suas vantagens?

Você consegue pensar em outras atividades práticas nesta tendência?

1.3.8 Comentários finais

Quanto às funções da escola, a escolarização ou "Educação Formal" tem algumas intenções que nem sempre são explícitas para os participantes diretos no processo de ensino e aprendizagem. Alunos e professores talvez desconheçam a importância que a escola possui como espaço privilegiado para potencializar transformações sociais. Costuma-se associar a escola com uma instituição onde se preparam os jovens para o mundo. Nesse sentido, caberia uma questão inicial: qual é o tipo de preparação que a escola oferece a esses jovens para o enfrentamento do mundo?

A resposta pode ser vislumbrada em três possibilidades principais (LUCKESI, 1994):

- uma preparação que *resolva os problemas* que a sociedade apresenta no âmbito escolar, tentando impedir que tais problemas interfiram na vida escolar;
- uma preparação que *reproduza os problemas* que a sociedade apresenta no âmbito escolar, tentando adaptar a vida cotidiana ao modo de organização escolar;
- uma preparação que *supere os problemas* que a sociedade apresenta no âmbito escolar, tentando transformar essa mesma sociedade e os problemas por ela apresentados a partir da Educação Básica.

Além disso, deve-se compreender que a Educação Física, atualmente, deve se integrar aos diferentes níveis englobados pela Educação Básica, que são a Educação Infantil, o Ensino Fundamental e o Ensino Médio.

Para essa finalidade, as três possibilidades de resolução dos problemas sociais vinculadas à função da escola têm implicações para a Educação Física, que se evidenciam em algumas das abordagens para o componente curricular. Há abordagens que se propõem a resolver os problemas sociais nas aulas, e há as que se propõem a reproduzi-los e a transformá-los. Antes disso, contudo, há também implicações quanto à própria forma como a Educação Física é vislumbrada no âmbito escolar, nem sempre como um componente do currículo, semelhante às demais áreas, mas como uma atividade constante nesse currículo.

A Educação Física, segundo a LDB (Lei de Diretrizes e Bases da Educação Nacional) vigente desde 1996, é um *Componente Curricular* da Educação Básica, ou seja, ela é equivalente às demais áreas de conhecimento representadas no Sistema Educacional. Antes da promulgação dessa LDB, a Educação Física era uma *Atividade* do Currículo Escolar, o que causou vários problemas para os professores, entre eles o baixo *status* e as dispensas das aulas. Há que se considerar, entretanto, que a atribuição em termos legais de uma condição de *componente curricular* não significa necessariamente que a Educação Física tenha passado a desempenhar tal papel (CAPARRÓZ *et al.*, 2001).

É possível perceber, após a análise das abordagens isoladas e dos PCNs, que a área de Educação Física escolar é bastante complexa e pode ser vista sob diferentes ângulos. A coerência dessas diferentes perspectivas depende de sua relação com o próprio entendimento da área, pois compreendemos que a Educação Física assumiu vários sentidos nas últimas décadas do século XX no Brasil. Isso significa que diferentes significados podem ser atribuídos ao termo "Educação Física", o que pode causar conflitos de entendimento no seu uso.

Entendemos que a Educação Física pode significar, principalmente, três coisas distintas mas inter-relacionadas: uma área de investigação científica, uma profissão regulamentada, cuja preparação ocorre no Ensino Superior, e um componente do currículo das escolas na Educação Básica. Neste último sentido, a Educação Física é entendida como prática pedagógica, pois se refere ao processo de ensino e aprendizagem que ocorre no cotidiano das escolas.

Como esse entendimento tem relações com os demais significados atribuídos à área, compreendemos que a investigação científica dessa prática pedagógica ocorre em uma área denominada Cultura Corporal de Movimento. Pensamos também que a profissão que se relaciona à prática pedagógica da Educação Física é a da docência, portanto, a que cabe aos professores licenciados para ensinar esse componente curricular nos diferentes níveis da Educação Básica. Essa profissão é caracterizada no Ensino Superior pelos cursos de licenciatura na área.

Questões para debate e análise

1. Após a leitura do texto, procure preencher o seguinte quadro:

	Psicomotricidade	Desenvolvimentista	Construtivista	Crítico-superadora	Crítico-emancipatória	Saúde renovada	PCNs
Objetivos principais							
Conteúdos principais							
Vantagens							
Desvantagens							
Exemplo de atividade prática							

2. Em grupo, elabore uma aula de Educação Física baseada na abordagem que você considerou mais coerente. Implemente sua aula com alunos de uma escola, se possível, ou com seus colegas de turma. Procure identificar os elementos de cada abordagem na situação real.

Para saber mais

Psicomotricidade

LE BOUCH, J. **Psicocinética**. Porto Alegre: Artmed, 1986.

Abordagem Humanista

OLIVEIRA, V.M. **Educação Física humanista**. Rio de Janeiro: Ao Livro Técnico, 1985.

Abordagem Progressista

GHIRALDELLI JUNIOR, P. **Educação Física progressista**: a pedagogia crítico-social dos conteúdos e a Educação Física brasileira. São Paulo: Loyola, 2001.

Abordagem Revolucionária

MEDINA, J.P.S. **A Educação Física cuida do corpo e... "mente"**: bases para a renovação e transformação da Educação Física. Campinas: Papirus, 1996.

Abordagem Crítica

MARIZ DE OLIVEIRA, J.G.; BETTI, M.; MARIZ DE OLIVEIRA, W. **Educação Física e o ensino de 1.º Grau**: uma abordagem crítica. São Paulo: Editora Pedagógica e Universitária; Editora da Universidade de São Paulo, 1988.

Abordagem Sistêmica

BETTI, M. **Educação Física e sociedade**. São Paulo: Movimento, 1991.

Abordagem Desenvolvimentista

TANI, G. *et al.* **Educação Física escolar**: fundamentos de uma abordagem desenvolvimentista. São Paulo: Editora Pedagógica e Universitária; Editora da Universidade de São Paulo, 1988.

Abordagem Construtivista-interacionista

FREIRE DA SILVA, J.B. **Educação de corpo inteiro**: teoria e prática da Educação Física. Campinas: Scipione, 1989.

Abordagem Sócio-construtivista

MATTOS, M.G.; NEIRA, M.G. **Educação Física infantil**: construindo o movimento na escola. São Paulo: Plêiade, 1998.
MATTOS, M.G.; NEIRA, M.G. **Educação Física na adolescência**: construindo o conhecimento na escola. São Paulo: Phorte, 2000.

Abordagem Fenomenológica

MOREIRA, W.W. **Educação Física escolar**: uma abordagem fenomenológica. Campinas: Editora da Universidade Estadual de Campinas, 1992.

Abordagem Crítico-superadora

SOARES, C.L. *et al.* (Coletivo de Autores) **Metodologia do ensino da Educação Física**. São Paulo: Cortez, 1992.

Abordagem Crítico-emancipatória

KUNZ, E. *et al.* **Didática da Educação Física I**. Ijuí: Unijuí, 1998.
KUNZ, E. *et al.* **Didática da Educação Física II**. Ijuí: Unijuí, 2004.

Abordagem Plural

DAOLIO, J. **Da cultura do corpo**. Campinas: Papirus, 1995.
DAOLIO, J. Educação Física escolar: em busca da pluralidade. São Paulo: Escola de Educação Física e Esporte da Universidade de São Paulo. **Revista Paulista de Educação Física**, suplemento n. 2, p. 40-2, 1996.

Abordagem da Saúde Renovada

NAHAS, M.V. **Atividade física, saúde e qualidade de vida**: conceitos e sugestões para um estilo de vida ativo. Londrina: Midiograf, 2001.

Jogos Cooperativos

BROTTO, F.O. **Jogos cooperativos**: se o importante é competir, o fundamental é cooperar. Santos: Projeto Cooperação, 1997.

Estudos Cinesiológicos

MARIZ DE OLIVEIRA, J.G. **Educação Física na Educação Básica**: significado, objetivo e conteúdo. São Paulo: Escola de Educação Física e Esporte da Universidade de São Paulo, 2001.

Parâmetros Curriculares Nacionais

BRASIL. Ministério da Educação e Desporto. Secretaria de Ensino Fundamental. **Parâmetros Curriculares Nacionais**. Brasília: MEC/SEF, 1997 (Área: Educação Física; Ciclos: 1 e 2).

BRASIL. Ministério da Educação e Desporto. Secretaria de Ensino Fundamental. **Parâmetros Curriculares Nacionais**. Brasília: MEC/SEF, 1998 (Área: Educação Física; Ciclos: 3 e 4).

BRASIL. Ministério da Educação e Desporto. Secretaria de Ensino Médio e Tecnológico. **Parâmetros Curriculares Nacionais**. Brasília: MEC/SEM, 1999 (Área: Linguagens, Códigos e suas Tecnologias – Educação Física).

1.4 Referências bibliográficas

BRASIL. Ministério da Educação e Desporto. Secretaria de Ensino Fundamental. **Parâmetros Curriculares Nacionais**. Brasília: MEC/SEF, 1996 (Área: Educação Física; Ciclos: 1 e 2 – Versão Preliminar).

BRITO, V.L.A. LDB, PCNs e rumos inclusivos da Educação Física. **Presença Pedagógica**, v. 5, n. 30, pp. 17-23,1999.

BROOKS, G.A. **Perspectives on the academic discipline of Physical Education**. Champaign, Illinois: Human Kinetics Publishers, 1981.

CAPARRÓZ, F.E. *et al.* **Educação Física escolar**: política, investigação e intervenção. Vitória: Proteoria, 2001.

CBCE – Colégio Brasileiro de Ciências do Esporte (org.). **Educação Física escolar frente à LDB e aos PCNs**: profissionais analisam renovações, modismos e interesses. Ijuí: Sedigraf, 1997.

DARIDO, S.C. *et al.* A Educação Física, a formação do cidadão e os Parâmetros Curriculares Nacionais. São Paulo: Escola de Educação Física e Esporte da Universidade de São Paulo. **Revista Paulista de Educação Física**, v. 15, n. 1, pp. 17-32, 2001.

DARIDO, S.C.; SANCHES NETO, L. **Brazilian School Physical Education Trends**, 2004 (No Prelo).

KUNZ, E. **Transformação didático-pedagógica do esporte**. Ijuí: Unijuí, 1994.

LIBÂNEO, J.C. **Democratização da escola pública**: a pedagogia crítico-social dos conteúdos. São Paulo: Loyola, 1985.

LUCKESI, C.C. **Filosofia da educação**. São Paulo: Cortez, 1994.

PALMA FILHO, J.C. Cidadania e educação. **Cadernos de Pesquisa**, n. 104, pp. 101-121, 1998.

SANCHES NETO, L. **Educação Física escolar**: uma proposta para o componente curricular da 5.ª à 8.ª série do Ensino Fundamental. Rio Claro: Universidade Estadual Paulista, 2003. Dissertação de Mestrado, Instituto de Biociências, Departamento de Educação Física.

SOUZA, M.T.C.C. Temas transversais em educação: bases para uma educação integral. **Educação e Sociedade**, n. 62, pp. 179-183, 1998.

SOUZA, R.F. **Templos da civilização**: a implantação da escola primária graduada no Estado de São Paulo – 1889-1910. São Paulo: Unesp, 1988.

Cultura Corporal de Movimento

ZENAIDE GALVÃO
LUIZ HENRIQUE RODRIGUES
LUIZ SANCHES NETO

Neste capítulo, apresentamos vários entendimentos possíveis à Educação Física e justificamos nossa escolha pela Cultura Corporal de Movimento. Analisamos também suas origens e seus sentidos, bem como os sentidos da cultura de modo geral. Além disso, apresentamos a concepção de Educação Física que defendemos: com base na Cultura Corporal de Movimento.

2.1 Entendimentos da Educação Física

A Educação Física pode ser compreendida de três maneiras diferentes: como um componente do currículo das escolas, como uma profissão caracterizada por uma prática pedagógica no interior das escolas ou fora delas, e como uma área em que são realizados estudos científicos. No primeiro caso, todos que passam pela Educação Básica têm aulas de Educação Física dentro do currículo das escolas. Essas aulas são ministradas por professores que possuem uma licença para exercer a docência específica da Educação Física, obtida em um curso de graduação, que serve para sua formação profissional inicial. Essa graduação acadêmica no Ensino Superior deve ser fundamentada em pressupostos das Ciências, que possibilitam a elaboração de conhecimentos sobre a Educação Física. Há, portanto, relações entre os três entendimentos de Educação Física e, para compreendê-las, vamos analisar primeiramente o papel das Ciências em nossa área.

Verificamos historicamente que a Educação Física, entendida como disciplina acadêmica, estudaria não apenas o corpo, mas o movimento humano, sendo denominada Cinesiologia, termo que significa "estudo do movimento". Esse tipo de estudo, por sua vez, poderia abranger vários níveis, desde elementos microscópicos (biológicos) a macroscópicos (comportamentais), e até mesmo sociais e culturais (contextuais). A relação entre cultura e movimento é essencial para a vida, sendo considerada até como pertencente à própria definição de "vida", segundo alguns cientistas. A ontogênese (aspectos predominantemente culturais) e a filogênese (aspectos predominantemente biológicos) da Motricidade, além de integradas, também parecem essenciais para a compreensão do movimento e para sua contextualização pelos professores de Educação Física (TANI *et al.*, 1996).

As formas mais básicas de movimentação podem ser combinadas de diferentes maneiras para se atender as demandas ambientais, que também são sociais e culturais. Elas podem originar outras formas de movimentação características de um período histórico, compartilhadas em uma mesma região por segmentos sociais específicos, em todo um país ou por várias nações e sociedades. O conjunto desses fenômenos ou manifestações expressivas corporais tem sido denominado Cultura Corporal de Movimento, que consistiria também em uma área de estudos vinculada à Educação Física escolar (SOARES *et al.*, 1992). O esporte é um dos fenômenos culturais característicos dessa área, que vem sendo estudado cientificamente desde meados do século XX, de forma cada vez mais sistemática, como nas Ciências do Esporte (BRACHT, 1995). O esporte demanda determinado nível de aptidão de quem o pratica, nem sempre adequado à Aptidão Física relacionada com a Saúde. Esta e outras controvérsias problematizam as possibilidades de integração da Educação Física no meio acadêmico, a partir de diferentes entendimentos – Cinesiologia, Motricidade Humana, Cultura Corporal de Movimento, Ciências do Esporte e Aptidão Física relacionada com a Saúde.

2.1.1 Cinesiologia

Pelo termo Cinesiologia entende-se "estudo do movimento humano", o que permite inferir que o objeto dessa área seja exatamente esse. Isso remete à proposta de disciplina acadêmica, originária dos EUA, pois a influência americana nessa área é bastante abrangente (BROOKS, 1981). A necessidade de justificar a permanência da Educação Física no Ensino Superior levou à relação da área com o Positivismo, que representa o tipo de método científico predominante até os dias de hoje. Desse modo, o tipo de estudo que se promove do Movimento Humano pela Cinesiologia é aquele próprio do método científico positivista, cuja objetividade seria o elemento central. Estuda-se o movimento de forma fragmentada e parcial, preocupando-se com aspectos mecânicos desse fenômeno, como o deslocamento do corpo e de seus segmentos, considerando as relações entre tempo, espaço e as forças atuantes sobre o trabalho corporal, como tipos de sobrecarga e fatores ambientais.

No Brasil, a proposta de estudos nessa área compreende três vertentes principais, mais abrangentes: aspectos biodinâmicos do movimento humano; aspectos do comportamento motor humano; e aspectos socioculturais do movimento humano (TANI, 1996). A partir dessas três linhas de pesquisa básica, a Educação Física seria composta por duas outras linhas, mas de pesquisa aplicada: aspectos pedagógicos do movimento humano e adaptação do movimento humano.

A biodinâmica do movimento humano compreende estudos acerca de mecanismos de sustentação do movimento, ao passo que o comportamento motor estuda processos de controle, desenvolvimento e aprendizagem motora. A subárea sociocultural, por sua vez, estuda aspectos filosóficos, sociais e antropológicos relacionados com o movimento humano. A pedagogia do movimento humano concentra-se em aspectos de ensino e aprendizagem, inclusive no contexto escolar. E a adaptação do movimento enfoca as necessidades especiais de pessoas engajadas em programas de Educação Física.

2.1.2 Motricidade Humana

A Motricidade Humana, por sua vez, consistiria no estudo das inter-relações culturais e biológicas (ontogenéticas e filogenéticas) no Movimento Humano, propondo para a Educação Física escolar uma nova denominação: Educação Motora, entendendo que ela seria o ramo pedagógico da Ciência da Motricidade (SÉRGIO, 1994). Nesse sentido, o termo Motricidade significaria uma ambiguidade entre as influências biológicas e culturais no movimento dos seres humanos. Os estudos nessa área valorizam as questões do meio ambiente e da subjetividade de quem se movimenta, superando o entendimento objetivo, porém parcial e mecânico, do movimento.

A Motricidade Humana, em síntese, pode designar uma área temática de estudos, uma profissão ou um componente do currículo escolar, segundo Teixeira (1993). Entretanto, esse autor vê relações entre a Motricidade e a Cinesiologia, a qual considera a denominação mais adequada para designar a Motricidade Humana como área de estudo. Um elemento polêmico nas considerações de Teixeira é a valorização da pesquisa acadêmica em detrimento dos conhecimentos que podem ser elaborados no processo de intervenção pedagógica, o que considera invariavelmente como uma "estratégia ineficaz de tentativa e erro".

2.1.3 Cultura Corporal de Movimento

A partir de uma preocupação com o que se deve ensinar em Educação Física, surgiu a proposta da Cultura Corporal de Movimento, representando uma perspectiva que fundamentaria a intervenção pedagógica do professor. O que se estuda nessa área (SOARES *et al.*, 1992) são os conteúdos propostos historicamente para a Educação Física escolar no Brasil, valorizando as diferenças regionais: os jogos, os esportes, as ginásticas, as danças, as lutas e a capoeira, por ser uma expressão tipicamente brasileira. Assim, não só as regras, a técnica, a tática e o aprendizado desses conteúdos são o foco dos estudos, mas o contexto em que acontece sua prática.

No âmbito mundial, a Cultura Corporal de Movimento pode ser entendida como uma parte da cultura humana, definindo e sendo definida pela cultura geral em uma relação dialética. Segundo Betti (1993), a Cultura Corporal de Movimento abrange o domínio de valores e padrões de atividades físicas, sobretudo as institucionalizadas, como o esporte. Nesse sentido, é coerente pensar no aprofundamento do esporte em vários setores da sociedade, inclusive no meio científico, pois a cultura esportiva é predominante na Cultura Corporal contemporânea.

Os saberes tradicionalmente transmitidos pela escola provêm de disciplinas científicas, o que a Cultura Corporal de Movimento parece não aceitar sem a devida crítica e contextualização, já que a racionalidade científica pode suprimir do movimento humano seu caráter de fenômeno cultural (BRACHT, 1999). Desse modo, a dimensão simbólica presente na Cultura Corporal de Movimento deve ser analisada com nossa capacidade de abstração e teorização, impregnada da corporeidade, do sentir e do relacionar-se (BETTI *apud* BRACHT, 1999, p. 49).

2.1.4 Ciências do Esporte

As Ciências do Esporte, por sua vez, também estudam o movimento humano, mas entendendo-o como parte integrante das atividades esportivas. Assim, não apenas as modalidades esportivas, mas as derivadas e adaptadas do Esporte, são o foco nessa área. Além disso, o treinamento, as noções de tática e a elaboração da técnica esportiva seriam preocupações relevantes para as Ciências do Esporte. Como atividades adaptadas, há o esporte escolar e o esporte para todos, nas quais as regras são modificadas para que ocorra uma participação maior dos envolvidos. Isso significa que, nessa área, não é apenas o rendimento máximo e a competitividade que importam, mas a ampla participação no Esporte, consideradas as exigências específicas desse fenômeno.

Sobre o esporte escolar ou "esporte-educação" e o esporte para todos ou "esporte-lazer", sua pertinência já foi analisada sob a ótica da Cultura Corporal de Movimento, correspondendo à Cultura Esportiva (BETTI, 1993). Mas, no caso das Ciências do Esporte, o fenômeno esportivo é tido como único, diferentemente de suas manifestações em modalidades esportivas, e, portanto, sua categorização é secundária. Ainda, em vez de Ciências do Esporte, seria mais apropriado se falar em ciências aplicadas ao esporte, tanto exatas e biológicas quanto humanas, utilizando seus estatutos e métodos para organizar os estudos na área.

Conforme Santin (1995) as várias ciências conhecidas no meio acadêmico encontram-se presentes nas pesquisas e na definição de técnicas e práticas esportivas. O "cientificismo", como o autor denomina, trata o esporte quantitativamente e, às vezes, qualitativamente, mas submetendo-o a mensurações e a um controle objetivo. Assim, o esporte pode ser estudado pelas ciências exatas, mas apenas por ser um "fato físico" que pressupõe o movimento do corpo humano. Analogamente, sob uma ótica humanista, o esporte pode ser considerado um fenômeno social, cultural, político, pedagógico ou lúdico, sendo um "fato humano" passível de análise pelas ciências humanas.

Reflexões sobre as Ciências do Esporte parecem ter contribuído para sua consolidação no meio acadêmico, embora Bracht (1995) tenha posto em dúvida sua pertinência, admitindo a heterogeneidade das diversas áreas abrangidas pelas Ciências do Esporte. Entretanto, esse autor defende que a questão é importante para a Educação Física compreendida como prática pedagógica, na qual se deve realizar um projeto de intervenção. Geralmente, essa intervenção é acompanhada por vivências que envolvem a prática de atividades físicas, que devem ser pautadas pelo limite da saúde.

2.1.5 Aptidão Física

A Aptidão Física relacionada com a Saúde é a tradução do termo inglês *Physical Fitness*, denotando uma preocupação com o bem-estar geral das pessoas, e não apenas com a prevenção de doenças. Segundo a Organização Mundial da Saúde, é justamente o bem-estar geral com uma boa qualidade de vida que significa ser saudável. Assim, o papel da atividade física na promoção da saúde é o foco dos estudos nessa área. A ênfase nas capacidades físicas – por exemplo, força, velocidade e resistência – e nas habilidades motoras – por exemplo, correr, saltar e arremessar – é o principal tema para a Aptidão Física.

Nessa área, a "aptidão total", da qual a aptidão física é parte integrante, refere-se à totalidade biológica, psicológica e social do ser humano, relacionando-se à ideia de que os indivíduos estejam aptos para atender todas as suas necessidades, integrando-se adequadamente ao meio ambiente em que vivem. Essa aptidão total seria, então, o resultado da interação entre as características genéticas e o meio ambiente, e se relaciona diretamente com o fenótipo de um indivíduo. Porém, essa argumentação não considera que elementos ontogenéticos e filogenéticos constituem o próprio fenótipo humano, e que a redução da aptidão total – em aptidão física, psicológica e social – compromete a interação entre seus elementos, e é essa interação que garante à aptidão física ser relacionada com a saúde.

2.2 Importância da cultura corporal de movimento para a Educação Física

Dentre as possibilidades acadêmicas de estudos relacionados com a Educação Física, a Cultura Corporal de Movimento parece ser a que mais se ocupa da prática pedagógica escolar. Várias de suas pesquisas são pertinentes à escola, desde a escolha dos conteúdos que caracterizam a própria área até a preocupação com a contextualização das manifestações expressivas corporais nas aulas. É nesse sentido que pensamos que a Cultura Corporal de Movimento pode caracterizar mais adequadamente a Educação Física como uma área de intervenção pedagógica, sobretudo na Educação Básica.

Desse modo, a área de estudos que escolhemos para aprofundar nossa análise das questões pedagógicas da Educação Física é a Cultura Corporal de Movimento. No entanto, não desconsideramos as possibilidades de integração entre as diferentes áreas. Porém, entendemos que é a Cultura Corporal de Movimento, nas atuais discussões acadêmicas vislumbradas na Educação Física, que permite associar a elaboração científica dos conhecimentos à prática pedagógica no meio escolar de modo mais contextualizado. Parece ser essa área a que mais se aproxima das condições para a elaboração de conhecimentos com base na realidade complexa do cotidiano (ZABALA, 2002), valorizando questões sociais urgentes que se apresentam no dia a dia de alunos e professores, e não somente a aplicação da metodologia científica.

2.2.1 Identidade pedagógica da Educação Física

A Educação Física passou por diversos momentos que interferiram significativamente no seu entendimento pela sociedade, e a discussão sobre a sua identidade científica ocupou um grande espaço. O início da década de 1980 configurou-se como um momento de intensas discussões motivadas pelo retorno de diversos profissionais após terem concluído os programas de pós-graduação, alguns deles no exterior e outros em programas nacionais, porém fora da área da Educação Física.

As diferentes fontes visitadas pelos recém-formados mestres e doutores trouxeram para os espaços de discussão na Educação Física diferentes concepções, e a construção de um estatuto epistemológico próprio coloca-se no centro desse debate. Três grandes grupos de discussões organizaram-se em torno da Cinesiologia (TANI, 1996), da Motricidade Humana (SÉRGIO, 1994) e das Ciências do Esporte (FERREIRA NETO, GOELLNER, BRACHT, 1995) em busca dessa construção. Como desdobramento dessas discussões, a Educação Física passou a apresentar um volume de produção científica muito grande se comparado a outros momentos de sua história, o que pode ser percebido pela criação de inúmeras revistas especializadas, organização e consolidação de diversos congressos e, especialmente, pela abertura de programas de pós-graduação.

Apesar da construção de avanços significativos do ponto de vista da produção científica em torno da área, pode-se perceber ainda a presença de uma questão fundamental, a dicotomia existente no plano das teorias marcadas pelo debate entre as Ciências Naturais, Exatas e Biológicas *versus* Ciências Humanas. Por um lado, a busca pelo desempenho em academias e no Esporte (campo da aplicação da fisiologia, biomecânica e psicologia comportamental) e, por outro, a escola (campo da sociologia, antropologia, filosofia e pedagogia).

Bracht (1999) denunciou a influência de outras disciplinas, como a fisiologia do exercício, a biomecânica, a aprendizagem motora e a sociologia do esporte, pela formação de especialistas nesses diferentes campos, e não na área da Educação Física. Coloca-se, portanto, a necessidade de algumas reflexões sobre esse debate, que, por vezes, pode parecer distante da realidade da escola. A intenção de apontar esta discussão se justifica pela necessidade de construir ligações entre o espaço de produção científica e a realidade da intervenção do professor, bem como situar o discurso da Cultura Corporal de Movimento nesse contexto.

Assim, buscaríamos o rompimento das visões dicotômicas e hierárquicas entre a produção científica e a realidade da intervenção pedagógica. Daí, poderia surgir uma "Teoria da Educação Física", entendida como um campo dinâmico de pesquisa e reflexão (BETTI, 1996, p. 114).

As relações que envolvem a produção científica e a prática pedagógica no interior da escola ocorrem a partir de uma perspectiva dialógica, na qual a produção científica não se incumbe de resolver os problemas da prática, e sim subsidiar uma leitura da realidade pelo professor. Essa compreensão deve ocorrer de maneira ampla, dada a sua natureza contextual e complexa. Esse diálogo entre a produção científica e os problemas cotidianos poderia criar um ciclo produtor de novos conhecimentos, transformando constantemente o entendimento que o professor possui da realidade em que se encontra.

Ao professor, além de conhecer as diferentes disciplinas que se relacionam com a sua realidade, cabe a responsabilidade de articular esses conhecimentos. Para tanto, ele precisa dotá-los de significado e sentido para os alunos, respeitando-os e dialogando no processo de elaboração do conhecimento, considerando as limitações de espaço e tempo no ambiente da aula. Ao articular os conhecimentos produzidos nas disciplinas científicas e torná-los acessíveis aos seus alunos, o professor de Educação Física utiliza-se de competências que viabilizam a sua transposição didática, muito mais do que protocolos de pesquisa.

Não se pretende esvaziar o significado e a relevância do conhecimento científico no contexto das aulas de Educação Física. A apropriação dos valores, procedimentos e conceitos científicos pode colocar o discurso e a prática da Educação Física em um nível de reconhecimento social diferenciado. O próprio amadurecimento científico e filosófico da área é que tem possibilitado novas leituras e perspectivas articuladas às mudanças socioculturais vigentes.

As competências a serem construídas pelos professores demandam a capacidade de articulação dos diversos saberes (conceitos, procedimentos, valores) que dão identidade ao universo das disciplinas científicas, como também dos saberes que emergem da realidade da prática em busca da elaboração de novos significados e novas aprendizagens. Em última instância, devem ser competências que permitam uma nova maneira de enxergar essa realidade. Configura-se, assim, um processo de constante atualização dos saberes, ora estimulada pelo professor, ora gestada pelos próprios alunos, como um espaço para manifestações de autonomia.

2.2.2 Origens da Cultura Corporal de Movimento

Desde as suas origens, o ser humano produziu culturas. De acordo com os Parâmetros Curriculares Nacionais (BRASIL, 1998), a história da humanidade é uma história de cultura, à medida que tudo o que o ser humano faz está introduzido em um contexto cultural, produzindo e reproduzindo cultura. Ela é o conjunto de códigos simbólicos reconhecíveis por todos os indivíduos do grupo desde o momento da sua concepção.

Por questões biológicas, os seres humanos foram buscando recursos para suprir suas fragilidades e insuficiências. Foram sendo desenvolvidas possibilidades que tornassem nossos movimentos mais eficazes com relação à caça, à pesca, à agricultura, ao domínio de novos espaços físicos, por motivos religiosos ou lúdicos. Surgiu daí uma grande diversidade de conhecimentos, os quais foram ressignificados e transformados ao longo do tempo, constituindo uma Cultura Corporal do Movimento.

Dentre essas produções, algumas foram incorporadas pela Educação Física em seus conteúdos: o Jogo, o Esporte, a Dança, a Ginástica e a Luta, que têm em comum a representação corporal, com características lúdicas de diferentes culturas humanas. Os Parâmetros Curriculares Nacionais (BRASIL, 1998) entendem a Educação Física como uma área de conhecimento da Cultura Corporal de Movimento e a Educação Física escolar como um componente curricular que introduz e integra os alunos nessa Cultura Corporal de Movimento, formando cidadãos críticos.

Eleger a cidadania como eixo norteador significa entender que a Educação Física na escola é responsável pela formação de alunos que sejam capazes de: participar de atividades corporais adotando atitudes de respeito mútuo, dignidade e solidariedade; conhecer, valorizar, respeitar e desfrutar da pluralidade de manifestações da Cultura Corporal de Movimento; reconhecer-se como elemento integrante do ambiente, adotando hábitos saudáveis e relacionando-os com os efeitos sobre a própria saúde e de melhoria da saúde coletiva; conhecer a diversidade de padrões de saúde, beleza e desempenho que existem nos diferentes grupos sociais, compreendendo sua inserção dentro da cultura em que são produzidos, analisando criticamente os padrões divulgados pela mídia; reivindicar, organizar e interferir no espaço de forma autônoma, bem como reivindicar locais adequados para promover atividades corporais de lazer (BRASIL, 1998).

2.3 Os sentidos da cultura e da cultura corporal de movimento

A Cultura é polissêmica, ou seja, tem vários sentidos possíveis. Por isso, poderíamos enveredar por um caminho muito longo a fim de compreender seus múltiplos significados. Em vez disso, nos ocuparemos de analisar os sentidos atribuídos ao conceito de Cultura dentro da própria área da Educação Física (DAOLIO, 2004). Pensamos que esse caminho pode ser mais elucidativo, pois nos permitirá vislumbrar como o conceito de Cultura Corporal de Movimento foi construído em nossa área.

Conforme Daolio (2004), a Cultura é o principal conceito para a Educação Física, porque todas as manifestações corporais humanas são geradas na dinâmica cultural. Assim, a intervenção pedagógica na área trata do ser humano nas suas manifestações culturais relacionadas com o corpo e com o movimento. Nesse caso, devemos nos questionar se há outras manifestações culturais humanas que não sejam relacionadas com o corpo nem com o movimento. Essa é a crítica mais contundente que se faz à Cultura Corporal de Movimento. Pode alguma cultura humana não ser corporal, ela pode ser produzida ou compreendida sem o corpo humano ou sem que qualquer movimento seja realizado? Pensamos que a resposta é negativa e que a crítica procede.

Assim, a Cultura Corporal de Movimento pode ser considerada um pleonasmo, se a analisarmos brevemente e de maneira apenas semântica. Se não há cultura sem corpo e sem movimento, também não há Cultura Corporal de Movimento, e poderíamos denominar essa pretensa área simplesmente como Cultura, sem a necessidade de acrescentar os termos "Corporal" e "Movimento". Mas há uma saída para esse impasse que se fundamenta, sobretudo, na tradição da própria Educação Física. Em nossa área, dois temas são centrais: o Corpo e o Movimento. Qualquer outra área que se interesse por investigar a Cultura certamente não o fará com o mesmo interesse que se tem em Educação Física pelo corpo e pelo movimento. Assim, em nossa área, faz sentido enfatizar que o interesse que temos pela Cultura é no que se refere ao corpo humano e ao movimento humano; portanto, nosso interesse é pela Cultura Corporal de Movimento.

A particularidade para a Educação Física é uma questão de ênfase, pois outras áreas podem também estudar as manifestações mais típicas que compõem a Cultura Corporal de Movimento: o Jogo e a Brincadeira; o Esporte; a Dança; a Ginástica; a Luta e a Capoeira. Ainda, preferimos o termo Cultura Corporal de Movimento a outros porventura utilizados para designar essa mesma área, dentre os quais ressaltamos: Cultura Corporal, Cultura Física, Cultura de Movimento e Cultura Motora. Cultura Esportiva é outro termo também utilizado, mas que compreendemos ser associado somente ao Esporte, e não ao conjunto das manifestações corporais que compõem a Cultura Corporal de Movimento. Nossa preferência se deve à expressão Cultura Corporal de Movimento já trazer em seu bojo os dois temas mais recorrentes na prática pedagógica da Educação Física: o Corpo e o Movimento.

A Cultura pode significar toda a produção humana e possivelmente essa é a conceituação mais ampla a que se possa chegar. O termo Cultura Corporal tem a intenção de reduzir esse campo à produção humana vinculada às práticas corporais e suas representações simbólicas, assim como a ideia de Cultura Física, que é ainda mais restrita. A expressão Cultura de Movimento permite ampliar o campo de análise a todas as práticas relacionadas com o movimento e suas representações, de modo semelhante ao termo Cultura Motora, que valoriza a ideia de que a motricidade compreende mais do que aspectos físicos, biológicos ou corporais, mas também aspectos culturais. Diferentes autores já utilizaram essas e outras expressões para designar a área que fundamenta a Educação Física e, atualmente, alguns desses mesmos autores têm utilizado a expressão Cultura Corporal de Movimento (DAOLIO, 2004) por diversos motivos, entre os quais a busca por um certo consenso em suas comunicações.

2.4 Nossa concepção de Educação Física

Compreendemos que a Educação Física é uma prática pedagógica que trata da Cultura Corporal de Movimento. Nesse sentido, nossa preocupação central é com a prática pedagógica que caracteriza a Educação Física na Educação Básica. Pensamos que o objetivo principal da Educação Física escolar é introduzir e integrar os alunos na Cultura Corporal de Movimento, desde a Educação Infantil até o Ensino Médio, formando os cidadãos que irão usufruir, partilhar, produzir, reproduzir e transformar as manifestações que caracterizam essa área, como o Jogo, o Esporte, a Dança, a Ginástica, a Luta e as práticas alternativas.

O conjunto dessas manifestações consiste nos conteúdos que defendemos para a Educação Física escolar e que devem ser elaborados em todas as suas dimensões: conceitos, procedimentos e atitudes. Entendemos, desse modo, que, nas aulas de Educação Física, são tais conteúdos que devem ser vivenciados e contextualizados, a partir de elaborações e reflexões cada vez mais críticas e complexas. Os alunos devem saber conceitos sobre os conteúdos e também procedimentos e atitudes acerca de como fazer quaisquer atividades propostas, respeitando sua individualidade e o grupo.

Todos os alunos devem participar das aulas do componente curricular e, para que isso ocorra, diversas vivências podem ser propostas. Portanto, deve haver preocupação com a inclusão de todos os alunos nas aulas e também com a não exclusão dos alunos nas diferentes vivências. Nesse caso, deve haver uma diversidade de vivências para que todos os alunos possam experimentar as amplas possibilidades da Cultura Corporal de Movimento. Os objetivos de cada aula devem ser discutidos com os alunos e as diferentes vivências devem ser explicadas, pois os objetivos podem ser alcançados por quaisquer delas. Isso significa que vários meios podem ser utilizados para se alcançar os objetivos das aulas na nossa visão.

O processo de ensino e aprendizagem que ocorrer em cada aula deverá ser avaliado pelo professor e pelos alunos, a fim de melhorá-lo, adequando-o às necessidades específicas do cotidiano das turmas. Para isso, os momentos de avaliação devem ser variados e democráticos, servindo, sobretudo, para uma reflexão mais sistemática e coletiva. Além de observar os alunos, o professor deve informá-los dos critérios em que fundamenta sua observação. Enfim, pensamos ser fundamental que o professor compartilhe com os alunos suas propostas, suas intenções, seus conhecimentos e também suas dúvidas e preocupações.

Sugestão de pesquisa

Entreviste alguns de seus professores, perguntando-lhes qual das áreas de estudos científicos relacionados com a Educação Física parece, na sua opinião, a mais coerente. Peça-lhes para analisar criticamente os cinco diferentes entendimentos apresentados neste texto, a fim de justificar a resposta dada. Depois, compare as respostas e procure identificar e analisar os argumentos favoráveis e os desfavoráveis a cada uma delas.

Atividade prática

Planeje uma aula de Educação Física utilizando as diretrizes que apresentamos na nossa concepção de Educação Física, com a perspectiva da Cultura Corporal de Movimento. Depois, planeje outras aulas, utilizando as mesmas diretrizes, mas relacionando-as às outras áreas: Cinesiologia, Motricidade Humana, Ciências do Esporte e Aptidão Física. Implemente as aulas com alunos de uma escola, se possível, ou com seus colegas de turma. Analise a coerência das diferentes aulas propostas e elabore uma outra, utilizando outras diretrizes e até misturando as áreas, se preferir. Implemente sua proposta!

2.5 Referências bibliográficas

BETTI, M. Cultura corporal e cultura esportiva. São Paulo: Escola de Educação Física e Esporte da Universidade de São Paulo. **Revista Paulista de Educação Física**, v. 7, n. 2, pp. 44-51, 1993.

BETTI, M. Por uma teoria da prática. Rio de Janeiro: Universidade Gama Filho. **Motus Corporis**, v. 3, n. 2, dez. 1996, pp. 73-127.
BRACHT, V. **Educação Física & ciência**: cenas de um casamento (*in*) feliz. Ijuí: Unijuí, 1999.
BRACHT, V. As ciências do esporte no Brasil: uma avaliação crítica. *In*: FERREIRA NETO, A.; GOELLNER, S.V.; BRACHT, V. (orgs.). **As ciências do esporte no Brasil**. Campinas: Autores Associados, 1995, pp. 29-49.
BRASIL. Ministério da Educação e Desporto. Secretaria de Ensino Fundamental. **Parâmetros Curriculares Nacionais**. Brasília: MEC/SEF, 1998 (Área: Educação Física; Ciclos: 3 e 4).
BROOKS, G.A. **Perspectives on the academic discipline of Physical Education.** Champaign, Illinois: Human Kinetics Publishers, 1981.
DAOLIO, J. **Educação Física e o conceito de cultura**. Campinas: Autores Associados, 2004.
FERREIRA NETO, A.; GOELLNER, S.V.; BRACHT, V. **As ciências do esporte no Brasil**. Campinas: Autores Associados, 1995.
SANTIN, S. A ética e as ciências do esporte. *In*: FERREIRA NETO, A.; GOELLNER, S. V.; BRACHT, V. **As ciências do esporte no Brasil**. Campinas: Autores Associados, 1995, pp. 7-28.
SÉRGIO, M. **Motricidade Humana**: contribuições para um Paradigma Emergente. Lisboa, PT: Instituto Piaget, 1994.
SOARES, C.L. *et al*. (Coletivo de Autores). **Metodologia do ensino de Educação Física**. São Paulo: Cortez, 1992.
TANI, G. Cinesiologia, Educação Física e esporte: ordem imanente do caos na estrutura acadêmica. Rio de Janeiro: Universidade Gama Filho. **Motus Corporis**, v. 3, n. 2, dezembro 1996, pp. 9-49.
TEIXEIRA, L.A. Estudo da motricidade humana como fonte de ordem para um tema científico, uma profissão e um componente do currículo escolar. São Paulo: Escola de Educação Física e Esporte da Universidade de São Paulo. **Revista Paulista de Educação Física**, v. 7, n. 1, pp. 77-91, 1993.
ZABALA, A. **Enfoque globalizador e pensamento complexo**: uma proposta para o currículo escolar. Porto Alegre: Artmed, 2002.

Os Objetivos da Educação Física na Escola

Irene Conceição Andrade Rangel
Luciana Venâncio
Luiz Henrique Rodrigues
Luiz Sanches Neto
Suraya Cristina Darido

Vivemos um desafio histórico, de avançarmos na concepção de uma escola para poucos, para a concepção de uma escola para todos e cuja garantia de direitos se fundamente em uma escola com qualidade social, que permita e garanta o acesso e a permanência aos que nela ingressam. Democratizar o acesso à educação básica é resgatar o conceito de cidadania como eixo norteador das práticas educativas e sociais.

3.1 Democratizar o acesso à Educação Física – todos os alunos têm direito

Constitui-se um consenso de que o acesso à educação é um direito do cidadão e um dever do Estado. Assim, sendo a Educação Física parte integrante do currículo escolar, é mais do que natural entendê-la como um direito de todos que pela escola passarem.

Entretanto, nem sempre fazer parte do currículo significa que essa disciplina consiga oferecer igualdade de oportunidades a todos. Da mesma forma como muitos alunos não conseguem permanecer na escola, muitos não conseguem participar de uma aula de Educação Física. Os motivos podem ser os mais diversos e transitam entre a falta de espaço (não há espaços suficientes para que todos os alunos realizem as atividades por todo o tempo da aula, afirmam alunos e professores); falta de material; falta de habilidade motora do aluno (como se um dos objetivos da disciplina fosse mesmo tentar ensinar essas habilidades); e falta de interesse dos alunos.

Se entendermos que todos os alunos têm direitos, enquanto cidadãos, de participar das aulas de Educação Física, independentemente da cor, etnia, religião, gênero, idade etc., o problema do professor reside em encontrar alternativas para a não exclusão. Deverá também repensar sua própria prática pedagógica, a fim de torná-la acessível a todos os alunos. Ao mesmo tempo, poderá fazer com que os próprios alunos entendam seus direitos e possam cobrá-los, seja dos diretores de escola ou de outras autoridades competentes. Para Demo (1999), participação é conquista. Não cabe ao professor o papel exclusivo de gerenciar os direitos dos alunos, mas ser o responsável por fazê-los compreender que não apenas possuem deveres. O contato sistemático com a atividade física dá-se, para alguns alunos, apenas na escola, mais uma razão para que o acesso a essas atividades seja para todos. A Educação Física, como os outros componentes curriculares, necessita rever suas competências frente às mudanças que a sociedade atual vem enfrentando.

A escola, enquanto instituição na qual o saber deve ser sistematizado, transmitido, apreendido, compreendido e transformado democraticamente, tem provocado, entre aqueles responsáveis pelas mudanças, dúvidas e conflitos, diante de como deve agir com os alunos em uma sociedade na qual a exclusão é um fator preocupante.

O acesso aos conhecimentos da Educação Física deve constituir-se em direito e instrumento de transformação individual e coletiva, na busca da superação das desigualdades sociais, do exercício da justiça e da liberdade, da constituição de atitudes éticas de cooperação e de solidariedade. Esses direitos devem permitir a humanização das relações por meio da prática de atividades físicas. Betti (1991 e 1999) apontou alguns princípios que deveriam ser considerados para inserir o aluno na Cultura Corporal de Movimento: inclusão (não exclusão), diversidade, alteridade, equifinalidade e formação/informação plenas. Destacaremos neste texto os princípios da inclusão e da diversidade.

O princípio da inclusão, ou da não exclusão, segundo o qual nenhum aluno pode ser excluído de qualquer aula, procura garantir o acesso de todos os alunos às atividades propostas, e o princípio da diversidade, que propõe uma Educação Física com conteúdos diversificados, procura não privilegiar, por exemplo, nenhuma modalidade esportiva. Garantir a diversidade como princípio é propiciar ao aluno vivências corporais nos jogos, nos esportes, nas danças, na ginástica, nas lutas e na capoeira.

Propor uma Educação Física na qual sejam considerados os princípios apresentados por Betti é considerar também os alunos portadores de necessidades especiais como, por exemplo, motoras, auditivas, visuais, respiratórias etc., presentes no ambiente escolar. Darido *et al.* (2001) citam que mesmo o professor alertado para as questões da exclusão no ambiente escolar ainda apresenta dificuldade em refletir e modificar sua prática. E perguntam: quando o professor pode ter uma prática inclusiva? Quando assumir a estratégia de, entre outras ações, apoiar, estimular, incentivar, valorizar e promover o estudante em um processo de valorização que independe de questões étnicas, de gênero, idioma falado, classe social, religião, posição política ou social.

O aluno deverá apropriar-se dos conhecimentos que justificam a presença e a importância da Educação Física na escola. Com esses conhecimentos, o aluno poderá ter uma atitude consciente diante dos vários porquês: o esporte mais praticado em determinado local, o homem e a mulher no esporte, os padrões de beleza predominantes, a proliferação da indústria de ginástica, do calçado e da vestimenta mais adequada para a prática de atividade física, entre outros. Algumas reflexões são pertinentes para fazer uma análise crítica do que se faz nas aulas de Educação Física, e que devem ser tomadas como exemplos para tornar o aluno mais autônomo e crítico.

A Educação Física pode contribuir ainda para que as diversas manifestações da Cultura Corporal de Movimento sejam preservadas, difundidas e conhecidas, contribuindo também para o aperfeiçoamento das práticas democráticas necessárias nas aulas, a fim de que as diferenças possam ser respeitadas.

Buscar uma Educação Física cujas vivências propiciadas no ambiente escolar permitam também ao aluno pensar em alternativas que façam com que ele próprio deixe de se excluir de determinadas atividades, por quaisquer que sejam os motivos, deve ser uma preocupação dos educadores. Sabemos que muitas garotas, por serem obesas (fora do padrão atual de beleza feminino), deixam de frequentar as aulas de Educação Física, muitas vezes, não pelo fato de não gostarem de praticar atividade física, mas sim por encontrarem um ambiente que não respeita as diferenças.

Os Parâmetros Curriculares Nacionais (PCNs) servem de apoio às discussões de democratização do ensino como forma de garantia de direitos, e que se fortaleça a construção de uma Educação Básica real para todos, cujo eixo principal seja o princípio da inclusão (BRASIL, 1998). Souza e Altmann (1999) entendem que, quanto mais o pensamento e a prática educacionais se situam no campo dos direitos, mais inevitável se torna encarar a escola como um dos espaços instituídos da integração e da diversidade.

As vivências corporais devem, assim, tomar a diversidade cultural, étnica, física e de gênero como elemento enriquecedor das relações escolares e da vida social que se quer democrática. O direito à educação, como requisito básico para a cidadania democrática, traduz-se na defesa incondicional de uma escola para todos (AQUINO, 2000).

Desta forma, a Educação Física irá contribuir para a superação do discurso e de práticas hegemônicas historicamente construídas e ainda presentes no ambiente escolar, que é reservado para aqueles mais habilidosos e mais aptos.

3.2 A busca pela autonomia

Após o período formal de aulas de Educação Física na escola (mais de 11 anos ao longo da escolaridade), os alunos deveriam ter condições de manter uma prática regular de atividade física, se assim desejarem, sem o auxílio de especialistas. Deveriam negar atitudes de violência no esporte ou em qualquer outra manifestação social, apreciar um bom espetáculo de dança ou mesmo de esporte, reconhecer as características de uma academia de ginástica adequada, posicionar-se criticamente em relação aos padrões de beleza impostos pelas diferentes mídias, participar de um jogo de voleibol na praia no seu tempo livre de lazer, relacionar as diferentes práticas de atividades físicas com os aspectos nutricionais e os gastos energéticos, além de muitos outros aspectos.

A autonomia é enormemente facilitada se os alunos vivenciam as diferentes práticas da cultura corporal e se compreendem o seu papel na sociedade.

Um paralelo com o ensino da matemática pode facilitar a compreensão do que significa a busca pela autonomia. Após o ensino da matemática na escola nos Ensinos Fundamental e Médio espera-se que os indivíduos tenham condições de calcular trocos, reconhecer os índices de inflação, calcular aumentos salariais, interpretar gráficos etc. Na Educação Física, espera-se que o aluno seja autônomo em relação à cultura corporal, ou seja, após o período formal de aulas, os alunos devem ter condições de manter um programa de atividade física regular, apreciar um jogo, posicionar-se criticamente perante o uso de anabolizantes, da violência e outros, sem o auxílio de especialistas.

Neste sentido, deverão compor o rol de conteúdos da disciplina da Educação Física na escola, em uma dimensão biológica, por exemplo, as relações entre nutrição, gasto energético e as diferentes práticas corporais; as relações entre exercício e lesão; o desenvolvimento das capacidades físicas (força, resistência e flexibilidade) e a aquisição e melhoria da saúde e da estética, entre outros.

Em uma dimensão sociocultural, devem ser esclarecidos aos alunos as relações entre esporte, sociedade e interesses econômicos; a organização social, o esporte e a violência; o esporte com intenções de lazer e de profissionalização; a história e o contexto das diferentes modalidades esportivas; a qualidade de vida, atividade física e contexto sociocultural, as diferenças e similaridades entre a prática dos jogos e dos esportes; as adaptações necessárias para a prática do esporte voltado para o lazer, entre outros. Tradicionalmente, a Educação Física na escola se ateve ao ensino das habilidades das diferentes modalidades esportivas, e não sobre a evolução, o contexto e os sentidos de tais práticas.

A autonomia dos alunos também pode ser estimulada quando o professor lhes oferece possibilidades de escolherem os times, definirem os agrupamentos, distribuí-los pelo espaço, participarem da construção e adequação de materiais, da elaboração e modificação das regras etc. Inclui-se ainda o espaço para discussão das melhores táticas, técnicas e estratégias. Em outras palavras, a autonomia é facilitada quando se estimula o aluno a participar das discussões e reflexões em aula.

Uma estratégia interessante para desenvolver ou reforçar a autonomia é atribuir responsabilidades aos alunos no planejamento, na implementação e na avaliação de um evento, como campeonato, gincana ou festival, cujos regulamentos, regras e formas de premiação sejam definidos pelos jovens, que também podem responsabilizar-se pela arbitragem, por providenciar e organizar o espaço e os materiais.

Além disso, o professor deve estar disponível para auxiliar os alunos, indicar leituras, *sites* ou providenciar o suporte para que as atividades adquiram, de fato, significado contextual.

No trabalho com atividades rítmicas e expressivas, por exemplo, pode ser estimulada a autonomia nos momentos de criação e improvisação, nos procedimentos de organização do tempo e do espaço para os ensaios, na pesquisa das fontes de informação, na construção de figurinos, adereços, cenários e instrumentos, assim como na organização e na divulgação das eventuais apresentações.

Assim, para a Educação Física na escola promover de fato a autonomia, é preciso que as aulas se tornem diferentes, tanto do ponto de vista da escolha sobre o que se deve ensinar (conteúdos) como pelos procedimentos que os professores deverão utilizar nas suas aulas.

3.3 Reflexão crítica enquanto uma das possibilidades da Educação Física na escola

Antes de explicarmos o papel da reflexão na Educação Física, vamos citar vários assuntos que são pertinentes quando pensamos no processo de ensino e aprendizagem:

- a valorização da história de vida de professores e alunos, que passa a ser também um elemento relevante, além dos conteúdos;
- o aproveitamento do conhecimento prático advindo dessa valorização da história de vida;
- a constatação de que todos os dias nós aprendemos, independentemente do nosso nível de experiência;
- maior preocupação quanto ao modo como o professor ensina e como o aluno aprende;
- questões sobre o processo de reflexão feitas antes, durante ou após a ação, e também após a reflexão sobre essa ação;
- consideração sobre a incerteza nas ações pedagógicas e sua flexibilidade frente a situações inesperadas;

- coerência entre os momentos de prática e os de ênfase na teoria;
- necessidade de interação dos professores para reduzir a fragmentação entre as disciplinas;
- percepção de que os conhecimentos devem ser buscados à medida que se fazem necessários para solucionar situações problemáticas;
- preparação constante para o enfrentamento da realidade;
- a influência dos imediatismos da vida cotidiana, da mídia e também do mercado de trabalho.

Para a Educação Física, há um exemplo dessa última influência na terceirização das aulas do componente curricular. Em vez de professores atuando no cotidiano da escola, os alunos passam a ter aulas em academias de ginástica. Assim, a prática pedagógica não seria específica, podendo ser realizada por um profissional com conhecimentos equivalentes. Essa questão já se encontra presente durante os cursos de graduação em Educação Física, com o conflito entre a licenciatura e o bacharelado.

Há outra questão presente no imaginário social, indicando que os professores são considerados incompetentes. É frequente, inclusive em discursos políticos, o pensamento de que aqueles que não sabem fazer alguma coisa se dedicam justamente a ensiná-la. São diversas as atribuições ao papel do professor: modelo de comportamento, transmissor de conhecimentos, técnico, executor de rotinas, planejador ou estrategista, pessoa que toma decisões ou que resolve problemas.

Quanto à reflexão propriamente dita, ela caracterizaria o professor como um investigador no ambiente de aula, que a utilizaria para seu próprio aprimoramento profissional. A reflexão serviria para uma espécie de formação contínua *in loco* durante a atividade docente. Essa questão conduziria necessariamente à reconsideração da função do professor e, consequentemente, tanto a uma mudança na conceituação teórica de sua formação, quanto ao processo de seu desenvolvimento prático. Por exemplo, parece ser impraticável que o professor assuma uma postura reflexiva se lhe é privado o tempo necessário para a reflexão. Outro destaque seria uma questão social mais ampla que trata a educação como profissão, vocação ou "bico" (HAGUETE, 1991) e que perpassa pelo aspecto econômico, além da limitação de tempo.

Ao pensarmos no professor como prático reflexivo, temos de levar em conta sua experiência, que reside na prática diária. O professor deve considerar a importância de refletir em seu próprio dia a dia. A reflexão também permite compreender que ensinar é uma competência que aprendemos e melhoramos durante toda nossa carreira docente, sendo mais importante que a formação inicial. Isso porque, no máximo, um professor pode ser preparado para o início da sua carreira, tentando antecipar elementos do processo de ensino e aprendizagem durante a formação.

Dewey (*apud* ZEICHNER, 1993) definiu a ação reflexiva como uma ação que implica consideração ativa, persistente e cuidadosa daquilo em que se crê ou pratica, à luz dos motivos e consequências. Três atitudes seriam necessárias para esse tipo de ação reflexiva:

- atender possíveis alternativas e admitir a possibilidade de erro nas crenças pessoais;
- ponderar de modo responsável e cuidadoso as consequências de uma determinada ação, antecipando constantemente as consequências pessoais, acadêmicas, sociais e políticas na vida dos alunos;
- ser coerente e sincero, mesmo frente às condicionantes pedagógicas de tempo e espaço.

Devemos evitar uma posição contemplativa da realidade para conseguirmos evidenciar e explicar para os alunos as contradições entre teoria e prática. Devemos possibilitar as condições para que os alunos tenham uma formação crítica e autônoma. Para isso, é necessário que fiquem cada vez mais independentes em relação ao próprio professor.

3.4 A saúde enquanto uma das possibilidades da Educação Física na escola

A discussão sobre a saúde na escola, em muitos casos, tem sido catalisada pela Educação Física, e a abordagem de maior destaque é aquela com base em um entendimento de ser humano e de movimento fundamentados predominantemente em valores biológicos. Essas manifestações podem ser percebidas pela eleição dos conteúdos esportivos orientados ao alcance da performance máxima, ou de concepções que reduzam os alunos a um conjunto anatomofisiológico.

Palma (1998) aponta a necessidade da ampliação dessa concepção em função da sua "*visão estreita de saúde*" que apresenta uma função disciplinadora, desconsidera as questões socioeconômicas, como também se utiliza de um paradigma científico disciplinar, ignorando o diálogo com outras ciências ou com outros saberes.

O autor argumenta, fundamentado nas discussões da Saúde Pública, que os problemas de saúde em todo o mundo estão relacionados com as múltiplas influências que envolvem as desigualdades sociais e com a rede de interações gerada a partir dos baixos salários, da má educação, da dieta pobre, da habitação relacionada com as condições de higiene insalubre e do vestuário inadequado.

Vale destacar que as discussões que envolvem a Educação Física e a saúde não podem configurar-se como uma aproximação superficial, merecendo ser aprofundadas, tendo em vista a sua complexidade e a possibilidade diversificada de olhares que seguramente extrapola as discussões relacionadas com o exercício físico exclusivamente.

As aulas de Educação Física podem configurar-se em um espaço de discussão sobre a saúde na perspectiva anteriormente apresentada a partir da tematização da Cultura Corporal de Movimento nas dimensões conceituais, procedimentais e atitudinais.

Compreender a saúde por meio das interfaces relacionadas com as condições de alimentação, habitação, renda, meio ambiente, transporte, emprego e lazer, dentre outras, tendo em vista a realidade na qual os alunos estão inseridos, é um caminho possível.

A partir do questionamento "Atividade física é saúde?", os alunos podem estruturar um trabalho de pesquisa e elaboração de uma intervenção para os demais membros da turma. Partindo dos temas anteriormente apresentados, o grupo estuda e elabora uma intervenção, levando em conta a relação entre a alimentação, a saúde e um ou mais elementos da Cultura Corporal de Movimento (esporte, jogo, dança, luta ou ginástica); outro grupo discute as relações entre a saúde, o meio ambiente e um ou mais conteúdos da Cultura Corporal de Movimento, e assim por diante, até que todos os alunos do grupo estejam envolvidos.

É fundamental que o professor, em suas aulas, leve contribuições no sentido da ampliação das percepções, caracterizando dessa forma um plano de estudo orientado à construção da autonomia, estimulando a elaboração de argumentos que coloquem os alunos em condições de interferirem na própria realidade social.

Construir novos parâmetros para interpretar e agir em relação à saúde parece ser um dos objetivos centrais dessa discussão no ambiente escolar. A Educação Física, se olhada pelas suas relações interdisciplinares e a complexa rede de sentidos e significados que carrega, pode contribuir significativamente no estabelecimento de valores que possibilitem o diálogo fundamentado na troca de saberes.

O papel da escola na sua relação com a saúde reside na responsabilidade dos profissionais que conduzem os programas em construírem o maior número de relações que viabilizem a ampliação do entendimento dos seus alunos acerca desse fenômeno, bem como diversificar as vivências corporais, e, ao mesmo tempo, estabelecer um tratamento que relacione as mesmas aos conteúdos conceituais e às reflexões em torno dos valores éticos e morais envolvidos.

3.5 O lazer enquanto uma das possibilidades da Educação Física na escola

Embora o conceito da instituição Escola esteja se alterando nas últimas décadas, ele esteve, até agora, atrelado à produção e à reprodução da cultura e do trabalho. Falta, neste sentido, espaço para o lazer. Essa falta não se restringe às discussões sobre sua importância, mas se confunde com a falta de espaços, horários, contingente humano, enfim, resume o que a escola pensa sobre o lazer: nada ou quase nada.

Quais momentos na escola aproximam-se desse importante componente de nossas vidas? O intervalo ou recreio, as festas comemorativas e, na visão de alguns, a aula de Educação Física. Dificilmente veremos outros professores, mesmo os da área de Humanas, levantarem o tema para discussão. A começar pelo conceito: o que os alunos entendem por lazer? A quais atividades se associam esse conceito? Como entendem seu próprio lazer e de seus familiares? Que associação fazem entre lazer e trabalho? Entre lazer e o mundo capitalista em que vivemos? Essas e outras questões fornecerão subsídios para que o professor possa iniciar com seus alunos uma discussão (com possível vivência posterior) sobre este importante conceito, ao longo de toda escolaridade. Ou seja, estamos propondo que haja pela escola e pela Educação Física a perspectiva de se educar para o lazer.

Sem entrarmos em detalhes específicos sobre a constituição do lazer, tendo em vista que o termo é polêmico e apresenta diferentes concepções que o transformam seguidamente, podemos dizer que é um conceito moderno, associado ao trabalho apenas a partir da era industrial (a partir de 1850 na Europa). Até então, segundo Marcellino (1983), os diferentes afazeres dos homens e das mulheres eram realizados bem próximo ou até mesmo dentro de casa, não havendo muita distinção entre trabalho e prazer, muito menos entre trabalho e lazer. O próprio termo era desconhecido, o ritmo da vida era guiado pelas necessidades humanas, com festas que intercalavam as coletas e os demais afazeres.

A partir da era industrial, com a venda de seu tempo produtivo, o homem passa a ter horas livres, poucas no começo, mas que precisavam ser ocupadas para que não se transformassem em um problema para a burguesia. Mas, observar o tempo livre (de obrigações profissionais e até mesmo familiares) é apenas uma das formas de se ver o tema. Ainda para Marcellino (1990), é preferível falar de tempo disponível e da *atitude* para o lazer. Acordamos com a definição desse mesmo autor, para quem o lazer significa "[...] cultura – compreendida no seu sentido mais amplo – vivenciada (praticada ou fluida) no seu 'tempo disponível' " (MARCELLINO, 1990, p. 31).

É fundamentada em Dumazedier (1980) uma classificação que distingue as seguintes áreas fundamentais de interesses do lazer: físico-esportivas; manuais; sociais; artísticas e intelectuais. Para Camargo (1992), um outro interesse pode ser unido a esta classificação, a dos conteúdos turísticos de lazer.

Dentre os estudiosos brasileiros, o que mais trouxe contribuição ao campo educacional foi sem dúvida Marcellino (1990), para quem a escola deveria ser um dos principais incentivadores de ações educativas com o objetivo de desenvolver o lazer; outras instâncias seriam os governos e órgãos não governamentais.

Ou seja, é necessário que a Educação Física, assim como os outros componentes curriculares da escola, passe a educar para o lazer, não apenas em termos procedimentais, fornecendo repertório para que os alunos possam usufruir do lazer, mas também em termos de atitudes relacionadas com o lazer e a compreensão do que venha a representar este termo.

Para além das práticas, que devem, sim, fazer parte da educação para o lazer, deve-se explorar a concepção de lazer para o aluno, seus familiares e sua comunidade.

Não podemos nos esquecer da estreita relação existente entre o lazer e o prazer. Ao proporcionarmos vivências lúdicas nas quais o aluno estabeleça essa relação, estaremos contribuindo para que ele, em seus momentos de lazer, as utilize. Betti (1992), ao entrevistar alunos de escolas públicas e particulares, encontrou nos depoimentos afirmativas que comprovam o prazer no aprendizado de atividades desenvolvidas de forma lúdica em aulas de Educação Física.

Bustamante (2003), ao realizar interessante pesquisa junto a professores de Educação Física da rede estadual e particular de ensino do município de Rio Claro – SP, sobre a importância da inclusão de estudos sobre o lazer na escola, encontrou as seguintes ações, na opinião dos professores, que podem ser viabilizadas na escola:

- discutir com os alunos acerca das vivências de lazer e suas barreiras diante da diversidade de raça, faixa etária e características físicas constitutivas em nossa sociedade;
- incentivar as práticas físicas e esportivas vivenciadas fora da escola e relatadas pelos alunos ao professor;
- privilegiar os conteúdos das aulas de Educação Física escolar, a fim de contribuir com vivências potencializadoras de hábitos saudáveis nos momentos de lazer;
- propor pesquisas e discussões sobre lazer físico e esportivo no meio ambiente (BUSTAMANTE, 2003, pp. 107-8).

Complementando, a autora sugere, entre outros:

- enfatizar o lúdico, ao propor as vivências dos conteúdos culturais físicos e esportivos para suas possíveis manifestações nos momentos de lazer;
- buscar uma formação crítica dos alunos acerca da cultura corporal, para que possam discernir informações veiculadas pela mídia;
- demonstrar que o lazer está também na atitude das pessoas, não dependendo somente de fatores como o acesso a equipamentos específicos e recursos financeiros para seu usufruto;
- incentivar relações humanas solidárias, respeitosas e inclusivas nas vivências físicas e esportivas;
- orientar os alunos acerca das vivências corporais no meio ambiente.

Também é necessário que se pense nos espaços de lazer dentro e ao redor da escola, propiciando uma nova visão sobre o uso das instalações escolares. Em vez de se fechar as escolas, proibindo-se os alunos e a comunidade de nela ingressarem, as mesmas poderiam ficar sob a responsabilidade dessa comunidade, a exemplo do que já vem sendo feito em algumas escolas. Os próprios alunos poderiam transformar-se em agentes socioculturais, favorecendo a utilização desse espaço como um a mais para a apropriação de vivências de lazer. Apropriar-se da escola pode significar a responsabilidade sobre ela.

Agentes culturais seriam, na visão de Camargo (1992), as pessoas que justamente motivariam a comunidade a usufruir suas horas e espaços de lazer. Para além de um animador cultural, o professor deveria, segundo Marcellino (1983), promover ações educativas como as descritas anteriormente.

Se queremos ampliar a visão de mundo dos alunos, podemos, também, por meio da Educação Física, realizar o papel de mediadores entre o lazer e a escola.

Estes são os entendimentos que possuímos sobre os objetivos da Educação Física na escola: democratizar o acesso às suas vivências para todos os alunos, possibilitar aos alunos a autonomia em relação à compreensão e a prática de atividades físicas, torná-lo crítico para que saiba utilizá-la como componente importante em sua vida, enquanto saúde e lazer.

Questões para debate

- Levantamento da quantidade de alunos portadores de necessidades especiais (PNEs) matriculados na escola. Os alunos PNEs participam das aulas de Educação Física? De que maneira ocorre tal participação?
- Os alunos com asma e bronquite devem participar normalmente das aulas de Educação Física? Por que ocorrem tantos pedidos de dispensa das aulas para alunos com esses tipos de doenças respiratórias?
- A arquitetura da escola permite a inclusão e o acesso dos alunos PNEs aos diversos espaços escolares: quadras, auditórios, refeitórios, salas de vídeo etc.?
- Discussão de planejamento participativo dos alunos quanto aos conteúdos a serem aprendidos. Como lidar com as diferenças, permitindo que todos tenham acesso às aulas de Educação Física; por exemplo, discutir com os alunos se a participação de um aluno obeso e outro não obeso deve ocorrer na mesma intensidade e frequência.

Atividade prática

Escolha uma das disciplinas do semestre que estiver cursando e procure iniciar um processo reflexivo durante algumas aulas. Para isso, reflita antes da aula sobre qual será o assunto abordado e procure pesquisá-lo antes para aumentar seu conhecimento prévio. Durante a aula, faça reflexões sobre a relação entre os conhecimentos próprios da disciplina e sua aplicação na Educação Física escolar. Registre suas reflexões e procure aprofundá-las após a aula. Depois de fazer isso em algumas aulas, compare suas reflexões e tente analisar o seu próprio processo reflexivo. Como você relacionou a disciplina e a Educação Física na escola?

Para saber mais

Filmes

Título: *Encontrando Forrester* (EUA).

Sinopse: Nesse filme, é possível perceber o processo reflexivo que um aluno elabora em seus encontros com um escritor, que atua como seu professor particular. O aluno associa em vários momentos a prática de um esporte – o basquetebol – às situações que aprende diariamente na escola e fora dela.

Textos

DAÓLIO, J. **Cultura**: educação física e futebol. Campinas: Editora da Unicamp, 1997.

ECA – Estatuto da Criança e do Adolescente (Lei 8.069/90, de 13/07/90).

Veja na sala de aula, n. 29, ano 3, 13/09/2000.

Sites

www.drauziovarella.com.br/arquivo/asma
www.prefeitura.sp.gov.br/secretarias/esportes
www.saopaulo.sp.gov.br/linha/secujuventude.htm

3.6 Referências bibliográficas

AQUINO, J.G. **Do cotidiano escolar**: ensaios sobre a ética e seus avessos. São Paulo: Summus, 2000.

BETTI, I.C.R. **O prazer em aulas de Educação Física escolar**: a perspectiva discente. Campinas: Unicamp, FEF. (Dissertação de mestrado), 1992.

BETTI, M. Educação Física e sociedade. São Paulo: **Movimento**, 1991.

BETTI, M. Educação Física, esporte e cidadania. **Revista Brasileira de Ciências do Esporte**, n. 20, pp. 84-92, 1999.

BRASIL. Ministério da Educação e Desporto. Secretaria de Ensino Fundamental. **Parâmetros Curriculares Nacionais**. Brasília: MEC/SEF, 1998 (Área: Educação Física; Ciclos: 3 e 4).

BUSTAMANTE, G.O. **Educação Física escolar e a educação para o lazer.** Rio Claro: IB. (Dissertação de mestrado), 2003.

CAMARGO, L.O.L. **O que é lazer?** São Paulo: Brasiliense, 1992.

DARIDO, S.C. *et al*. A Educação Física, a formação do cidadão e os Parâmetros Curriculares Nacionais. **Revista Paulista de Educação Física**, v. 15, n. 1, pp. 17-32, 2001.

DEMO, P. **Noções de política social participativa**. 4. ed. São Paulo: Cortez, 1999.

DUMAZEDIER, J. **Valores e conteúdos culturais do lazer**. São Paulo: SESC, 1980.

HAGUETE, A. Educação: bico, vocação ou profissão. **Educação & Sociedade**. Ano XII, abril 1991.

MARCELLINO, N.C. **Lazer e educação**. Campinas: Papirus, 1990.

MARCELLINO, N.C. **Lazer e humanização**. Campinas: Papirus, 1983.

PALMA FILHO, J.C. Cidadania e educação. **Cadernos de Pesquisa**, n. 104, pp. 101-121, 1998.

SOUZA, E.S.; ALTMANN, H. Meninos e meninas: expectativas corporais e implicações na educação física escolar. **Cadernos Cedes**, n. 48, pp. 52-68, 1999.

ZEICHNER, K. **A formação reflexiva de professores**: ideias e práticas. Lisboa: Educa, 1993.

Aspectos Legais da Educação Física e Integração à Proposta Pedagógica da Escola

EDUARDO VINÍCIUS MOTA E SILVA
LUCIANA VENÂNCIO

Neste capítulo, apresentaremos a legislação educacional brasileira básica, procurando mostrar o quanto esses conhecimentos são importantes para uma boa ação do professor. Além disso, destacaremos a importância de a Educação Física estar integrada ao projeto pedagógico da escola.

4.1 Aspectos legais da Educação Física na escola

Para que possamos compreender a Educação Física na escola, seus papéis e objetivos, é necessário entender como ela se insere no sistema educacional brasileiro por meio da legislação que lhe dá suporte, bem como tal sistema está estruturado.

4.1.1 O sistema escolar

Afinal de contas, o que é sistema escolar? Para compreendê-lo, é necessário que entendamos, inicialmente, o que é Educação. A Educação é um fenômeno social, bastante amplo, que ocorre naturalmente nas interações sociais, pois destas resultam aprendizagens. A LDB, em seu artigo 1.º, afirma que "a educação abrange os processos formativos que se desenvolvem na vida familiar, na convivência humana, no trabalho, nas instituições de ensino e pesquisa, nos movimentos sociais e organizações da sociedade civil e nas manifestações culturais" (BRASIL, 1996). Por esta definição percebemos o quanto a Educação está inserida na sociedade.

Com o desenvolvimento da humanidade, passaram a surgir instituições específicas dedicadas ao ensino, as escolas, que, com o tempo, passaram a ser o ambiente principal do processo educativo na sociedade. Apesar disso, as demais instituições sociais, como a família, a igreja e as organizações sociais em geral, continuaram a ter um papel muito importante na educação das pessoas.

Tendo em vista essas características, podemos dizer, então, que existem dois tipos de educação: a formal, que ocorre em ambiente escolar, e a não formal, que se desenvolve em outras instituições e circunstâncias sociais (MOREIRA, 1998). Este texto, assim como a própria LDB, se aterá somente à educação formal ou escolar.

Ao conjunto de escolas é dado o nome de sistema escolar ou de ensino. O sistema escolar brasileiro, segundo definição de Moreira (1998), seria:

"o conjunto de escolas localizadas em território brasileiro (eventualmente localizadas em país estrangeiro), de diferentes níveis, públicas e particulares, leigas ou confessionais, vinculadas à cultura brasileira, que utilizam a língua nacional, funcionam sob a égide das diretrizes constitucionais e leis nacionais e intencionalmente visam alcançar objetivos estatuídos para a nação brasileira" (pp. 156-7).

4.1.2 Legislação educacional brasileira básica

Para a correta organização e o bom funcionamento desse imenso conjunto de escolas denominado sistema escolar brasileiro, existe uma igualmente ampla legislação. Essa legislação segue a mesma hierarquia da organização administrativa da República Federativa do Brasil: esfera federal, esfera estadual e esfera municipal. Esferas estas que contam, também, com suas próprias hierarquias legislativas.

Citemos como exemplo a legislação federal que tem como lei maior a Constituição Federal da República, a qual limita o alcance de todas as outras legislações dela derivadas. Essas legislações não podem, portanto, por questões hierárquicas, contrariar qualquer um de seus artigos. Ou seja, a Lei de Diretrizes e Bases da Educação Nacional, que é a principal de todas as leis relacionadas com a Educação, deve seguir aquilo que é determinado pela Constituição Federal.

4.1.3 A LDB

A Lei de Diretrizes e Bases da Educação Nacional tem como função principal, como atesta o seu Art. 1.° – § 1.°, disciplinar a educação escolar, ou seja, tem como foco organizar o sistema escolar brasileiro (BRASIL, 1996).

O Brasil teve durante seu desenvolvimento três leis de diretrizes e bases: a de 1961 (Lei n.° 4.024, de 20 de dezembro de 1961), a que reformulou esta em 1971 (Lei n.° 5.692, de 11 de agosto de 1971) e a atual (Lei n.° 9.394/96), promulgada em 1996.

A atual LDB, conforme Castellani Filho (1998), foi o resultado de diversas discussões entre membros da sociedade civil, deputados, senadores e Poder Executivo durante um período de 8 anos, nos quais se passaram três legislaturas (grupos de deputados e senadores) e quatro presidentes (José Sarney, Fernando Collor, Itamar Franco e Fernando Henrique Cardoso).

Essa LDB trouxe consigo uma série de mudanças, dentre as quais podemos destacar: a mudança da estrutura didática, a autonomia dada às escolas e aos sistemas de ensino federal, estaduais, municipais e privados, e o enfoque dado à formação do cidadão.

4.1.4 Estrutura didática da educação nacional

Como vimos anteriormente, a Lei n.° 9.394/96 trouxe como uma de suas grandes inovações a modificação da estrutura didática da educação nacional. Vemos no esquema a seguir, com base em Moreira (1998), como se deu essa modificação, ao menos no que diz respeito à nomenclatura dos níveis de ensino.

1961	1971	ATUAL (1996)
Educação de Grau Primário – Educação pré-primária – Ensino Primário **Educação de Grau Médio** – Ginásio – Colégio **Educação de Grau Superior**	**Educação para crianças com idade inferior a 7 anos** **Ensino de 1.° Grau** **Ensino de 2.° Grau** **Ensino Superior**	**Educação Básica** – Educação Infantil – Ensino Fundamental – Ensino Médio **Ensino Superior**

A principal inovação trazida pela atual LDB no tocante à estrutura didática da educação nacional foi, além da mudança na nomenclatura, a sua divisão em, basicamente, dois níveis de ensino: Educação Básica e Ensino Superior.

A Educação Básica é formada pela junção da Educação Infantil, do Ensino Fundamental e do Ensino Médio e tem como objetivo o desenvolvimento do aluno, sua preparação para o exercício da cidadania e a qualificação para o mercado de trabalho (BRASIL, 1996). A criação desse nível de ensino teve, ainda, como um de seus grandes objetivos fazer com que as pessoas passassem mais tempo frequentando os bancos escolares, demonstrando que a formação básica ao cidadão só se daria ao final do Ensino Médio, diferentemente da situação que ocorria nas estruturas didáticas anteriores a essa LDB, na qual havia vários momentos de terminalidade, como primário, ginásio e colégio, o que facilitava a evasão entre esses diferentes níveis.

Dentro da Educação Básica, como já dissemos, existem outros três níveis de ensino, sendo que cada um deles deve contribuir para o alcance de seus objetivos, sempre adequado à faixa etária dos alunos. A Educação Infantil tem como principal preocupação o desenvolvimento integral da criança até 6 anos de idade, complementando a ação da família e da comunidade. O Ensino Fundamental, com duração mínima de 9 anos, voltado para crianças a partir de 6 anos, tem como objetivo principal a formação básica do cidadão (BRASIL, 2006). Já o Ensino Médio, com duração mínima de 3 anos, e voltado, idealmente, para alunos entre 15 e 17 anos, tem como objetivos gerais: aprimorar o educando como pessoa e prepará-lo basicamente para o trabalho e a cidadania. Enfim, como verificamos, esses três subníveis têm funções complementares, devendo atuar conjuntamente para que os objetivos da Educação Básica sejam atingidos (BRASIL, 1996).

Além da Educação Básica e da Educação Superior, existem na atual LDB outras modalidades de ensino. Essas modalidades são: a Educação de Jovens e Adultos (antigo Ensino Supletivo), que é voltada para as pessoas que não conseguiram completar o Ensino Fundamental e o Ensino Médio na idade ideal, e tem, portanto, uma função supletiva dos mesmos; a Educação Profissional (antigo Ensino Técnico), que poderá ser complementada à formação básica do aluno, sendo oferecida com o ensino regular ou por outras estratégias de educação continuada, e a Educação Especial, voltada às pessoas portadoras de necessidades especiais, que deve ser oferecida preferencialmente na rede regular de ensino, diferentemente do que era preconizado pelas legislações anteriores, que enfatizavam a criação de classes especiais para esses alunos, não os incluindo de forma ampla à comunidade escolar.

4.1.5 Estrutura administrativa da educação nacional

Para que o sistema educacional nacional consiga cumprir seus objetivos, é necessário que haja certa organização e uma competente divisão de tarefas. De modo administrativo, a Educação Nacional está dividida entre as três esferas de governo: federal, estadual e municipal. Cabe a elas, além de cuidar de seus próprios sistemas de ensino, agir de forma coordenada.

Na esfera federal, o principal órgão é o MEC – Ministério da Educação (www.mec.gov.br), que tem como função exercer "as atribuições do poder público federal em matéria de educação, cabendo-lhe formular e avaliar a política nacional de educação, zelar pela qualidade do ensino e velar pelo cumprimento das leis que o regem" (BRASIL, 1995).

Existe, ainda, outro órgão federal que auxilia, normatiza e supervisiona as ações do MEC, que é o **Conselho Nacional de Educação**, formado por 24 conselheiros, pessoas de grande conhecimento na área de educação que são escolhidas pelo Presidente da República. Esse conselho é dividido em duas câmaras – Câmara de Educação Básica e Câmara de Educação Superior – que deliberam sobre os seus respectivos níveis de ensino (FAUSTINI, 1998).

Os diversos estados da federação também contam com órgãos responsáveis pela organização e fiscalização de seus sistemas de ensino. O órgão principal normalmente é a Secretaria de Educação, e existe também o Conselho Estadual de Educação. O mesmo ocorre em relação à maior parte dos municípios.

4.1.6 Projeto pedagógico da escola

Outra grande inovação da atual LDB foi a grande liberdade e autonomia dada às escolas, principalmente por meio do projeto pedagógico da escola, que nada mais é do que um documento que deve ser elaborado por toda a comunidade escolar (direção, professores, alunos e pais) no qual devem constar os objetivos da escola, suas prioridades e ações, tendo em vista suas próprias características. Ou seja, a proposta pedagógica é uma oportunidade dada às escolas de elegerem os aspectos que são fundamentais ao seu desenvolvimento de acordo com a sua realidade. O surgimento da proposta pedagógica representa um grande avanço na medida em que faz com que as decisões da escola sejam tomadas nela própria e por parte daqueles que nela estão envolvidos, e não mais nos gabinetes das secretarias de educação.

O grande problema é que, em grande parte das escolas, esse instrumento não tem sido utilizado a contento, pois as mesmas não têm se preocupado em elaborar tal documento, muitas vezes recorrendo a um modelo produzido por órgãos superiores.

No caso específico da Educação Física, a proposta pedagógica pode decidir, dentre outras coisas, se poderão ser oferecidas aos alunos do período noturno aulas aos sábados, ou mesmo se essas aulas, no caso do Ensino Fundamental, serão oferecidas em período diverso das aulas dos demais componentes ou não. Um exemplo desta importância poderá ser visto mais adiante, quando trataremos especificamente da rede estadual paulista pública de ensino.

4.1.7 A Educação Física na LDB

Na primeira Lei de Diretrizes e Bases da Educação Nacional, promulgada em dezembro de 1961, a Educação Física já era considerada obrigatória nos cursos de graus primário e médio até a idade de 18 anos. Segundo Castellani Filho (1998), a Educação Física, a esta época, tinha como preocupação primordial a capacitação (preparação) física dos jovens para o ingresso no mercado de trabalho de forma produtiva.

Com a reforma educacional ocorrida em 1971, houve algumas mudanças em relação ao papel (função) da Educação Física. A principal mudança foi em relação à ampliação da obrigatoriedade da Educação Física a todos os níveis e ramos de escolarização, sendo que a participação nessas aulas era facultativa segundo Castellani Filho (1998), aos alunos que:

- estudassem em período noturno e trabalhassem mais de 6 h diárias;
- tivessem mais de 30 anos de idade;
- estivessem prestando serviço militar; ou
- estivessem fisicamente incapacitados.

Essas opções de facultatividade reforçavam as intenções do governo da época de que a Educação Física fosse apenas um instrumento de preparação do trabalhador.

Além de tudo isso, a essa época, a Educação Física era considerada uma atividade extracurricular. Enquanto atividade, a Educação Física era entendida perante a legislação como destituída de um saber próprio, sem conhecimento a ser oferecido aos alunos: um fazer por fazer.

A partir da promulgação da Lei n.º 9.394/96 (Lei de Diretrizes e Bases da Educação Nacional), o *status* da Educação Física mudou, passando a ser considerada um componente curricular como os demais. Tornar a Educação Física aos olhos da lei componente curricular obrigatório é reconhecer que o seu ensino tem objeto de estudo e conhecimento próprios presentes nos jogos, esportes, ginástica, lutas, danças, capoeira e conhecimento sobre o corpo, constituindo então a base que a mantém na escola.

A referida legislação rezava, em seu Art. 26 – § 3.º, o seguinte: "A educação física, integrada à proposta pedagógica da escola, é componente curricular da Educação Básica, ajustando-se às faixas etárias e às condições da população escolar, sendo facultativa nos cursos noturnos" (BRASIL, 1996).

Essa alteração, no entanto, não trouxe as mudanças esperadas, pois, como esse artigo era muito genérico, não garantia a presença das aulas de Educação Física em todas as etapas da Educação Básica, e muito menos que os profissionais que ministrassem essas aulas contassem com formação específica, quando se sabe que, principalmente, nas séries iniciais do Ensino Fundamental e na Educação Infantil, as aulas de Educação

Física, com algumas exceções, são ministradas por docentes polivalentes, ou seja, por professores formados em curso de Magistério (nível de Ensino Médio), Pedagogia (nível Superior) ou, ainda, mais recentemente, Normal Superior, professores esses que, segundo alguns estudos, muitas vezes não se sentem preparados e motivados para trabalhar com o componente Educação Física.

Na tentativa de garantir a presença da Educação Física em toda a Educação Básica, no ano de 2001, foi aprovada uma alteração no §3.º do Art. 26 da LDB, que incluiu a expressão "obrigatório" após o termo "componente curricular", o que, a nosso ver, não trouxe nenhuma mudança substancial, muito embora alguns órgãos da área tenham feito grande estardalhaço quando de sua aprovação, tendo em vista que não ficava claro que a mesma devesse ser ministrada, por exemplo, em todas as séries da Educação Básica (BRASIL, 2001).

Algumas medidas mais efetivas têm sido tomadas em alguns estados, como é o caso de São Paulo, no qual criou-se uma lei que estabeleceu a obrigatoriedade da Educação Física em todas as séries e, ainda, que as mesmas fossem ministradas por professores habilitados em Educação Física (SÃO PAULO, 2002).

De qualquer forma, a LDB atual trouxe grandes avanços para a Educação Física escolar. Um desses aspectos é o fato de a Educação Física ser encarada como um componente curricular, e, talvez, mais importante ainda, seja o fato de a disciplina dever se ligar ao projeto pedagógico da escola, oferecendo a possibilidade de que se integre ao cotidiano escolar e demonstre a sua importância.

Talvez o maior fato negativo da atual LDB, no tocante à Educação Física, seja, mais uma vez, a facultatividade de seu oferecimento no período noturno, o que fazia com que as pessoas que menos têm acesso ao universo da Cultura Corporal de Movimento sejam privadas desse conteúdo. Na intenção de se modificar esse quadro, em 01/12/2003, a facultatividade foi alterada por meio da Lei n.º 10.793, que determinou que a prática da Educação Física fosse facultativa não mais a todas as pessoas que estudassem em período noturno, mas sim àquelas que, independentemente do período de estudo, se enquadrassem nas seguintes condições: mulheres com prole, trabalhadores, militares, pessoas com mais de 30 anos e portadores de determinadas moléstias (BRASIL, 2003). Essa alteração, de certa forma, retomou o que era preconizado há mais de 30 anos, dando a possibilidade de exclusão das aulas desse conteúdo a um grande número de pessoas que se beneficiariam muito se as frequentassem. Mais uma vez fica clara, também, a importância de o professor de Educação Física da escola convencer as pessoas nessas condições a participarem de suas aulas, por meio de estratégias de ensino interessantes, do esclarecimento dos benefícios da sua prática e aproveitando-se da flexibilidade de horário que é permitida em algumas redes.

Vale ressaltar que apenas pelos motivos apresentados anteriormente os alunos podem ser dispensados da prática de Educação Física. O mesmo não se aplica a alunos que apresentem atestado médico referente a doenças que não sejam infectocontagiosas, pois, mesmo que não possam participar das atividades físicas, estes devem comparecer às aulas, tendo em vista que a Educação Física é um componente curricular como os demais, e não se restringe apenas a esse tipo de atividade. Quanto aos portadores de doenças infectocontagiosas, esses devem, sim, ficar afastados das aulas de todos os componentes, e não só da Educação Física.

4.1.8 A Educação Física na rede estadual paulista

Vejamos agora como o componente curricular Educação Física vem sendo contemplado na rede estadual paulista pública de ensino. É importante ressaltar que, como cada sistema de ensino tem sua própria autonomia, este exemplo não pode ser generalizado às demais unidades da federação, sendo necessário que se pesquise como este tema vem sendo tratado nas mesmas.

Durante vários anos, as aulas de Educação Física nas primeiras séries do Ensino Fundamental (antigo 1.º Grau) eram ministradas, com raríssimas exceções, pelo professor de sala de aula, que era o responsável por todas as outras disciplinas. Muitas vezes, esses profissionais, não se sentem capacitados, motivados ou seguros para trabalhar com os elementos da cultura corporal de movimento com seus alunos. Tendo em vista essa situação, a Secretaria de Educação do Estado de São Paulo resolveu, no ano de 2002, que as aulas desse conteúdo, e também de Educação Artística, fossem ministradas por profissionais formados especificamente nessas áreas, com as seguintes justificativas: a importância de atividades de socialização, lúdicas e esportivas no processo de formação da criança enquanto estudante-cidadã; a necessidade de se intensificar a vivência dessas práticas no aluno do ciclo I do Ensino Fundamental; e a oportunidade de se assegurar a implementação dessas atividades por meio de um trabalho conjunto entre professores portadores de níveis de formação diversa e experiências próprias (SÃO PAULO, 2002).

Em 2004, a resolução que estabeleceu esta característica foi modificada, passando a incluir o número de aulas que devem ser oferecidas pelas escolas, ficando da seguinte maneira: duas aulas semanais nas classes com carga horária de 25 h semanais, e uma aula nas de 20 h semanais. É importante salientar que essas aulas devem ser acompanhadas pelo professor regente da classe, para se garantir o trabalho conjunto citado anteriormente (SÃO PAULO, 2004).

Outras redes de ensino públicas também seguiram este exemplo e contam com o professor especialista para ministrar as aulas de Educação Física desde as primeiras séries do Ensino Fundamental.

Outra característica da rede estadual paulista é a possibilidade dada exclusivamente à Educação Física de que as suas aulas sejam realizadas fora do horário regular de aulas, desde que aprovada pelo Conselho da escola e com a anuência dos pais dos alunos, por meio de documento formal (SÃO PAULO, 1998a; SÃO PAULO, 1998b; SÃO PAULO, 1998c).

Em relação às aulas de Educação Física para os alunos do período noturno, a escola que tiver interesse poderá oferecer, aos sábados, até duas aulas de Educação Física, "para o desenvolvimento de atividades desportivas entre os próprios alunos ou entre estes e representantes da comunidade" (SÃO PAULO, 1998b). Tal possibilidade demonstra a importância de um professor de Educação Física atuante dentro da escola, para que possa convencer a comunidade escolar da importância desse conteúdo, mesmo quando limitado pela legislação a atividades desportivas. Essa mesma possibilidade se aplica à Educação de Jovens e Adultos (SÃO PAULO, 2001).

Em 2008, a Secretaria de Educação implantou a Proposta Curricular de Educação Física, assim como para todos os demais componentes do currículo, com a intenção de subsidiar o trabalho dos professores à luz do projeto político e pedagógico de cada unidade escolar (SÃO PAULO, 2008).

4.1.9 Turmas de treinamento

Outra peculiaridade da rede estadual paulista pública de ensino diz respeito à possibilidade que é dada aos professores de Educação Física para que organizem turmas de treinamento, atualmente chamadas de turma de atividade curricular desportiva, em diversas modalidades, sendo devidamente remunerados para tal. Historicamente, essas turmas estiveram ligadas à preparação de equipes representativas das escolas para participarem dos campeonatos escolares organizados pela Secretaria de Educação em conjunto com a Coordenadoria de Esportes.

Na sua versão atual, regulamentada pela Resolução n.º 14 da Secretaria de Educação, de 2 de fevereiro de 2010, as turmas de atividades curriculares desportivas são justificadas pela "importância da prática do esporte escolar como espaço de vivência de relações interpessoais que contribuem para a ampliação das oportunidades de exercício de uma cidadania ampla e consciente" e pela "relevância da participação de alunos em atividades esportivas competitivas ou recreativas com vistas a futuras participações em campeonatos e competições de esfera estadual, nacional e internacional, como as Olimpíadas" (SÃO PAULO, 2010).

A resolução salienta que essas turmas devem ser parte integrante da proposta pedagógica da escola para que sejam desenvolvidas. Cada unidade escolar pode organizar até uma turma por categoria, modalidade e gênero. A criação dessas turmas deve ser aprovada pelo Conselho da escola e homologada pela Diretoria de Ensino. As turmas deverão ter no mínimo 20 alunos e desenvolver-se em duas ou três aulas semanais, devendo, inclusive, ser controlada a presença dos alunos para a manutenção da turma.

É importante salientar que os alunos que tomarem parte dessas turmas não poderão ser dispensados das aulas regulares de Educação Física.

4.2 Integração da Educação Física à proposta pedagógica da escola

Vivemos atualmente em um contexto histórico de incertezas quanto aos saberes e conhecimentos até então, pela escola, socializados. A escola, enquanto espaço de direito, apresenta-se atualmente caracterizada por uma diversidade cultural, manifestada nos gêneros, etnias, religiões e faixas etárias, cultura essa que está indo na contramão de um currículo escolar conservador, individualista e que não pressupõe a busca da autonomia por parte dos alunos; e, como forma de mudar esse cenário, acreditamos ser necessária a construção de um projeto coletivo por todos aqueles envolvidos com educação.

A escola, considerada, de forma geral, como uma instituição que tem a possibilidade de propiciar a apropriação e usufruto de direitos sociais e bens culturais, tem nos seus componentes curriculares elementos para compreender a necessidade e a importância de um projeto político-pedagógico.

A Educação Física está incluída nas áreas do conhecimento a serem tratadas na Educação Básica, conforme verificado anteriormente; entretanto, apesar do reconhecimento legal, há a necessidade de se modificar o enfoque de atuação da Educação Física na formação do aluno, que deverá ser o eixo central de qualquer projeto político-pedagógico, como forma de legitimar o processo de ensino-aprendizagem.

Os Parâmetros Curriculares Nacionais (PCNs) de Educação Física apontam alguns caminhos por meio dos conteúdos da Cultura Corporal de Movimento, como colaboradores na formação do cidadão, que se pretende participativo, solidário, crítico e autônomo (BRASIL, 1998).

Por meio do projeto político-pedagógico, o que se pretende, segundo Vale (1999), é formar um aluno competente no uso do conhecimento sistemático, crítico em relação ao contexto, consciente no uso de diferentes linguagens, criativo, autônomo, capaz de usar a liberdade com responsabilidade, em decorrência da consciência dos limites, e emancipado porque é capaz de analisar e julgar as questões como ser reflexivo.

Partindo desse entendimento, é urgente a busca de uma identidade maior entre a Educação Física, enquanto componente curricular responsável pela formação da cidadania, que deve participar de todo o processo que envolve a dinâmica escolar, e os complexos e incertos contextos históricos, culturais, sociais e econômicos que a envolvem.

Veiga (1995) reconhece a escola como o lugar de concepção, realização e avaliação de seu projeto educativo, uma vez que necessita organizar seu trabalho pedagógico com base em seus alunos.

Compreendemos que a relevância dos conteúdos da Educação Física escolar e dos demais componentes curriculares devam ser discutidos à luz de um projeto político-pedagógico como forma de diálogo coletivo, pois é na dialogicidade da prática coletiva que transpomos as ações individualizadas.

Padilha (2003) entende, como Gadotti (1994), que o projeto político-pedagógico (PPP) da escola pode ser inicialmente entendido como um processo de mudança e de antecipação do futuro que estabelece princípios, diretrizes e propostas de ação para melhor organizar, sistematizar e significar as atividades desenvolvidas pela escola como um todo. Os autores concordam também que, ao construirmos os projetos de nossas escolas, planejamos o que temos a intenção de fazer, de realizar. Lançamo-nos adiante, com base no que temos, buscando o possível. Isso é antever um futuro diferente do presente.

Soares (2001) ressalta que o ensino de Matemática, de Língua, Ciências, História, Geografia, Educação Artística ou Educação Física, portanto, somente se justifica se contribuir, enquanto parte, para a compreensão da realidade como totalidade.

Segundo Veiga (1995), o projeto político-pedagógico tem a ver com a organização do trabalho pedagógico em dois níveis: organização da escola como um todo e organização da sala de aula, incluindo sua relação com o contexto social imediato, procurando preservar a visão de totalidade. Nessa caminhada, é importante ressaltar que o projeto político-pedagógico busca a organização do trabalho pedagógico da escola na sua globalidade.

Pressupor a organização escolar dos componentes curriculares a partir de um projeto político-pedagógico é recuperar o trabalho docente em sala de aula, na perspectiva de construir uma prática pedagógica centrada na participação do aluno, com ações concebidas para o aluno e, se possível, com ele.

Essa compreensão da realidade do aluno possibilita a criação de um espaço de trocas de experiências entre os agentes sociais que compõem o coletivo da escola, que poderão justificar o porquê da escolha de certos saberes e conteúdos.

As mudanças nas posturas de determinados agentes sociais se fazem necessárias, como, por exemplo, modificar burocracias, estruturas e organizações curriculares engessadas. Seus agentes sociais, cujas formações estão pautadas em paradigmas de racionalidade técnica, devem buscar a consciência da intencionalidade de seu fazer docente.

Se considerarmos a autonomia (garantida na LDB 9.394/96) que cada unidade escolar pode conquistar, as reformas educativas estimularão os agentes sociais a pressupor a organização curricular de seu trabalho integrada pela reflexão conjunta.

O maior desafio dos professores de Educação Física escolar, conjuntamente com os demais componentes curriculares, é o de implementar uma proposta pedagógica.

Para Kramer (1997), colocar em prática uma nova proposta pedagógica, estabelecer um novo currículo, é um convite, um desafio, uma aposta que deve ser encarada por todos aqueles envolvidos na prática educativa. A autora acredita que:

"(...) não se pode trazer respostas prontas apenas para serem implementadas, se tem em mira contribuir para a construção de uma sociedade democrática, onde a justiça social seja de fato um bem distribuído igualitariamente a toda coletividade. Uma proposta pedagógica precisa ser construída com a participação efetiva de todos os sujeitos. Isto aponta, ainda, para a impossibilidade de uma proposta única, posto que a realidade é múltipla, contraditória" (KRAMER, 1997, p. 21).

A prática educativa da Educação Física deve ir ao encontro dos objetivos definidos em cada proposta pedagógica; sem perder a especificidade da área, os conteúdos e as estratégias de avaliação devem levar o aluno a refletir de maneira autônoma diante da Cultura Corporal de Movimento.

Entendemos que, à luz de uma proposta pedagógica, é possível que a Educação Física articule criticamente uma concepção que possa ser explorada e transformada pelos alunos, pois irá permitir um ensino capaz de ampliar os argumentos sobre a importância da inserção e integração da Educação Física na cultura escolar.

Integrar a Educação Física a uma proposta pedagógica utilizando os conhecimentos da cultura corporal de movimento de modo sistematizado é uma pretensão possível. Assim, junto com os demais componentes curriculares, a Educação Física foi definida, na Educação Básica, como portadora de um conhecimento capaz de fazer alunos e alunas, de diferentes faixas etárias, religiões e etnias, viverem a sua cidadania de maneira autônoma.

Para saber mais

Sites

www.educacao.sp.gov.br
www.mec.gov.br
www.rededosaber.sp.gov.br

4.3 Referências bibliográficas

BRASIL. **Lei n.º 9.131**, de 24 de novembro de 1995. Altera dispositivos da Lei n.º 4.024, de 20 de dezembro de 1961, e dá outras providências. Disponível em: < http://www.planalto.gov.br/ccivil_03/leis/L9131.htm>. Acesso em 12 jul. 2010.

BRASIL. **Lei n.º 9.394**, de 20 de dezembro de 1996. Estabelece as diretrizes e bases da educação nacional. *In*: MENESES, J.G.C. **Estrutura e funcionamento da educação básica**: leituras. São Paulo: Pioneira, 1998.

BRASIL. **Lei n.º 10.328**, de 12 de dezembro de 2001. Introduz a palavra "obrigatório" após a expressão "curricular", constante do § 3º do Art. 26 da Lei n.º 9.394, de 20 de dezembro de 1996, que estabelece as diretrizes e bases da educação nacional. Disponível em: <http://www.planalto.gov.br/ccivil_03/Leis/LEIS_ 2001/L10328.htm>. Acesso em 12 jul. 2010.

BRASIL. **Lei n.º 10.793**, de 1.º de dezembro de 2003. Altera a redação do Art. 26, § 3.º, e do Art. 92 da Lei n.º 9.394, de 20 de dezembro de 1996, que "estabelece as diretrizes e bases da educação nacional", e dá outras providências. Disponível em: <http://www.planalto.gov.br/ccivil_03/leis/2003/L10.793.htm>. Acesso em 10 jul. 2004.

BRASIL. **Lei n.º 11.274**, de 6 de fevereiro de 2006. Altera a redação dos Arts. 29, 30, 32 e 87 da Lei n.º 9.394, de 20 de dezembro de 1996, que estabelece as diretrizes e bases da educação nacional, dispondo sobre a duração de 9 (nove) anos para o ensino fundamental, com matrícula obrigatória a partir dos 6 (seis) anos de idade. Disponível em: <http://www.planalto.gov.br/ccivil_03/_Ato2004-2006/2006/lei/L11274.htm>. Acesso em 10 jul. 2010.

BRASIL. Secretaria de Educação Fundamental. **Parâmetros Curriculares Nacionais**. Educação Física, 3.º e 4.º ciclos, v. 7, Brasília: MEC, 1998.

CASTELLANI FILHO, L. **Política educacional e Educação Física**: polêmicas de nosso tempo. Campinas: Autores Associados, 1998.

FAUSTINI, L.A. Estrutura administrativa da educação brasileira. *In*: MENESES, J.G.C. **Estrutura e funcionamento da educação básica**: leituras. São Paulo: Pioneira, 1998. pp. 137-151.

GADOTTI, M. Pressupostos do projeto pedagógico. *In*: **MEC, Anais da Conferência Nacional de Educação para Todos**. Brasília, 1994.

KRAMER, S. Propostas pedagógicas ou curriculares: Subsídios para uma leitura crítica. **Educação e Sociedade**, n. 60, pp. 15-35, 1997.

MENESES, J.G.C. **Estrutura e funcionamento da educação básica**: leituras. São Paulo: Pioneira, 1998. pp. 306-328.

MOREIRA, R. A estrutura didática da educação básica. *In*: MENESES, J.G.C. **Estrutura e funcionamento da educação básica**: leituras. São Paulo: Pioneira, 1998. pp. 152-177.

PADILHA, P.R. Projeto político-pedagógico: caminho para uma escola cidadã mais bela, prazerosa e aprendente. **Revista Pátio**, n. 25, fev/abril, 2003.

SÃO PAULO (Estado). **Proposta Curricular do Estado de São Paulo**: Educação Física. Imprensa Oficial: São Paulo, 2008. Disponível em: <www.rededosaber.sp.gov.br>. Acesso em 13 jul. 2009.

SÃO PAULO. Secretaria Estadual de Educação. Resolução n.º 4, de 15 de janeiro de 1998a. Dispõe sobre normas a serem observadas na composição curricular e na organização escolar. **Legislação informatizada da Secretaria de Educação**. Disponível em: <http://lise.edunet.sp.gov.br//paglei/resolucoes/4_1998.htm>. Acesso em 14 abr. 2004.

SÃO PAULO. Secretaria Estadual de Educação. Resolução n.º 7, de 19 de janeiro de 1998b. Estabelece diretrizes para a reorganização curricular dos cursos de Ensino Médio da rede estadual de ensino e dá providências correlatas. **Legislação informatizada da Secretaria de Educação**. Disponível em: <http://lise.edunet.sp.gov.br//paglei/resolucoes/7_1998.htm>. Acesso em 14 abr. 2004.

SÃO PAULO. Secretaria Estadual de Educação. Resolução SE n.º 28, de 9 de fevereiro de 1998c. Dispõe sobre atividades de Educação Física e dá providências correlatas. **Legislação informatizada da Secretaria de Educação**. Disponível em: <http://lise.edunet.sp.gov.br//paglei/resolucoes/28_1998.htm>. Acesso em 14 abr. 2004.

SÃO PAULO. Secretaria Estadual de Educação. Resolução SE n.º 1, de 12 de janeiro de 2001. Dispõe sobre a organização curricular do curso de Educação de Jovens e Adultos da rede estadual de ensino e dá providências correlatas. **Legislação informatizada da Secretaria de Educação**. Disponível em: <http://lise.edunet.sp.gov.br//paglei/resolucoes/01_2001.htm>. Acesso em 14 abr. 2004.

SÃO PAULO. Secretaria Estadual de Educação. Resolução 184, de 27 de dezembro de 2002. Dispõe sobre a natureza das atividades de Educação Artística e de Educação Física nas séries do Ciclo I do Ensino Fundamental nas escolas públicas estaduais. **Legislação informatizada da Secretaria de Educação**. Disponível em: <http://lise.edunet.sp.gov.br//paglei/resolucoes/184_02.htm>. Acesso em 14 abr. 2004.

SÃO PAULO. Secretaria Estadual de Educação. Resolução SE 1, de 6 de janeiro de 2004. Altera a Resolução SE n.º 184/02. **Legislação informatizada da Secretaria de Educação**. Disponível em: <http://lise.edunet.sp.gov.br//paglei/resolucoes/01_04.htm>. Acesso em 14 abr. 2004.

SÃO PAULO. Secretaria Estadual de Educação. **Resolução n.º** 14, de 2 de fevereiro de 2010. Dispõe sobre as sessões de atividades curriculares desportivas – ACD nas unidades escolares da rede pública estadual. Disponível em: < http://siau.edunet.sp.gov.br/ItemLise/arquivos/14_10.HTM>. Acesso em 12 jul. 2010.

SOARES, C.L. A Educação Física escolar na perspectiva do século XXI. *In*: MOREIRA, W.W. **Educação Física & Esportes**. Perspectivas para o século XXI. Campinas: Papirus, 2001.

VALE, J.M.F. Projeto político-pedagógico como instrumento coletivo de transformação do contexto escolar. *In*: BICUDO, M.A.V. **Formação do educador e avaliação educacional**. São Paulo: Editora Unesp, 1999.

VEIGA, I.P. **Projeto político-pedagógico da escola**: uma construção possível. Campinas: Papirus, 1995.

Os Conteúdos da Educação Física na Escola

5

Suraya Cristina Darido

Neste capítulo, discutiremos o conceito de conteúdo, as dimensões dos conteúdos atitudinais, conceituais e procedimentais propostas por Coll (2000), as influências dessa classificação para a Educação Física escolar e, por fim, analisaremos brevemente como ao longo do tempo a Educação Física privilegiou um ou outro tipo de conteúdo, da ginástica passando para o esporte e as novas propostas que visam a diversificação e aprofundamento dos conhecimentos.

5.1 Para além do fazer: a dimensão conceitual, procedimental e atitudinal

Para iniciar a discussão sobre conteúdos na Educação Física escolar é preciso esclarecer o seu conceito, uma vez que este termo é tão utilizado quanto mal compreendido. Coll *et al.* (2000) definem conteúdo como uma seleção de formas ou saberes culturais, conceitos, explicações, raciocínios, habilidades, linguagens, valores, crenças, sentimentos, atitudes, interesses, modelos de conduta etc. cuja assimilação é considerada essencial para que se produzam desenvolvimento e socialização adequados no aluno.

É importante ressaltar que nem todos os saberes e formas culturais são suscetíveis de constarem como conteúdos curriculares, o que exige uma seleção rigorosa da escola

(LIBÂNEO, 1994; COLL *et al.*, 2000). Assim, conteúdos formam a base objetiva da instrução-conhecimento sistematizada e são viabilizados pelos métodos de transmissão e assimilação.

Libâneo (1994), do mesmo modo que Coll *et al.* (2000) e Zabala (1998), entende que conteúdos de ensino são o conjunto de conhecimentos, habilidades, hábitos, modos valorativos e atitudinais de atuação social, organizados pedagógica e didaticamente, tendo em vista a assimilação ativa e aplicação pelos alunos na sua prática de vida.

Desta forma, quando nos referimos a conteúdos, estamos englobando conceitos, ideias, fatos, processos, princípios, leis científicas, regras, habilidades cognoscitivas, modos de atividade, métodos de compreensão e aplicação, hábitos de estudos, de trabalho, de lazer e de convivência social, valores, convicções e atitudes.

É preciso lembrar que, ao longo da história da educação, determinados tipos de conteúdos, sobretudo aqueles relativos a fatos e conceitos, tiveram e ainda têm uma presença desproporcional nas propostas curriculares (COLL *et al.*, 2000; ZABALA, 1998). O fato é que o termo conteúdos foi, e ainda é, utilizado para expressar o que se deve aprender, numa relação quase exclusiva aos conhecimentos das disciplinas referentes a nomes, conceitos e princípios. É comum observarmos os alunos afirmando que tal disciplina tem "muito conteúdo", sinalizando o excesso de informações conceituais.

Atualmente, há uma tentativa, de acordo com Zabala (1998), de ampliar o conceito de conteúdo e passar a referenciá-lo como tudo quanto se tem que aprender, que não apenas abrange as capacidades cognitivas, como inclui as demais capacidades. Desta forma, poderá ser incluído de forma explícita nos programas de ensino o que antes estava apenas no currículo oculto. Entende-se por currículo oculto aquelas aprendizagens que se realizam na escola, mas que não aparecem de forma explícita nos programas de ensino.

Essa classificação, baseada em Coll, corresponde às seguintes questões "o que se deve saber?" (dimensão conceitual), "o que se deve saber fazer?" (dimensão procedimental), e "como se deve ser?" (dimensão atitudinal), com a finalidade de alcançar os objetivos educacionais. Na verdade, quando se opta por uma definição de conteúdos tão ampla, não restrita aos conceitos, permite-se que esse currículo oculto possa se tornar manifesto e que possa se avaliar a sua pertinência como conteúdo de aprendizagem e de ensino (ZABALA, 1998).

A seguir são apresentados alguns exemplos de conteúdos da Educação Física nas três dimensões.

5.1.1 Dimensão conceitual

- Conhecer as transformações por que passou a sociedade em relação aos hábitos de vida (diminuição do trabalho corporal em função das novas tecnologias) e relacioná-las com as necessidades atuais de atividade física.

- Conhecer as mudanças pelas quais passaram os esportes. Por exemplo, que o futebol era jogado apenas pela elite no seu início no País, que o voleibol mudou as suas regras em função da televisão etc.
- Conhecer os modos corretos da execução de vários exercícios e práticas corporais cotidianas, tais como, levantar um objeto do chão, como se sentar à frente do computador, como realizar um exercício abdominal adequadamente etc.

5.1.2 Dimensão procedimental

- Vivenciar e adquirir alguns fundamentos básicos dos esportes, danças, ginásticas, lutas, capoeira. Por exemplo, praticar a ginga e a roda da capoeira.
- Vivenciar diferentes ritmos e movimentos relacionados às danças, como as danças de salão, regionais e outras.
- Vivenciar situações de brincadeiras e jogos.

5.1.3 Dimensão atitudinal

- Valorizar o patrimônio de jogos e brincadeiras do seu contexto.
- Respeitar os adversários, os colegas e resolver os problemas com atitudes de diálogo e não violência.
- Predispor a participar de atividades em grupos, cooperando e interagindo.
- Reconhecer e valorizar atitudes não preconceituosas quanto aos níveis de habilidade, sexo, religião e outras.

É importante frisar que, na prática docente, não há como dividir os conteúdos na dimensão conceitual, atitudinal e procedimental, embora possa haver ênfases em determinadas dimensões. Por exemplo, o professor solicita aos alunos para realizarem o aquecimento no início de uma aula; enquanto eles executam os movimentos de alongamento e flexibilidade, o professor pode conversar com eles sobre qual a importância de realizar tais movimentos, o objetivo do aquecimento, quais grupos musculares estão sendo exigidos etc. Assim, tanto a dimensão procedimental como a conceitual estão envolvidas nessa atividade.

Pode-se ir mais longe, no mesmo exemplo; quando o professor sugere que os alunos realizem esses exercícios em duplas, deve também discutir a importância do respeito ao próprio limite e ao do colega. Deste modo, estamos tratando da dimensão atitudinal.

De acordo com Coll *et al.* (2000), há uma reivindicação frequente de que na escola sejam ensinados e aprendidos outros conhecimentos considerados tão ou mais importantes do que fatos e conceitos, como, por exemplo, certas estratégias ou habilidades para resolver problemas, selecionar a informação pertinente em uma determinada situação ou utilizar os conhecimentos disponíveis para enfrentar situações novas ou inesperadas, ou, ainda, saber trabalhar em equipe, mostrar-se solidário com os colegas, respeitar e valorizar o trabalho dos outros ou não discriminar as pessoas por motivos de gênero, idade ou outro tipo de características individuais.

A Educação Física, contudo, ao longo de sua história, priorizou os conteúdos numa dimensão quase que exclusivamente procedimental, o saber fazer e não o saber sobre a cultura corporal ou como se deve ser, embora esta última categoria aparecesse na forma do currículo oculto.

Em pesquisa realizada por Darido (2003), ficou evidente a falta de tradição da área no encaminhamento dos conteúdos numa dimensão conceitual. Através da observação das aulas de sete professores de Educação Física do ensino fundamental e médio, verificou-se que os professores não trabalham com conhecimentos acadêmicos nas aulas de Educação Física. Os professores pesquisados, todos com pós-graduação, não trabalharam os conteúdos numa dimensão conceitual, embora afirmassem que um dos objetivos da Educação Física refere-se à busca da autonomia do aluno após o término da escolarização formal, e essa autonomia é facilitada a partir do momento em que o aluno conhece (portanto, em nível cognitivo) a importância da atividade física, os seus benefícios, as melhores maneiras de realizá-la, as principais modificações ocorridas no ser humano em função da prática da atividade física, além do conhecimento sobre o contexto das diferentes práticas corporais.

Em outras palavras, a discussão sobre a inclusão desses conteúdos na área é extremamente recente e há dificuldades na seleção e na implementação de conteúdos relevantes. Além disso, muitas vezes, a comunidade escolar não oferece respaldo para os professores trabalharem com essa proposta, e os alunos são bastante resistentes a propostas que incluam uma discussão mais sistematizada sobre a dimensão conceitual e atitudinal nas suas aulas, até porque há uma tradição muito acentuada na escola de que Educação Física é muito divertida porque se resume ao fazer, ao brincar, e não ao compreender os seus sentidos e significados.

Castellani Filho (1993) lembra que os cursos de futebol ministrados à época da sua formação (década de 1970), eram voltados ao saber fazer, ao saber jogar (como ainda são hoje, na grande maioria dos casos). O autor se pergunta por que, depois de 2 ou 3 anos de estudo do futebol, os alunos não conseguiam entender a razão de pendurar chuteirinhas nos quartos das mães que tinham dado à luz meninos nas maternidades, o significado da identidade da cultura corporal de uma nação, as discussões presentes nas obras de Nelson Rodrigues ou, ainda, a presença da estética numa partida de futebol e muitas outras questões vinculadas ao contexto do futebol.

No nosso entender, esta argumentação também dá sustentação à Educação Física no ensino fundamental e médio, ou seja, não basta ensinar aos alunos a técnica dos movimentos, as habilidades básicas ou, mesmo, as capacidades físicas. É preciso ir além e ensinar o contexto em que se apresentam as habilidades ensinadas, integrando o aluno na esfera da sua cultura corporal. No entanto, como alertou Betti (1994), não é propor que a Educação Física na escola se transforme num discurso sobre a cultura corporal, mas uma ação pedagógica com ela. O autor argumenta que a linguagem deve auxiliar o aluno a compreender o seu sentir corporal, o seu relacionar-se com os outros e com as instituições sociais de práticas corporais.

Assim, dentro de uma perspectiva de Educação e também de Educação Física, seria fundamental considerar os procedimentos, os fatos, os conceitos, as atitudes e os valores como conteúdos, todos no mesmo nível de importância.

Neste sentido, o papel da Educação Física ultrapassa o ensinar esporte, ginástica, dança, jogos, atividades rítmicas, expressivas e conhecimento sobre o próprio corpo para todos, em seus fundamentos e técnicas (dimensão procedimental), mas inclui também os seus valores subjacentes, ou seja, quais atitudes os alunos devem ter nas e para as atividades corporais (dimensão atitudinal). E, finalmente, busca garantir o direito do aluno de saber por que ele está realizando esse ou aquele movimento, isto é, quais conceitos estão ligados àqueles procedimentos (dimensão conceitual).

Os conteúdos são os meios pelos quais o aluno deve analisar e abordar a realidade de forma que, com isso, possa ser construída uma rede de significados em torno do que se aprende na escola e do que se vive. Desse modo, junto com considerações importantes como a relevância social do conteúdo, é apontada a preocupação em se trabalhar com os conteúdos escolares nas três dimensões: atitudinal, conceitual e procedimental (BRASIL, 1998).

Na Educação Física escolar, por conta de sua trajetória histórica e da sua tradição, a preocupação do docente centraliza-se no desenvolvimento de conteúdos de ordem procedimental. Entretanto, é preciso superar essa perspectiva fragmentada, envolvendo, também, as dimensões atitudinal e conceitual.

Com esta leitura da prática pedagógica, os PCNs da área da Educação Física sugerem que as atitudes, os conceitos e os procedimentos dos conteúdos sejam trabalhados em toda a dimensão da cultura corporal, envolvendo, dessa forma, o conhecimento sobre o corpo, esportes, jogos, lutas, ginásticas, atividades rítmicas e expressivas (BRASIL, 1998).

Na prática concreta de aula, significa que o aluno deve aprender a jogar queimada, futebol de casais ou basquetebol, mas, juntamente com esses conhecimentos, deve aprender quais os benefícios de tais práticas, por que se pratica tais manifestações da cultura corporal hoje, quais as relações dessas atividades com a produção da mídia televisiva, imprensa, entre outras. Dessa forma, mais do que ensinar a fazer, o objetivo é que os alunos e alunas obtenham uma contextualização das informações, como também aprendam a se relacionar com os colegas, reconhecendo quais valores estão por trás de tais práticas.

A questão que se coloca por ora é a seguinte: que produtos da atividade humana construídos no processo devem ser assimilados pelas novas gerações? Ou, que conteúdos os alunos deverão adquirir a respeito da Educação Física, a fim de se tornarem preparados e aptos para enfrentar as exigências da vida social, exercício da cidadania, e nas lutas pela melhoria das condições de vida, de trabalho e de lazer?

5.2 As influências e tendências da Educação Física e implicações para os conteúdos escolares

Os conteúdos escolares não existiam na sua forma atual, eles têm um caráter histórico, eles vão sendo elaborados e reelaborados conforme as necessidades de cada época e os interesses sociais vigentes.

No sentido de examinar mais detalhadamente algumas facetas dos conteúdos da Educação Física na escola, procurou-se analisar as principais influências e tendências e os seus desdobramentos no processo de construção dos conteúdos escolares.

No Brasil, a Educação Física na escola recebeu influências da área médica, com ênfase nos discursos pautados na higiene, saúde e eugenia, dos interesses militares e do nacionalismo. Especificamente quanto aos conteúdos, até os anos 1960, esteve centrada nos movimentos ginásticos europeus, especialmente os de Ling, Janh e, depois, da escola francesa (BETTI, 1991).

O método francês, principal referência nessa época, preconizava uma Educação Física orientada pelos princípios anatomofisiológicos, visando o desenvolvimento harmônico do corpo, e, na idade adulta, a manutenção e melhoria do funcionamento dos órgãos. Enquanto valores subjacentes buscavam um homem obediente, submisso e que respeitasse as autoridades superiores sem questionamento; além disso, não havia preocupação com o ensino de conceitos de qualquer espécie (SOARES *et al.*, 1992).

Assim, pode-se concluir que os principais conteúdos da Educação Física nessa época eram relacionados à aprendizagem dos movimentos ginásticos (dimensão procedimental), mas, no currículo oculto (às vezes, não tão oculto assim), havia também a perspectiva dos conteúdos atitudinais, que buscavam valores de obediência e submissão.

Em seguida, Betti (1991) afirma que a Educação Física brasileira sofreu forte influência do Método Desportivo Generalizado (MDG), que procurava atenuar o caráter formal da ginástica, incluindo o conteúdo esportivo, com ênfase no aspecto lúdico. Para tal finalidade, o jogo esportivo foi percebido como um meio privilegiado, porque, através do jogo, o aluno descobre suas aptidões e gostos, adquire conhecimento de si próprio, trabalha cooperativa e coletivamente e prepara-se, assim, para a vida.

De acordo com Listello, principal defensor dessa proposta, os objetivos do Método Desportivo Generalizado são: iniciar os alunos nos diferentes esportes, orientar para as especializações através do desenvolvimento e aperfeiçoamento das atitudes e gestos, desenvolver o gosto pelo belo, pelo esforço e performance, e provocar as necessidades de higiene.

No MDG, os conteúdos ganham novos ares, sendo propostas a incorporação dos esportes na dimensão procedimental e a construção de novos valores e atitudes (dimensão atitudinal). Até aí não havia preocupação com a dimensão conceitual na Educação Física.

Nos idos da década de 1970, o governo militar apoiou a Educação Física na escola objetivando tanto a formação de um exército composto por uma juventude forte e saudável, como a desmobilização de forças oposicionistas. Assim, estreitaram-se os vínculos entre esporte e nacionalismo (BETTI, 1991). Fortaleceu-se, dessa maneira, o conteúdo esportivo na escola, reforçando valores como a racionalidade, a eficiência e a produtividade.

A partir da década de 1980, em função do novo cenário político, esse modelo de esporte de alto rendimento para a escola passa a ser fortemente criticado e, como alternativa, surgem novas formas de se pensar a Educação Física na escola. Como não poderia deixar de ser, a ênfase aos conteúdos e as suas dimensões também foram se modificando. Senão vejamos.

A psicomotricidade buscava garantir a formação integral do aluno. Le Bouch (1986) critica a perspectiva esportiva, afirmando que esse modelo é demasiadamente ligado aos fatores de execução, centrados no rendimento. Apesar da crítica ao modelo esportivista/tecnicista, as propostas da psicomotricidade para os conteúdos ficam também centradas no fazer, na dimensão procedimental, mas agora num fazer relacionado ao conhecimento do próprio corpo, consciência corporal, lateralidade e coordenação.

Dentro da perspectiva construtivista, a intenção é a construção do conhecimento a partir da interação do sujeito com o mundo, e, para cada criança, a construção desse conhecimento exige elaboração, ou seja, uma ação sobre o mundo. Nessa concepção, a aquisição do conhecimento é um processo construído pelo indivíduo durante toda a sua vida, não estando pronto ao nascer.

Dentro dessa perspectiva, o importante para a Educação Física na escola seria resgatar a cultura de jogos e brincadeiras dos alunos envolvidos no processo de ensino-aprendizagem, aqui incluídas as brincadeiras de rua, os jogos com regras, as rodas cantadas e outras atividades que compõem o universo cultural dos alunos.

Assim, o jogo enquanto conteúdo/estratégia tem papel privilegiado. É considerado o principal modo de ensinar, é um instrumento pedagógico, um meio de ensino, pois, enquanto joga ou brinca, a criança aprende.

Como se percebe a ênfase permaneceu na dimensão procedimental, ou seja, o importante é o aluno aprender os jogos e as brincadeiras. No entanto, houve significativos avanços na forma de conceber o ensino e a aprendizagem, com a inclusão, ainda que no currículo oculto, de novos valores e atitudes esperadas para os alunos, como o lúdico e o divertimento.

O modelo desenvolvimentista aponta para a importância da habilidade motora, que é um dos conceitos mais importantes dentro dessa abordagem. Tais habilidades podem ser básicas ou específicas. As habilidades básicas podem ser classificadas em habilidades locomotoras (p. ex.: andar, correr, saltar, saltitar), manipulativas (p. ex.: arremessar, chutar, rebater, receber) e de estabilização (p. ex.: girar, flexionar, realizar posições invertidas). As habilidades específicas são mais influenciadas pela cultura e estão relacionados à prática dos esportes, do jogo, da dança e, também, das atividades industriais.

Nessa abordagem, a ênfase é também atribuída ao saber fazer, a dimensão procedimental por meio das habilidades motoras. O saber se movimentar, o aprender habilidades motoras, permite aos seres humanos se adaptarem aos problemas do cotidiano, resolvendo problemas motores.

Na Educação Física, há também os que defendem a perspectiva que chamamos de saúde renovada (DARIDO, 2003). Os autores, baseados em diferentes trabalhos, entendem que as práticas da atividade física vivenciadas na infância e adolescência se caracterizam como importantes atributos no desenvolvimento de atitudes, habilidades e hábitos que podem auxiliar na adoção de um estilo de vida ativo fisicamente na idade adulta.

E, como proposta, sugerem a redefinição do papel dos programas de Educação Física na escola, agora como meio de promoção da saúde, ou a indicação para um estilo de vida ativa proposta por Nahas (1997).

Os defensores dessa proposta ressaltam a importância das informações e conceitos relacionados a aptidão física e saúde, bem como a adoção de estratégias de ensino que abordem os conceitos e princípios teóricos, no sentido de tomarem decisões quanto à adoção de hábitos saudáveis de atividade física ao longo de toda a vida.

Assim, nessa abordagem, para além do saber fazer (dimensão procedimental), existe uma indicação de que a Educação Física na escola se preocupe também com a dimensão conceitual (saber sobre a saúde e qualidade de vida), e ter uma atitude favorável à prática regular do exercício (dimensão atitudinal). Há uma ampliação das dimensões dos conteúdos, embora haja uma restrição do que se deve ensinar-aprender na escola, relacionado mais aos aspectos relacionados à saúde.

As abordagens críticas sugerem que os conteúdos selecionados para as aulas de Educação Física devem propiciar a leitura da realidade do ponto de vista da classe trabalhadora. Nessa visão, a Educação Física é entendida como uma disciplina que trata de um tipo de conhecimento denominado cultura corporal, que tem como temas o jogo, a ginástica, o esporte, a dança, a capoeira, e de outras temáticas que apresentarem relações com os principais problemas sociais e políticos vivenciados pelos alunos.

Embora não esteja explícita, essa perspectiva também abarca as três dimensões dos conteúdos: o saber sobre a cultura corporal e suas relações com os problemas da sociedade (dimensão conceitual), a dimensão atitudinal, quando aponta para a formação de valores mais democráticos, e a dimensão procedimental, quando se refere à importância de tratar de temas da cultura corporal.

É justamente nos Parâmetros Curriculares Nacionais (BRASIL, 1997 e 1998), documento elaborado pelo governo Fernando Henrique Cardoso, para os diferentes níveis de ensino, que aparecem pela primeira vez na Educação Física as três dimensões dos conteúdos.

A proposta dos PCNs (BRASIL, 1998) para o Ensino Fundamental ressalta a importância da articulação entre o aprender a fazer, o saber por que está fazendo e como relacionar-se nesse fazer, explicitando as dimensões dos conteúdos, e propõe um relacionamento das atividades da Educação Física com os grandes problemas da sociedade brasileira (Temas Transversais), sem, no entanto, perder de vista o seu papel de integrar o cidadão na esfera da cultura corporal.

Os PCNs (BRASIL, 1998) apontam para a importância da aquisição do conhecimento relacionado às brincadeiras e jogos, esportes, ginástica, lutas, atividades rítmicas e expressivas, conhecimento sobre o corpo, nas três dimensões dos conteúdos. Inclusive, no documento de 5.ª a 8.ª séries, há uma descrição bastante explicativa dessas reflexões, com vários exemplos.

O Quadro 5.1 apresenta os principais conteúdos sugeridos por cada uma das abordagens nas dimensões procedimentais, atitudinais e conceituais.

5.3 Por que diversificar e aprofundar os conteúdos

Alguns autores têm condenado a prática da Educação Física vinculada apenas a uma parcela da cultura corporal, os esportes coletivos, especialmente aqueles mais praticados no Brasil: futebol, voleibol e basquetebol. Discutindo este tema, Rangel-Betti (1995) pergunta: tendo em vista que os currículos das escolas de Educação Física incluem disciplinas como dança, capoeira, judô, atividades expressivas, ginástica, folclore e outras, como explicar a pouca utilização desses conteúdos? A autora levanta as seguintes possibilidades para tal fato: Falta de espaço, de motivação, de material? Comodismo? Falta de aceitação desses conteúdos pela sociedade? Ou será que os professores desenvolvem somente os conteúdos com os quais têm maior afinidade?

Segundo Kunz (1994), o esporte como conteúdo hegemônico impede o desenvolvimento de objetivos mais amplos para a Educação Física, tais como o sentido expressivo, criativo e comunicativo.

Para facilitar a adesão dos alunos às práticas corporais, seria importante diversificar as vivências experimentadas nas aulas, para além dos esportes tradicionais (futebol, voleibol ou basquetebol). Na verdade, a inclusão e a possibilidade das vivências das ginásticas, dos jogos, das brincadeiras, das lutas, das danças podem facilitar a adesão do aluno na medida em que aumentam as chances de uma possível identificação. É importante ressaltar também que a Educação Física na escola deve incluir tanto quanto possível todos os alunos nos conteúdos que propõe, adotando para isto estratégias

Quadro 5.1 Os conteúdos nas tendências pedagógicas da Educação Física escolar

Tendências	**Finalidades**	**Conteúdos Procedimentos**	**Conteúdos Valores, Atitudes e Normas**	**Conteúdos Fatos e Conceitos**
Higienista/Eugênica	Melhoria das funções orgânicas	Ginástica Método francês	Obediência Respeito à autoridade Submissão	
Método desportivo generalizado	Melhora fisiológica, psíquica, social e moral	Jogo esportivo		
Esportivista	Busca do rendimento Seleção Iniciação esportiva	Esporte	Eficiência Produtividade Perseverança	
Psicomotricidade	Educação psicomotora	Lateralidade Consciência corporal Coordenação motora		
Construtivista	Construção do conhecimento Resgate da cultura popular	Brincadeiras e jogos populares	Prazer e divertimento	
Desenvolvimentista	Desenvolvimento motor	Habilidades locomotoras, manipulativas e de estabilidade		
Críticas	Leitura da realidade social	Jogos Esportes Dança Ginástica Capoeira	Questionador	Origem e contexto da cultura corporal
Saúde renovada	Aptidão física	Exercício Ginástica	Indivíduo ativo	Informações sobre nutrição, capacidades físicas etc.
PCNs (3.º e 4.º ciclos)	Cidadania Integração à cultura corporal	Brincadeiras e jogos Esportes Ginásticas Lutas At. rítmicas expressivas Conhecimento sobre o próprio corpo	Participação Cooperação Diálogo Respeito mútuo às diferenças Valorização da cultura corporal	Capacidades físicas Postura Aspectos histórico-sociais Regras

adequadas. Não se pode mais tolerar a exclusão que historicamente tem caracterizado a Educação Física na escola. Todos os alunos têm direito a ter acesso ao conhecimento produzido pela cultura corporal.

As possibilidades de ampliar as práticas corporais na escola têm sido preocupação de diversos estudos. Podemos citar: "O futebol feminino nas aulas de Educação Física escolar" (SOUZA JR., 1991), "Atividades rítmicas e expressivas para alunas do magistério" (DE ÁVILA, 1995), "O judô nas aulas de Educação Física escolar" (MATHIAS, 1995; NORA, 2000), "A prática da ginástica aeróbia nas turmas mistas" (VENTURA, 1996), "As práticas corporais alternativas na escola" (FERREIRA, 2000). Outros autores buscaram ampliar o leque de atividades corporais na escola, por exemplo, Tavaler (1995) propõe a prática do Tai-chi-chuan, e Volp (1994), a dança de salão.

Do mesmo modo, Rangel-Betti (1995) observou que, na análise do discurso dos alunos de Educação Física do ensino fundamental, eles reclamam por conteúdos mais diversificados. Os resultados desse trabalho mostraram que os conteúdos parecem restringir-se ora à prática da ginástica, como forma de aquecimento, ora aos fundamentos e ao jogo esportivo propriamente dito.

Ficam, desta forma, ausentes das aulas de Educação Física as experiências vinculadas a atividades rítmicas, expressivas e da cultura popular, restringindo sobremaneira as possibilidades de um trabalho corporal mais amplo. É preciso ressaltar que todas essas atividades fazem parte do currículo do curso de formação em Educação Física, todavia, não com a mesma ênfase que as disciplinas de cunho esportivo.

Por que, então, outros conteúdos não comparecem no ensino escolar? Os professores experimentaram por mais tempo, e provavelmente com mais intensidade, as experiências esportivas.

Além disso, Lovisolo (1995) argumenta, com base num amplo levantamento de opinião, que a comunidade entende Educação Física na escola a partir justamente desses dois fenômenos sociais: o esporte e a ginástica. Um resultado do seu trabalho, que chama atenção para as dificuldades de efetuar mudanças de conteúdo, refere-se ao fato de que em sua maioria (54%) os responsáveis pela escola não observam diferença entre Educação Física e esporte; e apenas 12,8% dos alunos conseguem diferenciar as duas áreas.

O impacto da mídia sobre a escolha dos conteúdos e sobre a forma como eles são transmitidos também não pode ser desprezado. Em um dos poucos ensaios existentes sobre o tema mídia e Educação Física, Kenski (1995) avalia que o esporte é um ótimo investimento, já que o espetáculo é fácil de ser produzido, os cenários e atletas já estão preparados e custa pouco para os investidores. A autora afirma que: "... para a televisão, e para a mídia em geral, o esporte é uma fonte inesgotável de notícias, de público e de lucro" (p. 131).

Sobre o impacto da televisão na vida das pessoas, a autora afirma: "... a penetração da televisão é uma característica do estágio atual da civilização e precisa ser compreendida como realidade com a qual se tem que conviver, não a aceitando incondicionalmente, mas se posicionando e procurando aproveitar da melhor forma possível a nova realidade em benefício dos ideais profissionais que merecem ser mantidos" (p. 131).

Em nossos dias, foi observado este fenômeno: até recentemente, o futebol era um jogo praticado apenas por homens. A televisão, em 1994, passou a exibir jogos de futebol feminino, provavelmente por motivos de ordem econômica, sem intenções de diminuir as práticas sexistas nas aulas de Educação Física. Não obstante, os seus efeitos foram extremamente positivos. Hoje é possível observar uma prática bastante acentuada do futebol feminino nas diferentes classes sociais. A mídia, e especificamente a televisão, pode contribuir (como pode atrapalhar) para o desenvolvimento de propostas mais adequadas da Educação Física na escola; é preciso que o profissional reconheça o seu papel e a veja criticamente.

É Kenski (1995) quem nos auxilia na reflexão sobre a prática de alguns esportes em detrimento de outros, quando lembra que nem todos os esportes têm o mesmo tempo de televisão: "Por serem um tipo de programação altamente rentável, os campeonatos e competições dos esportes mais populares são alvo de uma competição paralela, entre as redes de televisão, na luta pela obtenção dos direitos de transmissão dos eventos. Criam-se assim hierarquias em que se privilegiam determinados tipos de modalidades esportivas e seus respectivos campeonatos e alguns outros esportes, menos nobres, não são sequer mencionados pela televisão" (p. 131).

Quais esportes são mais valorizados pela mídia, em termos de quantidade de horas de transmissão e em termos qualitativos, como o horário e o canal de vinculação? A ênfase é sobre a transmissão de jogos de futebol, voleibol e, em alguns casos, de basquetebol profissional dos Estados Unidos. E são justamente esses que são implementados com maior facilidade pelos professores. Talvez o handebol seja uma exceção no País, pois, embora a televisão e as outras mídias façam pouca menção a esse esporte, alguns professores o utilizam na escola, principalmente em algumas regiões.

Não se trata, como ressalta Castellani Filho (1993), de desconsiderar o esporte como conteúdo da Educação Física escolar, mas reconhecer o esporte "como uma prática social, resultado de uma construção histórica que, dada a significância com que marca a sua presença no mundo contemporâneo, caracteriza-se como um dos seus mais relevantes fenômenos socioculturais" (p. 13), mas não o único.

Para garantir um ensino de qualidade, além de diversificar os conteúdos na escola, é preciso aprofundar os conhecimentos, ou seja, tratá-los nas três dimensões abordando os diferentes aspectos que compõem as suas significações. Ou seja, quando for tratar o futebol, ir além do fazer (técnicas e táticas), mas abordar a sua presença na cultura, as suas transformações ao longo da história, a dificuldade da expansão do futebol feminino (causas e efeitos), a mitificação dos atletas de futebol, os grandes nomes do passado, a violência nos campos de futebol etc. Ou seja, é preciso ir além do costumeiro jogar.

Um ponto de destaque nessa nova significação atribuída à Educação Física é que a área ultrapassa a ideia única de estar voltada apenas para o ensino do gesto motor correto. Muito mais que isso, cabe ao professor de Educação Física problematizar, interpretar, relacionar, compreender com seus alunos as amplas manifestações da cultura corporal, de tal forma que os alunos compreendam os sentidos e significados impregnados nas práticas corporais.

Assim, o papel da Educação Física ultrapassa o ensinar esporte, ginástica, dança, jogos, atividades rítmicas, expressivas e conhecimento sobre o próprio corpo para todos, em seus fundamentos e técnicas (dimensão procedimental), mas inclui também os seus valores subjacentes, ou seja, quais atitudes os alunos devem ter nas e para as atividades corporais (dimensão atitudinal). E, finalmente, busca garantir o direito do aluno de saber por que ele está realizando esse ou aquele movimento, isto é, quais conceitos estão ligados àqueles procedimentos (dimensão conceitual).

Na Educação Física escolar, por conta de sua trajetória histórica e da sua tradição, a preocupação do docente centraliza-se no desenvolvimento de conteúdos procedimentais. Entretanto, é preciso superar essa perspectiva fragmentada, envolvendo, também, as dimensões atitudinal e conceitual.

Questões para debate

1. **Identificando as dimensões dos conteúdos:**
    a) **Providenciem uma venda para os olhos (pode ser um lenço, um saco plástico escuro, ou outros)**
    b) **Procurem realizar as seguintes atividades em duplas:**

    - Com um dos membros da dupla de olhos vendados, procurem andar por diferentes lugares e pisos e passando por obstáculos.
    - O membro da dupla que não estiver vendado procura oferecer dicas para o colega da dupla.
    - Procurem, além de andar, passar e tentar receber uma bola vendados.

    Observação: Depois de um tempo, inverta as duplas.

    c) **Discutam no grupo grande:**

    - Como vocês se sentiram realizando as atividades?
    - Quais foram as maiores dificuldades?
    - Como vocês acham que as pessoas portadoras de necessidades especiais se sentem realizando atividade física?

    d) **Leiam o seguinte trecho:**

Os indivíduos com deficiências foram ao longo da história vistos como "doentes" e incapazes e sempre estiveram em situação de maior desvantagem, ocupando, no imaginário coletivo, a posição de alvos da caridade popular e da assistência social, e não de sujeitos de direitos sociais, entre os quais se inclui o direito à Educação, Educação Física e esportes.

Podemos agir para garantir uma sociedade inclusiva, ou seja, um espaço social em que haja garantia de acesso de todas as pessoas na vida em sociedade, orientada por relações de acolhimento à diversidade humana e de aceitação às diferenças individuais.

"A construção de uma sociedade inclusiva é um processo de fundamental importância para o desenvolvimento e a manutenção de um Estado democrático. Entende-se por inclusão a garantia, a todos, do acesso contínuo ao espaço comum da vida em sociedade, sociedade essa que deve estar orientada por relações de acolhimento à diversidade humana de aceitação das diferenças individuais, de esforço coletivo na equiparação de oportunidades de desenvolvimento, com qualidade, em todas as dimensões da vida."

(Trechos do Parecer número 17, Conselho Nacional de Educação, 2001, p. 7.)

e) **Discutam as seguintes questões:**

- O que é sociedade inclusiva?
- Vocês acham que a sociedade brasileira é inclusiva? Por quê?

f) **Apontem nas atividades realizadas (andar vendado, ler, discutir) quais foram as dimensões atitudinais, conceituais e procedimentais dos conteúdos.**

2. **Os Parâmetros Curriculares Nacionais (1998), baseados em Zabala e César Coll, apresentam os conteúdos nas seguintes categorias: conceitual, procedimental e atitudinal.**
   a) **Deem um exemplo de uma atividade que vocês utilizariam numa aula de Educação Física para alunos de 7.ª série do Ensino Fundamental e apontem na atividade cada uma das dimensões dos conteúdos.**
   b) **Quais as implicações dessa classificação nas aulas de Educação Física? O que muda para a Educação de forma geral e para a Educação Física especificamente?**

Para saber mais

Livro e Artigo

DARIDO, S.C. Os conteúdos da Educação Física escolar: influências, tendências dificuldades e possibilidades. **Perspectivas da Educação Física escolar**. UFF, v. 2, n. 1, pp. 5-25, 2001.

ZABALA, A. **A prática educativa**: como ensinar. Porto Alegre: Artmed, 1998.

5.4 Referências bibliográficas

BETTI, M. **Educação Física e sociedade**. São Paulo: Movimento, 1991.

BETTI, M. Valores e finalidades na Educação Física escolar: uma concepção sistêmica. **Revista Brasileira de Ciências do Esporte**, v. 16, n. 1, pp. 14-21, 1994.

BRASIL. Secretaria de Educação Fundamental. Parâmetros Curriculares Nacionais. **Educação Física**, 1.º e 2.º ciclos, v. 7, Brasília: MEC, 1997.

BRASIL. Secretaria de Educação Fundamental. Parâmetros Curriculares Nacionais. **Educação Física**, 3.º e 4.º ciclos, v. 7, Brasília: MEC, 1998.

BRASIL. Secretaria de Educação Média. Parâmetros Curriculares Nacionais. **Educação Física**, Ensino Médio, v. 7, Brasília: MEC, 1999.

BRASIL. Parecer número 17, Conselho Nacional de Educação, 2001.

CASTELLANI FILHO, L. Pelos meandros da Educação Física. **Revista Brasileira de Ciências do Esporte**, v. 14, n. 3, pp. 119-125, 1993.

COLL, C. *et al.* **Os conteúdos na reforma**. Porto Alegre: Artmed, 2000.

DARIDO, S.C. **Educação Física na escola**: questões e reflexões. Rio de Janeiro: Guanabara Koogan, 2003.

DE ÁVILA, A.C.V. **Para além do esporte**: a expressão corporal nas aulas de Educação Física do segundo grau. Rio Claro: Universidade Estadual Paulista, 1995. Trabalho de formatura, Instituto de Biociências, Departamento de Educação Física.

FERREIRA, L.A. **Reencantando o corpo na Educação Física**: uma experiência com as práticas corporais alternativas no ensino médio. Rio Claro: Programa de Pós-graduação em Motricidade Humana, Unesp, 2000.

KENSKI, V. O impacto da mídia e das novas tecnologias de comunicação na Educação Física. **Motriz**, v. 1, n. 2, pp. 129-36, 1995.

KUNZ, E. **Transformação didático-pedagógica do esporte**. Ijuí: Unijuí, 1994.

LE BOUCH, J. **Psicocinética**. Porto Alegre: Artes Médicas, 1986.

LIBÂNEO, J.C. **Didática**. São Paulo: Cortez, 1994.

LOVISOLO, H. **Educação Física**: a arte da mediação. Rio de Janeiro: Sprint, 1995.

MATHIAS, R. **Uma proposta de judô para a escola pública**. Rio Claro: Universidade Estadual Paulista, 1995. Trabalho de formatura, Instituto de Biociências, Departamento de Educação Física.

NAHAS, M.V. Educação Física no ensino médio: educação para um estilo de vida ativo no terceiro milênio. **Anais do IV Seminário de Educação Física Escolar/Escola de Educação Física e Esporte**, pp. 17-20, 1997.

NORA, C. **O Judô na escola e a formação do cidadão**. Rio Claro: Universidade Estadual Paulista, 1996. Trabalho de formatura, Instituto de Biociências, Departamento de Educação Física.

RANGEL-BETTI, I.C. O que ensinar: a perspectiva discente. **Revista Paulista de Educação Física**, supl, n. 1, v. 1, pp. 26-27, 1995.

SOARES, C.L. *et al.* **Metodologia do ensino da Educação Física**. São Paulo: Cortez, 1992.

SOUZA Jr, O. **Implementação de uma proposta de futebol feminino para a Educação Física escolar**. Rio Claro: Universidade Estadual Paulista, 1991. Trabalho de formatura, Instituto de Biociências, Departamento de Educação Física.

TAVALER, S. Tai-chi-chuan: uma ginástica ou dança? Experiência não formal em Educação Física escolar. **Anais do V Simpósio Paulista de Educação Física**, Rio Claro, 1995.

VENTURA, G.B. **A ginástica aeróbica no ensino do primeiro grau**. Rio Claro: Universidade Estadual Paulista, 1996. Trabalho de formatura, Instituto de Biociências, Departamento de Educação Física.

VOLP, C.M. **Vivenciando a dança de salão**. São Paulo: Universidade de São Paulo, 1994. Tese de Doutorado, Instituto de Psicologia.

ZABALA, A. **A prática educativa**: como ensinar. Porto Alegre: Artmed, 1998.

Novas Formas de Organização dos Conteúdos

LUIZ HENRIQUE RODRIGUES
ZENAIDE GALVÃO

As discussões sobre a organização dos conteúdos escolares têm sofrido grandes influências que surgem a partir do entendimento do conceito de contextualização. Machado (2002) argumenta que "durante a permanência na escola, a contextualização favorece a construção de significados, constituindo uma estratégia fundamental para a mobilização do conhecimento a serviço da inteligência ou dos projetos das pessoas" (p. 150). Chama a atenção, porém, para a necessidade de se refletir sobre a prevalência dos conteúdos disciplinares como suporte para a estrutura escolar.

Vale destacar que a organização escolar a partir do modelo disciplinar se desenvolve tendo como base o modelo cartesiano de ciência, para o qual, ao estudar as matérias por meio dos conteúdos disciplinares, se chegaria ao conhecimento científico, o que garantiria uma boa formação educacional. Entretanto, o desenvolvimento das pesquisas científicas disciplinares, fundamentadas no modelo cartesiano, produziu na escola uma excessiva fragmentação do conhecimento, afastando o trabalho escolar da formação pessoal.

O aprofundamento nas discussões científicas, bem como a sua lógica de organização, muitas vezes gera a perda de significado, e aquilo que parece extremamente relevante aos olhos do cientista, e, em alguns casos, do professor, apresenta-se ao aluno como algo cujas relações não estão explícitas, claras; em última instância, apresenta-se descontextualizado.

Ao longo do século, de acordo com Zabala (1998), podemos encontrar propostas e experiências que rompem com a organização dos conteúdos centrados exclusivamente nas disciplinas escolares. Essas novas formas de organização buscam estabelecer relações entre os conteúdos de diversas maneiras, de tal modo que os alunos passem a compreender a realidade, que sempre se manifesta globalmente.

O autor cita como exemplos dessa forma de organização dos conteúdos, que prescinde da compartimentalização disciplinar, os centros de interesses, o trabalho por temas ou tópicos, os projetos, nos quais o ponto de partida é o interesse e a aprendizagem do aluno, e não a lógica interna das disciplinas. Portanto, partindo das reflexões expostas, o objetivo deste capítulo é apresentar algumas possibilidades de organização dos conteúdos que se sobrepõem a questões disciplinares ou as ultrapassam, ou seja, o trabalho com projetos multidisciplinares, transdisciplinares ou interdisciplinares, além da possibilidade de trabalhar com os temas transversais na Educação Física e o planejamento participativo.

6.1 Projetos interdisciplinares

Os conteúdos podem ser organizados tomando como ponto de partida as disciplinas; deste modo, podem ser classificados conforme sua natureza em: multidisciplinar, interdisciplinar, transdisciplinar, pluridisciplinar etc. Nessas propostas, as disciplinas justificam os conteúdos próprios de aprendizagem e não perdem sua identidade como matéria diferenciada. Zabala (2002) conceitua as organizações como: multidisciplinar (como organização somativa dos conteúdos escolares, que são apresentados por matérias independentes umas das outras); interdisciplinar (como a interação entre duas ou mais disciplinas, que podem ir desde a simples comunicação de ideias até a integração recíproca dos conceitos fundamentais e da teoria do conhecimento, da metodologia e dos dados da pesquisa); transdisciplinar (que é o grau máximo de relações entre as disciplinas).

É preciso ressaltar que a interdisciplinaridade não invalida os contornos específicos de cada disciplina, até porque não se pode falar em interdisciplinaridade sem disciplinas, assim como não há internacional sem nações. Ela não se confunde com polivalência e, portanto, não anula o conhecimento específico nem o papel de cada profissional.

Por exemplo, é possível estabelecer diversas relações do tema saúde e atividade física pela integração das áreas de conhecimento em torno de um projeto interdisciplinar. A área de Ciências poderá subsidiar o conhecimento necessário à compreensão do funcionamento do corpo humano e no estabelecimento das relações entre alimentação e gasto energético.

A área de Língua Portuguesa poderá organizar, com os alunos, roteiros de entrevista para buscar as informações de campo sobre as práticas da atividade física da população local, quantos a realizam, qual tipo de atividade, o local e quantas vezes/semana, de modo a subsidiar o trabalho com textos científicos e a produção de textos sobre o conhecimento adquirido. A Matemática poderia participar colaborando com as interpretações das informações e construção de gráficos.

É importante ressaltar que, na elaboração dos projetos escolares, a via de integração não é única, e sim de duas mãos, o que significa que as demais áreas também devem utilizar-se do movimento, buscando integrar-se de forma eficiente com as questões afeitas à Educação Física.

A exploração dos conteúdos da cultura corporal, nas suas diversas formas de manifestação, como o esporte, a dança, o jogo, a luta, a ginástica, é exemplo de possibilidade de tratamento interdisciplinar, pois possibilita a interação de todas as disciplinas escolares. O trabalho com as Olimpíadas, por exemplo, caracteriza-se como uma possibilidade envolvendo a Geografia, pois alguns países desconhecidos ou pouco comentados por vezes ganham destaque em função da conquista de uma medalha ou por apresentar um grupo de atletas muito animado durante o desfile de abertura; pode-se analisar a estrutura geopolítica dos países participantes, relacionando-a com conflitos contemporâneos; a Matemática poderá explorar os critérios utilizados para a contagem dos pontos, as medidas de distância nas provas, os valores investidos na realização do evento, estudos de porcentagem dos mais diversos, enfim, um estudo quantitativo do evento; de forma análoga, poderão participar disciplinas como Ciências, Educação Artística, Língua Portuguesa.

São inúmeras as dificuldades encontradas na Educação Física para a construção de um trabalho interdisciplinar, porém é fundamental empenharmos esforços nesse sentido. É preciso investir na formação do professor e nas novas formas de organização do espaço e do tempo escolar, para que a implementação de projetos não seja apenas mais um modismo pedagógico, e, sim, traduza efetivamente a necessidade da compreensão da complexidade das questões sociais, sendo que, na maior parte das vezes, o termo ainda é utilizado para designar atividades extracurriculares.

Recentemente, por iniciativa conjunta do MEC e de algumas Secretarias Estaduais de Educação da região Nordeste, foi publicado um documento que selecionou 20 projetos didáticos. Os resultados mostraram que as temáticas foram bastante amplas e abarcaram desde temas locais, como o próprio nome da escola, o rio São Francisco, até temas mais universais, como a questão da saúde.

O que chama a atenção nos dados é a participação dos diferentes componentes curriculares na execução dos projetos. Entre os 20 selecionados, a disciplina de Língua Portuguesa esteve presente em 13 projetos, Biologia em 9, assim como Química, Geografia e Arte em 8, História e Física em 7, Matemática em 6, Língua Estrangeira em 4 e Educação Física em 2. A participação da Educação Física ficou muito abaixo das demais disciplinas, mesmo em comparação com Arte, que tradicionalmente também conta com poucas aulas semanais.

Uma das razões para justificar a baixa participação da disciplina pode residir no fato de que os professores de Educação Física, na maioria das vezes, sentem-se inseguros com o trabalho que fuja dos aspectos ligados aos esportes tradicionais e ao ensino de suas técnicas, pois, durante a sua formação profissional, eram estes os conhecimentos mais frequentes e privilegiados (DARIDO, SILVA, 2002).

Além disso, muitos professores de Educação Física guardam experiências positivas apenas da prática dos esportes mais tradicionais. Na verdade, é preciso ampliar e aprofundar esse leque de opções.

As concepções e posições dos membros da comunidade escolar a respeito da Educação Física também podem exercer influências sobre a falta de participação da disciplina na execução dos projetos. A visão desses especialistas de que a disciplina relaciona-se exclusivamente à prática esportiva, ao saber fazer, pode acentuar tal afastamento. É notório que ainda são muitos os preconceitos que bons professores enfrentam no interior da escola, decorrentes, sobretudo, do baixo status *da disciplina perante as demais* (BRACHT *et al.*, 2002).

Outro fator que pode justificar a baixa participação da Educação Física nos projetos escolares relaciona-se ao fato de que a grande maioria dos alunos do Ensino Médio estuda no período noturno, em torno de 70% dos alunos (INEP, 1998). De acordo com a LDB 9.394/1996, a Educação Física para o ensino noturno é facultativa. No final de 2003, esta lei foi mudada, tornando obrigatória a disciplina no período noturno, porém, autorizando as dispensas, o que continuará inviabilizando a sua existência e implementação.

Os pressupostos dessa lei são questionáveis porque vinculam a área a um suposto gasto energético que os alunos, já exaustos pelo trabalho, não teriam condições de suportar no período noturno. Tal conclusão reflete uma concepção limitada de Educação Física, com base exclusivamente em parâmetros energéticos e fisiológicos, e desconhece a possibilidade da adequação de conteúdos e metodologias às características e necessidades dos alunos dos cursos noturnos que trabalham, bem como a inclusão de conteúdos específicos como, por exemplo, aspectos ergonômicos e posturais dos movimentos, trabalho/lazer, exercícios de relaxamento e compensação muscular etc. (BETTI e ZULIANI, 2002).

Desta forma, o professor pode propor e fazer acontecer um programa de aulas de Educação Física para alunos do ensino noturno que considere as suas características e necessidades, de tal forma que esteja de acordo com o projeto político-pedagógico da escola, conforme preconiza a LDB/96.

Aliás, esse é um aspecto positivo da legislação referente à Educação Física, pois ela reforçou a necessidade de a disciplina estar integrada à proposta pedagógica da escola. Como indicativos imediatos, mostra a importância da participação dos professores da disciplina nas reuniões, na elaboração das propostas e nos conselhos de escola.

É preciso lembrar que muitas escolas brasileiras, em função de vários fatores (condições climáticas, organização curricular, condições de espaço, material e outros) optam por oferecer a disciplina em período contrário ao das demais disciplinas. Para o aluno retornar à escola, muitas vezes distante de sua casa, ou para o aluno trabalhador, a Educação Física fora do período se constitui em uma dificuldade extra e gera, como consequência, um aumento do número de alunos afastados dos conteúdos da cultura corporal. A oferta da disciplina fora do período das demais dificulta a realização de projetos, uma vez que tal prática impede, muitas vezes, a comunicação e a troca de ideias entre os docentes da escola.

Apesar dessas inúmeras limitações, alguns esforços no sentido da comunicação entre as disciplinas que compõem a grade curricular escolar têm sido implementados, com resultados muito satisfatórios sob o ponto de vista da relevância educacional.

Em uma escola da rede municipal de ensino, na cidade de Santos – SP, alunos e professores, a partir de uma análise das condições de espaço físico disponível para a prática de atividade física decidiram organizar-se em torno da construção de uma pista de *skate*. Sob o ponto de vista das linguagens, as disciplinas de Artes e de Língua Portuguesa estudaram as variáveis relacionadas com a comunicação visual e os registros em forma de relatórios e entrevistas. A disciplina de História explorou os conceitos relacionados com os diferentes tipos de registros históricos e elaborou um documento contendo os fatos mais relevantes e significativos para o grupo. A Geografia optou por explorar as questões políticas envolvidas na elaboração e na implementação do trabalho e também sobre a ocupação do espaço físico pela pista; Ciências explorou duas frentes: uma relacionada com a Física, em parceria com a Matemática, relacionada com os cálculos e as medidas, e a outra frente em parceria com a Educação Física, vinculada aos primeiros-socorros, por meio da elaboração de um levantamento relacionado com as principais lesões, quais os procedimentos mais adequados e sua implementação, como, por exemplo, o transporte, as formas de imobilização etc.

Percebe-se, dessa forma, que a discussão sobre a interdisciplinaridade não se realiza somente na esfera pedagógica, sob o ponto de vista formal, ela representa um salto na direção da apropriação de um conhecimento de outra área, assumindo como prioridade colaborar para que o aluno amplie o seu entendimento sobre a realidade e construa uma compreensão diferenciada sobre ela.

6.2 Projetos transdisciplinares e os temas transversais na Educação Física

Entendida, hoje, muito mais como um desejo do que uma realidade, a transdisciplinaridade busca o grau máximo de integração entre as disciplinas científicas, as quais servem de referência à organização da escola contemporânea. Do ponto de vista da Ciência, um exemplo que caracteriza a transdisciplinaridade, segundo Zabala (2002), é a Filosofia, pois busca explicar a realidade sem fragmentações. Na escola, ao articular as diferentes disciplinas em torno de um objeto a ser estudado, colocando-o em destaque e levando em consideração a racionalidade do aluno, a sua forma de pensar e entender o mundo, pode-se assegurar um tratamento transdisciplinar.

Ao analisar as práticas transdisciplinares com alunos do Ensino Médio, Lerbet (2002) adverte que "é muito curioso ver o quanto os autores que se interessam pela transdisciplinaridade são pessoas que já têm uma sólida experiência pessoal" (p. 530); entretanto, reconhece que o imaginário da ciência no adolescente é muito rico. O autor, com base nos estudos sobre a abordagem epistemológica das ciências de *Piaget*, destaca a importância da *interiorização*, e, nesse sentido, as disciplinas escolares têm um papel de destaque, como também um processo de enriquecimento incessantemente maior, que é o *descentramento*, configurando-se como o momento de posicionar aquilo que foi adquirido em um quadro mais vasto que conduza a certa relativização.

Transitar entre os momentos de *interiorização* e de *descentramento* envolvendo temáticas que se apresentem no cotidiano do aluno pode ser um caminho para experiências transdisciplinares na escola. Cabe ao professor e também à equipe pedagógica a articulação desses momentos, bem como a organização das unidades trabalhadas. Nesse sentido, o olhar estanque para as disciplinas científicas, que são traduzidas em matérias de ensino escolar, caracteriza-se como uma limitação, inviabilizando muitas vezes o diálogo e o trânsito dos saberes, necessários ao tratamento transdisciplinar.

Os Parâmetros Curriculares Nacionais (BRASIL, 1998) apresentam argumentos em favor do tratamento transdisciplinar a partir da eleição de alguns temas sociais contemporâneos, sob o título geral de temas transversais, tendo em vista a possibilidade de se dar maior abertura e flexibilidade aos currículos convencionais. Tratam de processos que estão sendo vividos intensamente pela sociedade em diferentes espaços, confrontando posições que envolvem tanto a esfera social mais ampla quanto a atuação pessoal, vislumbrando um constante deslocamento entre as esferas micro e macrossociais. Ou seja, são apontados como temas de urgência no país, indicados como questões importantes ao entendimento da realidade social e que, portanto, necessitam ser problematizados, criticados, refletidos e, posteriormente, encaminhados.

Em outras palavras, os temas transversais são os grandes problemas da sociedade brasileira para os quais o governo e a sociedade têm dificuldade na condução de soluções; por isso, transferem para a escola a tarefa de tratar desses aspectos. Esses podem e devem ser trabalhados por todos os componentes curriculares; logo, sua interpretação pode se dar entendendo-os como as ruas principais do currículo escolar que necessitam ser atravessadas/cruzadas por todas as disciplinas.

As temáticas apresentadas pelo documento são Ética, Meio Ambiente, Pluralidade Cultural, Saúde, Orientação Sexual, bem como Trabalho e Consumo, e devem ser tratadas a partir de uma reflexão ética, atravessando os diferentes campos do conhecimento. Por exemplo, a Orientação Sexual percebida unicamente pela ótica da disciplina Ciências ou ainda pela Biologia apresenta um olhar parcial e limitado sobre a questão, que na sociedade atual se mostra apoiada em diversas unidades temáticas e inserida em contextos relacionados com múltiplos fatores, tais como econômicos, sociais, religiosos etc.

Na Educação Física, por exemplo, o Coletivo de Autores (Soares *et al.*, 1992) já havia mencionado a necessidade e importância de tratar os grandes problemas sociais nas aulas de Educação Física, tais como: ecologia; papéis sexuais; saúde pública; relações sociais do trabalho; preconceitos sociais, raciais, da deficiência e da velhice; distribuição de solo urbano; distribuição da renda; dívida externa; além de outros, relacionados com o jogo, o esporte, a ginástica e a dança. De acordo com os autores, a reflexão sobre esses problemas é necessária se existe a pretensão de possibilitar ao aluno o entendimento da realidade social, interpretando-a e explicando-a a partir dos seus interesses de classe social.

O tratamento transdisciplinar que envolve as discussões relacionadas com o universo da Educação Física se dá na medida em que os diferentes focos de análise que dão identidade à área necessitam ser articulados para a melhor compreensão das manifestações da Cultura Corporal de Movimento.

Ao se buscar compreender o esporte, fazem-se necessários argumentos que envolvam a dimensão biológica a partir de discussões relacionadas com a nutrição, o gasto energético e as diferentes práticas corporais; com fatos que ligam o exercício às lesões e ao uso de anabolizantes; com o desenvolvimento das capacidades físicas (força, resistência e flexibilidade) e com a aquisição e a melhoria da saúde e da estética.

Além disso, argumentos relacionados com a dimensão sociocultural devem ser problematizados com os alunos. São indicativos do nível de complexidade e dos saberes envolvidos nessa temática questões como: as relações entre esporte, sociedade e interesses econômicos; a organização social, o esporte e a violência; o esporte com intenções de lazer e da profissionalização; a história, o contexto das diferentes modalidades esportivas; a qualidade de vida, atividade física e contexto sociocultural; as diferenças e similaridades entre a prática dos jogos e dos esportes; as adaptações necessárias para a prática do esporte voltado para o lazer, entre outras.

Os diversos meios de comunicação se apresentam como difusores de uma quantidade enorme de informações acerca da Cultura Corporal de Movimento. Estabelecem padrões de corpos, convencionam o esporte como a única manifestação da Cultura

Corporal de Movimento, instigam o consumo de materiais e equipamentos esportivos cada vez mais modernos e com tecnologias avançadas. Em contrapartida, tornam conhecidos os atletas que fazem uso do *doping*, apresentam as exigências físicas de um atleta de alto rendimento que convive com a dor e com lesões, denunciam os riscos da prática de uma atividade física intensa sem orientação profissional.

Há, portanto, um paradoxo que precisa ser trabalhado com os alunos, e as aulas de Educação Física na escola são momentos únicos para se atingir tal meta. No entanto, é preciso reconhecer que essas informações não são necessariamente conhecimentos, pois são apresentadas para os indivíduos de forma fragmentada, superficial e desarticulada.

A complementaridade entre as abordagens analítica (que se mostra necessária para extrair da natureza os elementos e os fatos para fundamentar as teorias) e sistêmica (que permite obter uma visão mais global dos sistemas, tornando possível a ação) é capaz de viabilizar um tratamento transdisciplinar no interior da escola, favorecendo o exercício da análise e da lógica. Como resultado desse exercício, pode-se assegurar uma reorganização dos conhecimentos da realidade, articulando-os e colocando-os em um grau de aprofundamento diferenciado se comparado com a informação captada na mídia.

Buscar entender as razões da utilização do *doping* por um atleta a partir da exploração dos argumentos da bioquímica, da fisiologia, da ética, da sociologia, fazendo uso de um procedimento analítico, como também ponderar as condições socioeconômicas nas quais os atletas se encontram, a representação social e política que o resultado obtido pode acarretar, o exercício de se colocar na posição do atleta envolvido, assegurando assim um procedimento sistêmico, são tratamentos possíveis e capazes de desenvolver no aluno saberes e competências possíveis de serem aplicadas em diversas situações análogas em seu cotidiano.

Darido *et al.* (2006) organizaram, a partir dos temas transversais apresentados nos Parâmetros Curriculares Nacionais e de artigos veiculados pela mídia, uma série de textos, reflexões, bem como propostas de intervenção, nas quais as discussões transdisciplinares são colocadas em destaque.

Atividade Física e Saúde são a mesma coisa? "Gordinho" sim, mas qual o problema? Rios, matas, cavernas, mares e quadras: espaços da Educação Física escolar? Lazer: luxo ou necessidade? Começar novo no esporte, vale a pena? Questões como essas e também reflexões em torno dos limites do corpo, nutrição e qualidade de vida, violência no futebol, a importância do tempo livre, entre outras discussões, são tematizações que estão apoiadas em um olhar transdisciplinar e que se mostram possíveis enquanto parte das aulas de Educação Física escolar.

A seguir, apresentaremos algumas possibilidades para abordar os temas transversais nas aulas de Educação Física, ou seja, como é possível planejar antecipando e elaborando propostas que englobam os grandes problemas sociais brasileiros na disciplina ou discutir que posicionamento o professor pode tomar frente às situações inesperadas que aparecem durante as aulas de Educação Física.

O ideal seria que se trabalhasse com esses temas de forma integrada à proposta político-pedagógica da escola; entretanto, se, por um motivo ou outro, isso não for possível, o professor, de certa forma, possui autonomia para realizar o trabalho com os temas transversais à medida que sente necessidade. Para tanto, é necessária a integração dos temas transversais no programa da disciplina. É interessante colocar que as discussões que permeiam os temas transversais nas aulas de Educação Física podem e devem estar atreladas aos conteúdos que a compõem, ou seja, aos temas ou aos elementos da Cultura Corporal de Movimento: o esporte, o jogo, a dança, as atividades rítmicas e expressivas, as lutas, a ginástica e a capoeira. A seguir, a apresentação dos temas.

6.2.1 Ética

A ética diz respeito, especificamente, ao modo de ser do homem, pois ela se constrói a partir de um sistema de significações que sustém a ordem social baseada na magia, nos mitos e na religião (SANTIN, 1995), ou seja, a reflexão sobre ética traz à luz a discussão sobre a liberdade de escolha. A ética interroga sobre a legitimidade de práticas e valores consagrados pela tradição e pelo costume, abrangendo tanto a crítica das relações entre os grupos, dos grupos nas instituições e ante elas, como também a dimensão das ações pessoais.

Discutir a ética na escola e, nesse caso, nas aulas de Educação Física, trata-se de discutir o sentido ético da convivência humana nas suas relações com várias dimensões da vida social: o ambiente, a cultura, o trabalho, o lazer, o consumo, a sexualidade e a saúde.

De maneira indireta, conscientemente ou não, as escolas trabalham atitudes e valores com os alunos. Mas que valores são esses? São aqueles desarticulados da realidade, com base nos valores de um determinado grupo ou de um professor? Ou aqueles que respeitam a diversidade e que são essenciais para a formação de futuros cidadãos?

Observamos, sobretudo nas aulas de Educação Física, que os alunos expressam comportamentos de excitação, cansaço, medo, vergonha, prazer, satisfação, entre outros. Isso se deve, muitas vezes, ao fato de as atitudes serem afetadas pela intensidade e qualidade dos estados afetivos vivenciados corporalmente. O desenvolvimento moral do indivíduo está intimamente relacionado com a afetividade e a racionalidade, e, nas aulas de Educação Física escolar, ocorrem situações que permitem uma intensa mobilização afetiva e interação social. Tal cenário apresenta-se como ambiente ideal para explicitação, discussão e reflexão sobre as atitudes e os valores considerados éticos ou não éticos para si e para os outros.

Segundo Sanches Neto (2002), trabalhar atitudes é muito difícil e envolve, em primeiro lugar, a contradição entre o que é trabalhado na escola e o sistema social vivenciado pelo aluno ou a mídia; em segundo lugar, a dificuldade de encontrar procedimentos claramente estabelecidos para trabalhá-los e, por fim, a necessidade de que esses valores sejam realmente impregnados.

Além da intervenção no momento oportuno, cabe ao professor de Educação Física a construção de formas e espaços para que tais valores sejam exercidos, cultivados e discutidos no decorrer das aulas. Tais procedimentos devem englobar: experiência de respeitar e ser respeitado; realização de ações conjuntas; diálogo efetivo com colegas e professores; o ato de receber solidariedade e o de ser solidário; acesso a conhecimentos que permitem a compreensão e a cooperação e análise crítica de situações concretas dentro e fora da escola. Vejamos como isso pode ocorrer nas aulas de Educação Física escolar.

Alguns alunos são considerados mais habilidosos que outros, no futebol, por exemplo, o que faz, muitas vezes, com que os considerados "melhores" sejam supervalorizados enquanto os menos habilidosos sejam desconsiderados ou indesejados. Nesse caso, o professor deve:

- Levar os alunos a refletirem que todos estão na escola usufruindo o mesmo direito à educação e que nem por isso necessitam ser iguais; além disso, reconhecer os limites e possibilidades pessoais e dos outros. Essa reflexão pode levar os alunos a expressarem mais facilmente sentimentos e emoções, admitindo dúvidas sem medo de serem ridicularizados.
- Chamar atenção para as diferenças de habilidades motoras e capacidades físicas, assim como cognitivas e afetivas sociais e oferecer aos alunos atividades diversificadas (dança, jogos e brincadeiras, capoeira, modalidades esportivas diversas) que contemplem e valorizem as qualidades de cada aluno. Cabe aqui uma citação de Ziraldo (1995), que descreve o procedimento de sua *Professora muito maluquinha*:

  "... Então, passou a ter concurso todas as semanas. Os mais estranhos junto com os mais normais: a melhor redação, a voz mais grossa, o melhor desenhista, a melhor mão para plantar flor, o melhor cantor, o mais engraçado, o que tinha a melhor memória... Só agora percebemos que, primeiro, ela descobria uma qualidade destacável de cada um de nós e aí, então, inventava o concurso, segura de quem seria o vencedor. No fim do ano, todo mundo tinha ganho uma medalha. O último, parece, ganhou o primeiro lugar em cuspe a distância" (p. 82).

Em outro exemplo, podemos perceber que, durante a execução de um jogo, comumente surgem dúvidas, discussões e inclusive brigas entre os participantes a respeito da validade ou não de um gol ou ponto. O professor pode:

- Levar os alunos a refletirem e discutirem sobre problemas encontrados durante a atividade, expressando opiniões, questionamentos, dúvidas e, após, retornar à vivência da atividade, que adquire um maior significado para as mesmas.

- Levar os alunos a discutirem as regras presentes nas modalidades esportivas, considerando sua adequação à realidade do grupo, para que não discriminem nem excluam qualquer aluno. O professor pode solicitar uma pesquisa sobre as regras nas diferentes modalidades esportivas, bem como a construção ou modificação dessas por grupos de alunos e a experimentação dessas modificações.
- Identificar e repudiar as situações de violência e desrespeito como agressões físicas ou verbais, apelidos pejorativos, discriminações em geral. Também é possível aqui a realização de levantamento ou pesquisa na mídia e na aula de Educação Física para posterior discussão.

O diálogo, de acordo com os PCNs (1998), é uma arte a ser ensinada na escola, na qual o encontro se dá entre os indivíduos que se reconhecem, respeitam e saúdam no outro um semelhante. Nas aulas de Educação Física, o diálogo é dificultado, já que todos querem falar ao mesmo tempo, motivados por comportamentos emotivos já mencionados, mas o exercício de saber ouvir, elaborar e discutir a atividade é fundamental.

6.2.2 Pluralidade cultural

O tema transversal "Pluralidade cultural" tem como objetivo o desenvolvimento do respeito e da valorização das diversas culturas existentes no Brasil, contribuindo assim para uma convivência mais harmoniosa em sociedade, com o repúdio a todas as formas de discriminação.

Uma das formas de se trabalhar o tema transversal "Pluralidade cultural", na área de Educação Física, pode ser por meio de vivências das diferentes "manifestações da cultura corporal", utilizando para isso os esportes, as danças e as lutas, como forma de conhecê-las e valorizá-las.

No caso da dança, isso se daria por meio da vivência das diferentes danças típicas, dos diversos grupos étnico-culturais que compõem o Brasil, demonstrando assim a riqueza e a diversidade de expressões existentes. O mesmo se aplicaria às ginásticas e às lutas, que ainda conseguem manter suas raízes ligadas às regiões de origem, o que também possibilitaria o conhecimento por parte dos alunos da diversidade cultural, por exemplo: capoeira – África/Brasil; judô, caratê – Ásia; etc.

O esporte parece não possibilitar diretamente essa diversidade de expressões culturais, pois, em sua versão moderna, não tem como característica a existência de esportes tipicamente regionais, embora se possa pesquisar a sua origem e as modificações realizadas na apropriação destas. Porém, em virtude de sua riqueza sociológica, o esporte pode ser um grande polo de reflexão sobre os problemas relacionados com a diversidade étnica e cultural, principalmente em virtude de estar sempre presente na mídia, relevando e revelando conflitos, que poderiam significar uma grande oportunidade de se discutir com os alunos questões como:

- a prática de declarações preconceituosas em momentos de grande tensão;
- motivos da grande presença de determinados grupos étnicos em esportes populares (futebol, atletismo, basquete), em detrimento da pequena participação desses mesmos grupos em esportes mais elitizados (automobilismo, golfe, tênis);
- a possibilidade de integração entre diferentes povos, quando da realização de eventos internacionais maciçamente divulgados (olimpíadas, copas do mundo de futebol);
- outras questões que estejam em destaque na mídia.

Além disso, o professor de Educação Física, assim como dos demais componentes curriculares, deve estar sempre preparado para coibir a prática de atividades e atitudes discriminatórias e excludentes, no momento da sua ocorrência, mediante o diálogo. Porém, para isso, é necessário que o próprio profissional reflita se em sua própria prática está ou não valorizando ou realizando atitudes discriminatórias, muitas vezes sutis e não percebidas por ele mesmo, mas que influenciam seus alunos.

6.2.3 Meio ambiente

A temática relacionada com o meio ambiente vem sendo discutida com grande frequência nos últimos tempos, visto que a população tem-se mostrado muito sensível aos desdobramentos da apropriação desequilibrada dos recursos naturais em torno do nosso planeta.

As reflexões em torno do conceito de desenvolvimento sustentável, no entendimento de Sorrentino (2002), parecem assumir o centro desse debate, e o esclarecimento sobre as diferentes interpretações se faz necessário. Do ponto de vista ideal, se equilibrássemos o consumo com a produção de insumos por parte da natureza, estaríamos assegurando uma relação de sustentabilidade. Porém, o entendimento de que existe uma cadeia de relacionamentos denominada ecossistema e que o ser humano interfere e sofre interferências precisa ser mais bem estudado, compreendido e trabalhado no interior da escola e das demais instâncias sociais.

O mesmo referencial capaz de trazer esclarecimentos sobre o relacionamento entre a sociedade e a natureza traz também contribuições para a compreensão da relevância da Educação Física como parte integrante da escola, para trabalhar com atitudes, com formação de valores, com o ensino e aprendizagem de habilidades e procedimentos, no sentido da construção de comportamentos "ambientalmente corretos".

As intervenções nas aulas de Educação Física, bem como nos eventos temáticos orientados para as questões relacionadas com o meio ambiente, se mostram como um caminho possível para a condução do trabalho. Para tanto, o professor pode:

- Levar os alunos à identificação das características do espaço físico onde ocorrem as aulas (quadra, pátio, sala, campo, ginásio...) no que se refere às condições do piso, da qualidade do ar, do tratamento sonoro, da incidência/ausência de luz e calor, entre outros fatores. Após a atividade, é possível realizar pesquisa sobre as melhores condições para a prática de atividade física, considerando o meio ambiente.
- Levar os alunos a vivenciarem situações práticas em ambientes diferenciados (parque, praça, praia, clube...) a fim de se estabelecer comparações com a realidade vivida no dia a dia.
- Levar os alunos a pesquisar e vivenciar situações que revelem a essência de algumas atividades desenvolvidas na escola e nas aulas de Educação Física. Por exemplo: a Festa Junina vem merecendo algumas reflexões, se olharmos a maneira como sempre foi tratada. Ao sair do "campo" e vir para a cidade, suas raízes foram rompidas e a sua essência ficou esvaziada. As danças, as comidas, a cantoria, ou seja, todo o ritual celebrado nas diversas escolas nem sempre vem acompanhado do conhecimento, por parte dos envolvidos, especialmente dos alunos, de que esse é um evento genuinamente ecológico, e que o seu maior propósito é o agradecimento à terra pela coleta conseguida. Recuperar esse valor essencial por meio da conscientização e da ressignificação das diversas formas de manifestação que compõem essa festa configura-se como um grande passo no sentido da compreensão dos valores ambientalistas e que podem ser transpostos para outras esferas de relacionamento no interior da escola.

6.2.4 Trabalho e consumo

O tema transversal trabalho e consumo pretende problematizar com os alunos a quantidade e diversidade de "trabalho" presente em cada produto ou serviço e suas relações entre trabalho e consumo, que são muitas e bastante complexas. A globalização, o trabalho escravo, infantil, a maximização do lucro a qualquer custo, o incremento da tecnologia, a diminuição dos postos de trabalho, o desemprego, as estratégias de vendas agressivas, a manipulação de desejos criando-se necessidades e novos padrões de consumo, o consumo de marcas, de qualidade, durabilidade, adequação ao uso, preço e os direitos do consumidor são alguns dos temas que devem ser discutidos dentro da escola, por todos os componentes curriculares.

Especificamente quanto à Educação Física, Medina (1991) denuncia as inter-relações entre a sociedade, a Educação Física e o corpo-consumo, quando afirma que "... o corpo virou fetiche e, no modelo de sociedade em que vivemos, o fetiche sempre vira mercadoria e é por aí que ele entra no mercado para ser consumido" (p. 91). E, como possibilidade, o autor ressalta que "uma visão revolucionária do corpo precisa começar pela tarefa de sua desmistificação, mas uma desmistificação que não caia no seu oposto, a ponto de esquecê-lo. O corpo esquecido também é um corpo doente" (p. 92).

Assim, cumpre à Educação Física na escola oferecer elementos que auxiliem os alunos a refletirem como os signos são impregnados no corpo, no que diz respeito ao tema trabalho e consumo. Como sugestão e exemplos, estamos propondo as seguintes temáticas para as aulas de Educação Física escolar:

- Quais mudanças ocorreram nas últimas décadas referentes às vestimentas (roupas, tênis...) destinadas à prática do esporte e da atividade física? Quais são, realmente, necessárias para as aulas regulares de Educação Física e quais são para o esporte de rendimento? Quais as diferenças (p. ex., tênis com amortecimento, roupas justas, maiôs que facilitam o deslizamento na natação)? O que é necessário? E o que é meramente comercial? Qual a durabilidade, o preço e a qualidade dos produtos esportivos? Quem os produz? E de que forma?
- Além das roupas e calçados, também seria interessante incluir discussões a respeito do consumo de aparelhos para ginástica, seus reais benefícios ou não, ou mesmo o que esperar e procurar nas academias de ginástica.
- Na temática relativa ao trabalho, a empregabilidade dos jogadores de futebol profissional pode ser uma fonte interessante de debates. Existe no imaginário dos alunos uma crença de que todos os jogadores são bem-sucedidos. Discussões, palestras com ex-jogadores a respeito da realidade do trabalho do atleta podem contribuir para a ampliação dessa visão, mostrando, inclusive, como atletas altamente remunerados convivem com outros, muito mal pagos, sem segurança nem respeito em relação às legislações trabalhistas, ou com o desemprego.

6.2.5 Orientação sexual

Esse tema engloba os conceitos de sexualidade ligada à vida e à saúde; às questões de gênero, dando ênfase ao papel social de homens e mulheres e os estereótipos e preconceitos da relação entre ambos; além das discussões relacionadas com as doenças sexualmente transmissíveis e a gravidez na adolescência.

Na década de 1980, a educação sexual ganhou ênfase e passou a ser discutida em algumas escolas, provavelmente em função do avanço da AIDS e do aumento do número de adolescentes grávidas. Porém, a verdadeira implementação desse tema, superando apenas aqueles conhecimentos acerca do funcionamento do aparelho reprodutor humano, encontra-se distante da escola, sobretudo a pública, provavelmente, devido às dificuldades encontradas pela escola e pelo professor em abordar questões que envolvem valores, crenças e opiniões.

A sexualidade torna-se um assunto de grande importância quando visualiza não apenas a reprodução humana, mas também a busca do prazer. A discussão deve estender-se além da dimensão biológica, perpassando também pelas dimensões psíquica e sociocultural.

A Educação Física se aproxima desse tema a partir do momento em que privilegia o uso do corpo, ou a construção de uma "cultura corporal" cujos valores sobre beleza, estética corporal e gestual aparecem frequentemente, assim como as questões de gênero e da coeducação.

As atividades que caracterizam as aulas de Educação Física, as quais se encontram carregadas de linguagens simbólicas advindas da comunicação entre as pessoas ao jogar, dançar e lutar, possibilitam experimentar ou expressar afetos e sentimentos, desejos e sedução, e essas sensações podem causar bastante prazer. Aproveitando-se dessa situação, o professor pode:

- Identificar, levantar e discutir questões expressadas pelos alunos, mantendo uma postura crítica e reflexiva de tal maneira que seus próprios valores não sejam explicitados e tomados como verdadeiros. Para tanto é possível utilizar matérias veiculadas pela mídia dirigidas a adolescentes e que tratem da sexualidade.
- Trabalhar as questões levantadas pelos alunos, levando sempre em consideração a faixa etária deles. A realização de pesquisas para posterior discussão é uma atividade bastante válida, quando inserida no contexto das aulas.
- Identificar as atitudes preconceituosas, pois as aulas de Educação Física (que, na maioria das vezes, são mistas) também se encontram repletas de situações ligadas às relações de gênero, ou seja, a construção social e cultural do masculino e do feminino. Os valores preconceituosos são explicitados nas atitudes cotidianas dos alunos. Um exemplo seria o jogo de futebol; por ser considerado um jogo tradicionalmente masculino, as meninas que jogam são geralmente estigmatizadas. Outro exemplo é dança para os meninos. Nesse sentido, o professor precisa estar atento e deve estimular a reflexão sobre a relatividade das concepções associadas ao masculino e ao feminino, o respeito mútuo entre os sexos e o respeito às muitas e variadas expressões do feminino e do masculino. A concepção de coeducação deve estar realmente presente nas aulas; assim, meninos e meninas deveriam vivenciar as mesmas práticas, discutindo e entendendo a questão das diferenças e buscando as melhores soluções.

6.2.6 Saúde

O conceito de saúde apresenta limitações quando se pretende defini-lo de maneira estanque e conclusiva. Isso porque, quando se fala em saúde, não se pode deixar de considerar seus fatores de influência e determinação: o meio ambiente, os aspectos biológicos, socioeconômicos, culturais, afetivos e psicológicos.

Com esse significado mais dinâmico do conceito de saúde, os PCNs fundamentam a concepção de saúde no exercício da cidadania, argumentando que é preciso capacitar os sujeitos a se apropriarem de conceitos, fatos e princípios, tomar decisões, realizar ações e gerar atitudes saudáveis na realidade em que os mesmos estão inseridos.

Neste sentido, as ações profiláticas (preventivas) complementam as ações curativas e de reabilitação e, por isso, não podem existir isoladamente, justificando, também, a inserção de tal tema na escola. Afinal de contas, conhecer, discutir, conscientizar e instrumentalizar constituem alguns dos objetivos escolares.

A saúde esteve historicamente ligada à Educação Física, muito embora tal ligação estivesse voltada ao caráter eminentemente biológico. Superando essa perspectiva histórica a partir desse novo enfoque trazido pelos PCNs (1998), a Educação Física necessita refletir sobre o conceito de saúde de maneira mais ampla, de modo que as dimensões social, psicológica, afetiva e cultural também sejam privilegiadas.

Reconhecer, portanto, o papel da influência da mídia ligada à saúde e à atividade física vincula-se à função do professor de Educação Física, responsabilizando-o por fazer uma leitura crítica do cenário atual. Afinal, abrindo um jornal, lendo uma revista ou assistindo à TV, insistentes são os apelos feitos em prol da atividade física. A mídia não descansa; quer vender roupas esportivas, propagandas de academias, tênis, aparelhos de ginástica e musculação, vitaminas, dietas etc.; uma relação infindável de materiais, equipamentos e produtos alimentares que, por trás de toda a "parafernália", impõe um discurso do convencimento e do desejo de um corpo belo, e, em sua grande maioria, mais saudável. Com esse pensamento, cabe ao professor de Educação Física:

- Identificar o contexto da saúde na área, construindo e incentivando discussões e reflexões que possibilitem ao aluno fazer uma leitura crítica do meio em que está envolvido. Tais discussões podem vir acompanhadas de pesquisas anteriores ou posteriores, observação de eventos exibidos pela mídia, apontamentos realizados durante as aulas de Educação Física.
- Trabalhar em aula as associações entre a saúde e o esporte. O professor precisa desnudar esse cenário, pois, afinal de contas, será que o esporte é só saúde? Como explicar, por exemplo, a utilização abusiva do *doping* no meio esportivo? Ou, ainda, qual a justificativa saudável entremeio a tantas lesões causadas pela prática do esporte?
- Levar os alunos a discutirem a "malhação" desmedida. Será que somente a prática de atividades físicas garante uma vida saudável? E os modelos de corpo ditados pela mídia, onde está a saúde nessa história? Será que ser magro(a) é sinônimo de ser saudável? Pesquisas que relacionem atividade física e nutrição, atividade física e obesidade, entre outras, podem levar a essas discussões.
- Levar os alunos a refletirem sobre as "dores do dia seguinte", ou seja, as sensações frequentes entre os "atletas de final de semana" e incentivar pesquisas e discussões

sobre como capacitar o corpo a perceber seus limites, evidenciando práticas corporais que trabalhem com estas questões.

Embora tais apontamentos sejam ainda restritos e numericamente pouco significativos no que se refere ao universo da Educação Física, a proposta de incluir os temas transversais na área se constrói a partir de uma perspectiva de associação da área com os grandes problemas sociais que têm afligido a sociedade brasileira como um todo.

6.3 Planejamento participativo

A articulação das discussões a partir das perspectivas inter e transdisciplinares seguramente apresenta-se como um avanço no sentido da apropriação da realidade contextualizada por parte do aluno; porém, a posição que ele ocupa nesse contexto tem merecido uma análise mais cuidadosa.

As discussões em torno da autonomia e do exercício da cidadania por parte do aluno colocam-se como os objetivos mais amplos a serem perseguidos pela escola; porém, tais competências não acontecem automaticamente, precisam ser discutidas e priorizadas na formulação dos planos de trabalho.

Historicamente, as formas de organização e de transmissão dos conteúdos têm-se caracterizado por uma relação de passividade e de submissão por parte do aluno, o qual se coloca como um mero depositário das informações apresentadas pelo professor. Essa relação, entre outros desdobramentos, tem realçado, nos alunos, atitudes que dificultam a tomada de decisão, o livre pensar e a emissão de opiniões acerca da realidade na qual se encontram inseridos atributos fundamentais ao exercício da cidadania.

Sob essa ótica, criar condições no ambiente escolar para tentar reverter esse quadro nos parece de fundamental importância.

O envolvimento dos alunos no processo de tomada de decisão acerca da escolha dos conteúdos, do tratamento metodológico, bem como dos critérios de avaliação, no interior de uma unidade didática, ou mesmo do planejamento semestral ou anual, pode ser entendido como prática que estimula a participação e o envolvimento, atitudes fundamentais para esse tipo de proposta.

Perrenoud (2002), ao apresentar alguns tópicos importantes para a formação de um aluno reflexivo, dotado de capacidade para caminhar autonomamente, destaca a necessidade de:

- Elaborar uma análise sobre o estado individual relacionado com o processo de formação.
- Equipar o olhar e a reflexão sobre a realidade.

- Abandonar a profissão de aluno, passando à de ator de sua formação, por meio:
  - de uma orientação didática e do desenvolvimento de competências voltadas à prática de ensino e postura reflexiva;
  - do equilíbrio entre o saber da prática e os saberes científicos;
  - da formação articulada entre a teoria e a prática.

Tais premissas podem ser entendidas como referências para a implementação de ações nas quais os alunos gradativamente passem a assumir atitudes de protagonismo em seu processo de formação no ambiente escolar. Situações orientadas para esse fim precisam ser priorizadas para que tais atitudes sejam desenvolvidas.

A partir das tematizações da Cultura Corporal de Movimento, Correia (1996) construiu com seus alunos no ensino médio um planejamento no qual a participação dos alunos foi decisiva. A partir da sugestão do professor de quatro temas – a dança, a ginástica, os jogos e as lutas –, foram orientadas discussões em torno da necessidade da construção de um planejamento. Sucessivos debates foram implementados e a interferência dos alunos não se resumiu aos aspectos mais gerais, como a escolha dos temas, abrangendo a distribuição e organização dos conteúdos no bimestre, bem como o envolvimento no planejamento das aulas e atividades extracurriculares.

Vale destacar, entre outras questões, que, para emitir opiniões, do ponto de vista das operações cognitivas, os alunos são levados a comparar, contrastar, julgar, hipotetizar, estabelecer relações, construindo, assim, um outro tipo de relação com os conteúdos e com o processo de ensino e aprendizagem.

Durante o processo de debate em torno de uma atividade, os alunos precisam fortalecer os argumentos e seduzir os colegas para a sua proposta. Por exemplo, ao ter que argumentar sobre um determinado ritmo e sua manifestação por meio da dança, diversas competências são mobilizadas e, como desdobramento, a aprendizagem passa a ter um outro significado.

A possibilidade de que ocorra a aprendizagem significativa por parte do aluno torna-se maior. Coll *et al.* (2000) caracterizam a aprendizagem significativa como sendo aquela que faz sentido para o aluno, que, mediante múltiplas articulações em torno de algo que é conhecido, coloca a temática abordada em outro patamar de compreensão. Ao organizar os seus argumentos a partir de uma realidade conhecida, que pode ir do futebol à dança, são otimizadas as atitudes envolvidas no processo de aprendizagem e apropriação do que é novo.

Como desdobramento, a valorização dos aspectos culturais do grupo também é potencializada com essa proposta de organização curricular, uma vez que a "voz" do aluno passa a ter peso nas decisões sobre o planejamento. Suas experiências de vida, objetivas e subjetivas, passam a compor o universo escolar, e a relação de passividade e submissão, que eram as marcas do modelo educacional tradicional, é substituída gradativamente pela construção de um vínculo de aproximação com os conteúdos e com a escola. O aluno passa a conceber a escola como um espaço no qual a troca de saberes leva ao fortalecimento da sua autoestima e da sua identidade cultural.

Ainda sob a perspectiva dos alunos, as aulas de Educação Física constituem-se em um espaço de discussão e de reflexão sobre as manifestações da cultura corporal, ampliando, desta forma, o quadro característico de privilégio das atividades de natureza prática. A variedade de possibilidades de participação no processo de organização das atividades, mediante a produção de textos e justificativas acerca do que vai ser trabalhado, o envolvimento dos alunos no sentido de prover as aulas de recursos materiais com a organização de pedágios para levantar fundos, entre outras iniciativas apresentadas por Correia (1996), são exemplos de maneiras diferenciadas de envolvimento com desdobramentos no processo de participação e avaliação. Como ilustração deste fato, o autor destaca: "Uma avaliação feita pelos alunos demonstrou que, na visão deles, Educação Física, após aquele trabalho, era mais do que 'jogar bola' e que não foi necessário 'ameaçar' os alunos a participarem mediante notas e chamadas!" (p. 47).

Torna-se delicada a apresentação de passos a serem dados pelo professor no sentido da elaboração de um planejamento participativo, especialmente por acreditar que os contextos são muito diferentes, cada qual com suas especificidades. Porém, algumas orientações foram apresentadas, além de um exemplo de aplicação de uma proposta com tais características. Parece que um dos desafios a serem entendidos e trabalhados com prioridade é o de criar condições para que os alunos "abandonem a profissão de alunos", como destaca Perrenoud (2002), e assumam a responsabilidade pela sua formação. Seria ingênuo acreditar que essa é uma ação unilateral e que todo o peso deve incidir sobre o aluno: a comunidade escolar também deve estar disposta a dialogar.

Refletir sobre as novas formas de organização dos conteúdos em Educação Física coloca-se como um desafio bastante instigante, porém o ponto de partida deve pressupor as mais diferentes formas de diálogo. Diálogo que acredita na capacidade dinâmica da nossa área, na qual a produção e a atualização do conhecimento são responsabilidades a serem assumidas por todos os envolvidos que transitoriamente se encontram nas mais diferentes posições. Ora como professores, como mediadores, como condutores, ora como alunos, aprendizes, conduzidos.

Os argumentos apresentados por Machado (2002) devem ser retomados neste momento e a proposta de contextualização parece ser o pano de fundo para todas as discussões apresentadas neste capítulo. Nossa Educação Física escolar precisa fazer sentido e ter significado para os envolvidos no processo de escolarização, especialmente se pensarmos em autonomia. Os projetos educacionais necessitam reconhecer que os conhecimentos disciplinares são fundamentais, porém não devem enrijecer os curriculos, e sim estimular o trânsito de informações entre as mesmas, tendo em vista a realidade de aplicação dos conhecimentos. Os tratamentos inter e transdisciplinares caracterizam-se como possibilidades nesse sentido.

Outro aspecto fundamental nesta discussão é a percepção da necessidade de se desenvolverem metodologias que ponderem as diversas contradições que dão identidade a nossa sociedade contemporânea e que se fazem presentes nas discussões envolvendo a Educação Física, em última instância, transitar entre o analítico e o sistêmico, entre o micro e o macro.

Para saber mais

Filmes

Título: *Meninos não choram* (EUA, 1999).

Direção: Kimberly Peirce.

Elenco: Hilary Swank, Chloe Sevigny, Peter Sarsgaard, Brendan Sexton III, Alison Folland, Alicia Goranson.

Sinopse: A história verídica que é apresentada no filme, justamente premiado com o Oscar de melhor atriz para a protagonista Hilary Swank, nos encaminha para uma atmosfera na qual se verifica muito mais que a incompreensão e a violência, onde prevalece o preconceito explícito e a ignorância sem limites de agressores covardes e sem caráter. Conviver com as diferenças que existem no mundo o tornam muito mais interessante e nos permitem crescer. Mesmo quando não entendemos (ou quando nos posicionamos de forma contrária) a diversidade que nos cerca, cabe a nós o respeito pela mesma; assim como o posicionamento em favor da preservação dos direitos e da voz de quem é a favor, de quem a defende.

Título: *Escola de rock* (EUA, 2003).

Direção: Richard Linklater.

Elenco: Jack Black, Mike White, Joan Cusack, Sarah Silverman, Joey Gaydos Jr., Miranda Cosgrove, Kevin Alexander Clark, Robert Tsai, Maryam Hassan, Rebecca Brown, Caitlin Hale, Aleisha Allen, Brian Falduto, Zachary Infante, James Hosey.

Sinopse: Sem dinheiro para pagar o aluguel, o músico do filme decide passar-se pelo seu colega de quarto (Mike White), um professor substituto de escola primária. Assim, ele consegue um bom emprego ensinando alunos da quarta série de uma prestigiada e caríssima escola particular. No início, Finn simplesmente enrola durante as aulas, dando intervalos de 5 h para os alunos. Porém, acaba descobrindo que a molecada tem aulas de música clássica e que são excelentes instrumentistas. Pouco tempo depois, já está ensinando o "bom e velho *rock'n'roll*" – de Led Zeppelin a White Stripes! –, de olho no primeiro prêmio da Batalha das Bandas, um importante festival de *rock* que acontece na cidade. Mas como esconder a "atividade extracurricular" da escola e dos pais de alunos?

Título: *Filhos do Paraíso* (Irã, 1998).

Direção: Majid Majidi.

Elenco: Mohammad Amir Naji, como Karim, pai de Ali, Amir Farrokh Hashemian, como Ali, Bahare Seddiqi, como Zahra, irmã de Ali, Fereshte Sarabandi, como mãe de Ali.

Sinopse: É a história das aventuras de um garoto de 8 anos, Ali, que perde o único par de sapatos de sua irmãzinha, Zahra. Crianças de uma família pobre, Ali sabe que o pai não terá dinheiro para comprar outro e propõe à irmã que ela use os calçados dele para ir à escola. Em uma das ruelas de Teherã, diariamente, Zahra chega correndo e lhe entrega o par de tênis para que ele possa ir à escola, no outro período. Um dia, é anunciada em sua escola uma maratona cujo terceiro prêmio seria um par de tênis. Ali se inscreve para conseguir o tênis. Enquanto isso, seu pai busca melhorar de vida, procurando trabalho como jardineiro. Certo dia, vai com Ali para os bairros ricos de Teherã e acaba trabalhando no jardim de uma grande casa. É um dos belos momentos do filme, quando Ali deixa de ser aquela pessoa que o pai quer, responsável, para ser simplesmente uma criança que brinca e se diverte.

Título: *Nenhum a menos* (China, 1998).

Direção: Zhang Yimou.

Elenco: Wei Minzhi, Zhang Enman, Sun Zhimei.

Sinopse: Menina de 13 anos assume o posto de professora em um vilarejo pobre chinês. Quando um aluno é forçado a trabalhar na cidade, ela empreende uma busca obstinada para trazê-lo de volta. De forma seca e direta, o cineasta compõe um filme de imagens simples e evidente indignação social, acusando de frente a precariedade do sistema educacional chinês.

Livros e textos

NAPOLITANO, M. **Como usar o cinema na sala de aula**. São Paulo: Contexto, 2003.

TEIXEIRA, I.A.C.; LOPES, J.S.M. **A escola vai ao cinema**. São Paulo: Autêntica, 2003.

Sites

http://neteducação.tv.br
http://planetaeducação.com.br/cinema
http://www.artmed.com.br/patio
http://www.oficinadainformatica.com.br/biblioteca/bibli/plucul_meio.html
http://www1.folha.uol.com.br/folha/aprendiz/
http://www1.folha.uol.com.br/fsp/folhatee/

6.4 Referências bibliográficas

BETTI, M.; ZULIANI, L.R. Educação Física escolar: uma proposta de diretrizes pedagógicas. **Revista Mackenzie de Educação Física e Esportes**, São Paulo v. 1, n. 1, pp. 73-81, 2002.

BRACHT, V. *et al*. A prática pedagógica em Educação Física: a mudança a partir da pesquisa-ação. **Revista Brasileira de Ciências do Esporte**, n. 2, v. 23, pp. 9-29, 2002.

BRASIL. **Parâmetros Curriculares Nacionais**: terceiro e quarto ciclos: apresentação dos temas transversais/Secretaria de Ensino Fundamental. Brasília: MEC/SEF, 1998.

COLL, C. *et al*. **Os conteúdos da reforma**. Porto Alegre: Artmed, 2000.

CORREIA, W.R. Planejamento participativo e o ensino de Educação Física no 2.º grau. **Revista Paulista de Educação Física**. Supl. 2, pp. 43-48, 1996.

DARIDO, S.C.; RODRIGUES, L.H.; RAMOS, G.N.S.; RANGEL, I.C.A.; FERREIRA, L.A.; GALVÃO, Z.; SILVA IVM.; SANCHES-NETO, L.; CUNHA, F.; PONTES, G. **Educação Física e temas transversais**: possibilidades de aplicação. São Paulo: Editora Mackenzie, 2006.

DARIDO, S.C.; MOTA E SILVA, I.V. O papel das disciplinas esportivas na formação profissional em Educação Física. *In*: MOREIRA, W.W.; SIMÕES, R. (org.). **Esporte como fator de qualidade de vida**. Piracicaba: Unimep, 2002.

FOLHA DE SÃO PAULO. **Matrícula no 2.º grau dobra em 10 anos**. 16 de maio de 1998.

HERNÁNDES, F. **Transgressão e mudança na educação**: os projetos de trabalho. Porto Alegre: Artmed, 1998.

LERBET, G. Transdisciplinaridade e educação. *In*: **A religação dos saberes**: o desafio para o século XXI. Rio de Janeiro: Bertrand Brasil, 2002.

MACHADO, N.J. Sobre a ideia de competência. *In*: PERRENOUD, P. **As competências para ensinar no século XXI**: formação dos professores e o desafio da avaliação. Porto Alegre: Artmed, 2002.

MEDINA, J.P.S. **O brasileiro e o seu corpo**. Campinas: Papirus, 1991.
PERRENOUD, P. **A prática reflexiva no ofício do professor**: profissionalização e razão pedagógica. Porto Alegre: Artmed, 2002.
SANCHES NETO, L. *et al*. Resenha do livro *A prática educativa*, de Antoni Zabala. **Revista Brasileira de Ciências do Esporte**, v. 23, n. 2, pp. 195-205, 2002.
SANTIN, S. A ética e as ciências do esporte. *In*: FERREIRA NETO, A.; GOELLNER, S.V.; BRACHT, V. (orgs.). **As ciências do esporte no Brasil**. Campinas: Autores Associados, 1995.
SOARES, C.L. *et al*. **Metodologia do ensino de Educação Física**. São Paulo: Cortez, 1992.
SORRENTINO, M. Desenvolvimento sustentável e participação: algumas reflexões em voz alta. *In*: LOUREIRO, C.F.B.; LAYRARGUES, P.P.; CASTRO, R.S. (orgs.). **Educação ambiental**: repensando o espaço da cidadania. São Paulo: Cortez, 2002.
ZABALA, A. **A prática educativa**: como ensinar. Porto Alegre: Artmed, 1998.
ZABALA, A. **Enfoque globalizador e pensamento complexo**: Uma proposta para o currículo escolar. Porto Alegre: Artmed, 2002.
ZIRALDO. **Uma professora muito maluquinha**. São Paulo: Melhoramentos, 1995.

O Ensino Reflexivo como Perspectiva Metodológica

IRENE CONCEIÇÃO ANDRADE RANGEL
LUIZ SANCHES NETO
SURAYA CRISTINA DARIDO
TELMA CRISTIANE GASPARI
ZENAIDE GALVÃO

Apresentamos neste capítulo alguns aspectos metodológicos que entendemos como importantes para um trabalho em Educação Física escolar. Compreendemos que o contexto de cada escola, com suas singularidades, é que determinará a opção do professor pela metodologia apropriada, porém, não podemos nos furtar a expressar algumas possibilidades que delineiam nosso pensamento sobre este assunto.

Metodologia não é apenas um conjunto de meios utilizados pelo professor para alcançar determinado objetivo, mas também o estudo do próprio meio em que o ensino estará imerso. Nossa proposta caminha na direção do entendimento de que o professor, ao optar por determinada forma de agir, deve estar constantemente *refletindo* sobre sua prática social, como ser um professor que, além de pensar sobre suas ações, e, consequentemente, nas reações de seus alunos (*interação professor × aluno)*, é integrante de uma escola e de uma sociedade, ou seja de uma *cultura escolar*. Além disso, no trato com os alunos, deve levar em consideração que a coeducação e a mídia, entre outros fatores, exercem influência e influenciam sobremaneira essas ações e reações.

7.1 Ensino reflexivo como uma perspectiva metodológica

Embora ensinar possa parecer algo fácil aos olhos de muitas pessoas, tanto assim que vive aparecendo alguém querendo nos ensinar alguma coisa, esta tarefa não é tão simples. Para que ela ocorra, é necessário, igualmente, que alguém esteja aprendendo algo, ou, ainda, ampliando o conhecimento que já possuía. Pensamos até agora no que e por que ensinar, mas como fazê-lo?

Algumas formas foram divulgadas, no âmbito da Educação Física, especialmente a de Muska Mosston (1978), para o qual a relação professor–aluno é orientada no sentido da construção da autonomia do aluno. Para Mosston, este especto é constituído por dois polos opostos, tendo em uma extremidade o estilo de ensino denominado "comando", no qual o professor é o responsável por todas as tomadas de decisão no processo ensino-aprendizagem e, em outra extremidade, o estilo "autoensino", no qual o aluno assume o protagonismo de suas ações, podendo caminhar independentemente das interferências do professor. No intervalo formado entre esses extremos, o autor apresenta passos gradativos em busca da transição da predominância das tomadas de decisão envolvendo o par educativo. Constituem esses passos os estilos de ensino "tarefa", "recíproco", "autocontrole", "inclusão", "descoberta orientada", "divergente" e "individual". Parte deste espectro pode ser encontrado em Faria Jr., Correia & Bressane (1982).

Não pretendemos propor uma nova forma de se ensinar, pensamos que cada professor, após algumas tentativas, acaba por descobrir sua melhor maneira. Entretanto, algumas dicas auxiliam a quem está iniciando. Para Dias da Silva (1995), três aspectos são importantíssimos: o domínio do conteúdo e metodologia, o envolvimento e apropriação da realidade dos alunos e o caráter reflexivo do trabalho docente.

Levando-se em consideração que o trabalho de um professor de Educação Física envolve outros seres humanos, temos que considerar que lidamos com vários tipos de conhecimentos (biológico – filosófico – social – cultural) e que, ao mesmo tempo, lidamos com um ambiente nem sempre singular. Por exemplo, em uma escola, em apenas uma aula, um professor de Educação Física gerencia um contexto altamente complexo: o tempo (50 min), o espaço, o número de alunos, o ritmo de interações (aluno × aluno × professor), o conteúdo, o processo ensino-aprendizagem (individual, pois cada aluno aprende de uma forma diferente), os outros alunos que já estão esperando a próxima aula, outras pessoas que passam pelo local, as brigas, o barulho, o clima, a falta de material etc. Isto sem contar pequenos acidentes com as crianças, que podem acontecer em qualquer aula (RANGEL-BETTI, 1996).

Com tantas informações e direções impostas, geralmente de cima para baixo, sobra muito pouco em termos de decisões para o professor. Seu trabalho acaba sendo mecânico, seja pela quantidade de aulas que tenha de planejar e ministrar, seja pelas condições de trabalho que muitas vezes enfrenta. Assim, as ações que acabam dando certo em determinadas aulas tornam-se corriqueiras, trabalhando o professor quase que por erro e acerto. Ou seja, os problemas que surgem no decorrer das aulas são quase que automaticamente resolvidos, tendo por base algum exemplo da própria vida de aluno que o professor viveu um dia. Muitas e muitas vezes, os exemplos de melhores professores são copiados sem muita reflexão.

A formação profissional atual, onde o modelo curricular propõe a prática de ensino no último ano de formação, colabora essencialmente para isto. O "treino" para ser professor acaba existindo nesse último ano, com pouca supervisão, já que é difícil para os professores de Prática de Ensino acompanhar todos os alunos o tempo todo, ou acontece nos cinco primeiros anos após a formação, na chamada Fase de Início Profissional (HUBERMANN, 1992).

Sem intervir na forma como o professor deve e pode ensinar, pensamos que um modelo a ser tomado como base é o proposto por Donald Schön (1992), baseado em estudos de John Dewey, complementado por Pérez-Gómes (1992), no qual o professor reflete o tempo todo sobre suas ações, construindo e comparando "novas estratégias de ação, novas fórmulas de pesquisa, novas teorias e categorias de compreensão, novos modos de enfrentar e definir os problemas..." (PÉREZ-GÓMEZ, 1992, p. 110).

Segundo este modelo, o professor aprende fazendo e refletindo sobre suas ações práticas. O pensamento mais bem elaborado seria a mola impulsionadora de novos pensamentos e reflexões, construindo-se, assim, novas formas de conhecimento sobre o ensino. Basicamente, a proposta de Schön (1992) resume-se a três momentos: o conhecimento na ação; a reflexão na ação; e a reflexão sobre a ação. O conhecimento na ação acontece um pouco antes de o professor iniciar sua aula e é um momento em que reflete sobre as possibilidades humanas e materiais que possui. Já a reflexão na ação ocorre durante a aula, no instante exato em que esta está acontecendo, possibilitando ao professor tomar novas decisões sobre os problemas que vão surgindo. Imediatamente após a aula (e durante um certo tempo depois), o professor passa a refletir sobre os acontecimentos da mesma, como tomou decisões, quais poderiam ser diferentes, o que faltou para que a mesma fosse melhor, enfim, o que deu certo ou errado.

Isto faz com que o professor torne-se um investigador de sua própria prática profissional. Há muito se tornou realidade o fato de que os professores dos diferentes níveis de ensino, com exceção do superior, são consumidores de pesquisa, não participando efetivamente das pesquisas sobre o ensino. Esta proposta pode transformar o professor em um pesquisador, havendo, no entanto, outras necessidades que consistiriam em: entender que a prática profissional é formada da união do conteúdo transmitido durante a formação, da história de vida pessoal e da experiência do dia a dia; a intenção de aprender cada vez mais, transformando sua educação em uma educação permanente; a valorização da profissão de professor; o domínio sobre o conteúdo e o entendimento de que a troca entre os pares é essencial (RANGEL-BETTI, 2001).

Um exemplo da utilização desta metodologia de ensino aplicada no ensino superior pode ser verificado em Rangel-Betti & Galvão (2001), onde os alunos trabalharam em duplas, resolvendo problemas teórico-práticos e aplicando as soluções em aulas de Educação Física infantil.

Adotar a prática reflexiva como metodologia e postura profissional implica estar sempre refletindo sobre nossas ações, individuais e coletivas. Implica também uma responsabilidade social, onde os contextos escolar e profissional fazem a diferença. Há necessidade de um trabalho anti-isolamento profissional, difícil certamente de ser conseguido devido a problemas de infraestrutura, salariais etc., mas não impossível. Propomos, portanto, que o professor aprenda a refletir sobre sua prática profissional, não apenas em relação as suas aulas, mas que reflita sobre o contexto de sua escola e de sua profissão, valorizando-as igualmente e trocando as informações advindas dessas reflexões com outros professores, tanto os de Educação Física, quanto de outras disciplinas.

7.2 Coeducação e a Educação Física na escola

Observando a prática docente, percebemos que sempre houve uma certa dificuldade no encaminhamento de propostas de coeducação, ou seja, aulas em que os meninos realizam as atividades com as meninas, aulas em que o respeito pelas diferenças é discutido e vivenciado (DARIDO, 2003).

Na verdade, a Educação Física na escola separava os meninos das meninas, sem qualquer discussão, até meados da década de 1980, o que, historicamente, significa até "ontem". É somente a partir desse período que se inicia o debate em busca da coeducação.

Isto não quer dizer que atualmente as aulas de Educação Física ocorram em conjunto; muitas escolas e até faculdades de Educação Física ainda separam os meninos das meninas, com o firme propósito de homogeneizar os grupos, tornando o trabalho mais fácil, porque as diferenças são evidentes.

Freire (1989), um dos primeiros críticos dessa separação, afirma que os principais argumentos usados para a separação por sexo, nas aulas de Educação Física, são frágeis e referem-se à superioridade dos meninos em quase todas as capacidades físicas e habilidades motoras. Porém, para o autor, este argumento só se justificaria se o objetivo exclusivo da Educação Física fosse o rendimento físico. Outro argumento frequentemente utilizado ressalta que, por questões culturais, as crianças já chegam à escola separadas por sexo. Em casa e nas ruas, meninos não brincam com meninas e, portanto, poderia haver recusa de atuarem juntos em aulas. Contra este argumento, o autor adverte que, por mais que se compreenda a questão cultural envolvida no contexto social, manter essa separação seria o mesmo que reforçar o preconceito já existente, e conformar as pessoas à sociedade, inclusive aos seus vícios.

É verdade que a separação por sexo, nas aulas de Educação Física, nem sempre é uma decisão tomada exclusivamente pelo professor. Em alguns casos, a comunidade escolar, na figura dos diretores e coordenadores pedagógicos, impõe essa separação, mas é urgente superar essa situação.

Para melhor exemplificar o histórico de separação de meninos e meninas, basta lembrar de, quando a Educação Física foi introduzida na escola, a ideia de estender as aulas também para o sexo feminino foi veementemente rechaçada pela opinião pública, inclusive por alguns pais que chegaram a proibir a prática de atividades físicas por suas filhas, mesmo com risco de vê-las perder o ano escolar.

Altmann (1998) discorre sobre a exclusão nos esportes e aponta características muito interessantes que revelam não ser o gênero o principal motivo de exclusão nas aulas de Educação Física e nos esportes. Em seu estudo, a autora observou que, apesar de os meninos, em média, participarem dos jogos mais do que as meninas, tanto quantitativa como qualitativamente, podia-se notar meninas que tinham um nível de participação próximo ao dos meninos, e vice-versa; com isso, acontecia, por exemplo, de meninos serem excluídos dos jogos dos meninos, tendo que jogar com as meninas, e até gostarem dessa circunstância, e, por outro lado, pôde-se observar meninas que eram aceitas nos jogos dos meninos. Qual seria o motivo dessas incursões de meninos e meninas no terreno "alheio"? A autora sustenta que, mais do que uma exclusão de gênero – ou, ao menos, além dela –, existe uma exclusão por habilidade.

Um dos fatores apontados por essa autora que leva a essa exclusão por habilidade é o caráter competitivo presente na prática esportiva escolar. Esse caráter acaba por promover uma "seleção natural" na qual apenas os mais aptos são aceitos. Assim, acoplados à habilidade, têm-se a idade, a força e o gênero agindo como critérios determinantes dessa "seleção natural".

O que podemos constatar é que, por força do processo de transmissão cultural, reforçam-se os preconceitos, colaborando para que as meninas não tenham as mesmas experiências dos meninos, criando-se, então, uma cadeia de situações que leva à exclusão e à falta de motivação por parte das mesmas quanto à prática da Educação Física.

É importante destacar que existem de fato inúmeras diferenças entre rapazes e garotas. Desde a infância, os meninos são incentivados a praticar as brincadeiras mais agressivas e mais livres: jogar bola na rua, soltar pipa, andar de bicicleta, rolar no chão em brigas intermináveis, escalar muros e realizar várias outras atividades que envolvem riscos e desafios. As meninas, ao contrário, são desencorajadas de praticar tais brincadeiras e atividades. Esse tratamento diferenciado reflete-se em desempenho motor igualmente diferenciado (ROMERO, 1994).

Além de estimular o reconhecimento e a reflexão sobre as diferenças entre os alunos, o professor pode utilizar o esporte e outras práticas corporais como meio eficaz de ensinar aos jovens a tolerância e a aceitação das características individuais.

Em situações de coeducação, por exemplo, os professores de Educação Física podem propor procedimentos que incluam mudanças de regras para contemplar as diferenças de sexo. Numa atividade de prática do futebol, pode-se estabelecer que dois sucessivos chutes a gol não possam ser dados por jogadores do mesmo sexo, cada tentativa a gol exija a intervenção precedente de jogador de outro sexo (o menino passa a bola e a menina tenta a finalização a gol, ou vice-versa), e outras. É indispensável que as regras alternativas sejam discutidas com o grupo, para facilitar a participação de todos e permitir uma reflexão sobre a diversidade.

São inegáveis as muitas diferenças no comportamento de meninos e meninas. Reconhecê-las e trabalhar para não transformá-las em desvantagens é papel de todo educador. Estar atento às questões de gênero durante as aulas de Educação Física é uma forma de ajudar os jovens a construírem relações com equidade, respeito pelas diferenças, somando e complementando o que os homens e as mulheres têm de melhor, compreendendo o outro e, com isso, aprendendo a ser pessoas mais abertas e equilibradas.

Para tanto, é importante que o professor evite atitudes sexistas – como relacionar as meninas por último, escolher apenas meninos para fazer demonstrações e dirigir sua atenção preferencialmente aos meninos. Além disso, deve evitar piadas e linguagem com conotações sexistas ("marcação homem-homem", em jogo de mulheres), e utilizar estratégias de modelização com fotos e desempenhos de jogadores e jogadoras de futebol, para ficar num único e corriqueiro exemplo (FARIAS Jr., 1995).

A adaptação e a modificação de atividades no sentido de contemplar a heterogeneidade do grupo deve estender-se a todas as situações nas quais o professor perceba algum aluno afastado – o que pode ocorrer por diferentes razões, como graus de habilidade, gênero, nível de força, classe social etc. É papel do professor estar atento e identificar essas situações para encaminhar alternativas, que podem ser construídas em conjunto com os estudantes.

7.3 Interação professor-aluno

"Quando se admira um mestre, o coração dá ordens à inteligência para aprender as coisas que o mestre sabe. Saber o que ele sabe passa a ser uma forma de estar com ele. Aprendo porque amo, aprendo porque admiro"(ALVES, 2002, p.6).

A interação social é definida como uma relação entre pessoas, de maneira que o comportamento de uma se constitui ou serve de estímulo para o comportamento da outra (CUNHA, 1996; ULRICH, 1975).

Ou seja, um processo de influência mútua que as pessoas exercem entre si. Portanto, a relação professor-aluno caracteriza-se por envolver ações sociais que se orientam pelas ações dos outros. Logo, na relação professor-aluno, as ações dos alunos orientam-se pelas ações dos professores, "ações passadas, presentes ou futuras e vice-versa. Essa reciprocidade se caracteriza como uma relação social" (NASSAR, 1994, p. 26).

A interação professor-aluno é um aspecto fundamental no processo ensino e aprendizagem. Zabala (1998) coloca que as relações que se estabelecem entre os professores, os alunos e os conteúdos, nesse processo, se sobrepõem às sequências didáticas, quando o professor e os alunos, mesmo que em graus diferentes, dele participam. Isso significa que por mais bem elaboradas que possam parecer, as estratégias metodológicas utilizadas para o ensino e a aprendizagem de algum conteúdo só serão bem-sucedidas se os alunos dela participarem efetivamente, e esses só o farão se o professor propuser desafios, comparar, dirigir, estiver atento à diversidade dos alunos e diversificar essas estratégias quando necessário, ou seja, os professores devem estabelecer uma relação direta com os alunos.

É possível distinguir dois aspectos interacionais na prática docente: aquele que se relaciona com os aspectos cognitivos ou intelectuais e o que se relaciona ao aspecto emocional e social; ambos se ligam, se entrelaçam e determinam como os alunos lidarão com os conhecimentos. Isso significa que, além da capacidade de ensinar conhecimentos específicos, é também papel do professor transmitir, de forma consciente ou não, valores, normas, maneiras de pensar e padrões de comportamento para se viver em sociedade. Portanto, faz-se necessário um plano de trabalho em que se contemple esses dois aspectos.

Para tanto, segundo Zabala (1998), os professores devem considerar o planejamento e a plasticidade desse plano, o que permite uma adaptação às necessidades dos alunos, ou seja, eles devem:

- Levar em conta as contribuições dos alunos no início e durante as atividades.
- Auxiliar os alunos a encontrar sentido no que fazem, comunicando objetivos, levando-os a perceber o processo e o que se espera deles.
- Estabelecer metas alcançáveis.
- Oferecer ajuda adequada no processo de elaboração do conhecimento.
- Promover o estabelecimento de relações com o novo conteúdo apresentado e exigir dos alunos análise, síntese e avaliação do trabalho.
- Estabelecer um ambiente e relações que facilitem a autoestima e o autoconceito.
- Promover canais de comunicação entre professor/aluno, aluno/aluno.
- Potencializar a autonomia, possibilitando que os alunos aprendam a aprender.
- Avaliar o aluno conforme sua capacidade e esforço.

O movimento humano é uma das formas mais fundamentais de interação social e requer uma relação íntima das pessoas entre si e o universo. Essa interação proporciona uma grande intimidade que guarda os aspectos específicos de cooperação e competição. As atividades físicas proporcionam símbolos de comunicação de natureza não verbal e isso pode levar à interação. A interação social, ou seja, a ação recíproca entre as pessoas, inclui normas, posição de *status* e obrigações mútuas, das quais podem resultar tanto a cooperação quanto o conflito (ULRICH, 1975).

Segundo Resende (1994b), a aula de Educação Física encontra-se repleta de conflitos, inerentes a qualquer forma de interação social, que, nesse caso, emergem da interação do aluno com o meio social e cultural da aula. Tais conflitos aparecem, principalmente, quando a aula conta com a resolução de problemas, o que implica não só conflitos, como também resistências, insatisfações e impasses que precisam ser superados pela intervenção acadêmica e social do professor.

O professor determina os comportamentos nos seus alunos através das diferenças de padrões de comportamento que mantém. Portanto, na mediação dos conflitos de responsabilidade do professor, a relação professor-aluno deve contemplar o diálogo, e o professor, no papel de mediador, deve provocar um ambiente de reflexão, trocas e decisões superadoras das situações problemas.

Vale ressaltar que o sucesso e o insucesso do processo ensino-aprendizagem depende da interação professor-aluno em sua prática pedagógica, como já ressaltado anteriormente.

7.4 O papel da mídia no imaginário dos alunos

O termo mídia é plural e significa o conjunto de meios de comunicação de massa existentes em nossa sociedade (BETTI, 1997). As interferências da mídia na vida cotidiana, principalmente da televisão, consistem em uma diversidade de elementos. Esses elementos incidem na maneira como entendemos e recebemos mensagens, nas características dos meios de comunicação de massa e na nossa capacidade de discernimento. Quanto à Educação Física, destacamos as características da produção esportiva e a fragmentação contida na TV. Uma especial atenção deve ser dada à fragmentação, pois é essa a característica principal e comum entre os vários meios de comunicação. Ela consiste numa redução do todo a apenas um ponto de vista selecionado, de acordo com os interesses dos grupos econômicos que controlam a mídia.

Como sugestão para a prática docente, conforme Betti (1997), as etapas para o entendimento crítico da mídia, sobretudo da TV, podem ser trabalhadas, resumidamente, da seguinte forma:

- choque emocional – devemos apresentar um vídeo e discutir as impressões iniciais que tivemos das imagens. Devemos salientar que é praticamente impossível evitar as emoções diante da mídia;
- conflito dos sentidos – compreendemos que os recursos audiovisuais provenientes dos sons, imagens e palavras causam um tipo de conflito no entendimento das

mensagens. Cabe discutir os entendimentos diversos que podemos ter a partir da exposição a um mesmo vídeo;
- formação de opiniões – devemos ensinar aos alunos como ser céticos em relação ao que assistem na TV. Para isso, eles devem confrontar as informações veiculadas com outras fontes e diferenciar o que são fatos e o que são opiniões nos meios de comunicação;
- distanciamento crítico – finalmente, devemos perceber até que ponto nossa própria opinião foi fundamentada nas informações do vídeo. Para isso, devemos ensinar aos alunos como identificar as características da produção e o direcionamento ideológico das imagens.

Por sua importância e influência nas práticas da Cultura Corporal de Movimento, a mídia precisa ser objeto explícito de ensino e aprendizagem na Educação Física, tanto como meio (educar *com* a mídia) quanto como fim (educar *para* a mídia). Nossa finalidade deve ser a capacitação dos alunos para uma apreciação crítica em relação a ela.

Podemos comparar e interpretar o discurso da TV aberta e também da TV por cabo sobre o Esporte e suas repercussões na Educação Física. Betti (1998) percebeu a presença constante de modalidades esportivas radicais, com predominância de imagens, em um estudo que fez sobre a programação da TV por cabo em uma cidade de São Paulo. Portanto, podemos discutir a espetacularização do Esporte, o que o torna consumível na forma de imagem televisiva. A partir daí, cabe questionarmos: como incluir essas modalidades nos programas de Educação Física escolar? Seria suficiente falar sobre elas e conhecê-las por intermédio das produções da mídia como indicam os Parâmetros Curriculares Nacionais para a área de Educação Física (BRASIL, 1998)? Ou, ainda, solicitar que os alunos tragam à escola seus patins, *skates* e bicicletas para com eles realizar exercícios de equilíbrio e coordenação, como propõe Giraldes (*apud* BETTI, 1998)? Possíveis respostas dependem ainda de aplicação e análise em campo.

7.5 A cultura escolar

A experiência, tanto individual quanto grupal, é a expressão da cultura de um indivíduo ou grupo. Para Durhan (*apud* DAÓLIO, 1995), a noção de cultura parte da unidade entre ação e representação. Conforme este último autor, os comportamentos, atitudes, costumes e gestos corporais desenvolvidos pelo homem são determinações culturais, são ações construídas mediante uma sociedade que vive num determinado meio geográfico, momento histórico, político, econômico e religioso.

Forquin (1993) admite que a educação se apropria de alguns elementos da cultura para formar a sua própria cultura. Pensando na escola como uma instituição de ensino, como qualquer outra instituição social, conclui-se que cada escola pode ter sua própria cultura, mesmo que, muitas vezes, seja possuidora de um cruzamento de diversas culturas e, portanto, diferentes modos de agir e de pensar poderem provocar tensões e conflitos. Ainda assim, a cultura escolar, de alguma maneira, proporciona que todos passem a se nortear por certas regras.

Pérez Gómez (2001) também segue essa linha de pensamento e analisa a cultura escolar como uma forma de reprodução específica de certas tradições, costumes, valores, rotinas, enfim, manifestações específicas que apresentam e identificam a comunidade escolar.

Entende-se, portanto, como cultura escolar, aspectos institucionalizados, determinadas práticas de condutas, hábitos e rituais diários, a prática do cotidiano do saber escolar, a materialidade física (padrão de construção arquitetônica, distribuição de espaços e objetos, áreas calçadas, jardinadas e gramadas, terrenos arenosos), modos de pensar e agir, enfim, só para citar alguns exemplos de determinações culturais no interior da escola.

Souza Jr. (2003) acrescenta que a cultura escolar poderia ser estudada sob diferentes aspectos: "[...] a cultura do recreio escolar, a cultura da aula de matemática, a cultura do sinal batido entre as aulas, a cultura das aulas vagas, a cultura da chegada e da saída da escola" (p. 61).

Nosso intuito nesse momento é o de observar a cultura da aula de Educação Física com todas as suas nuances e implicações, pois a mesma constitui-se num tempo e espaço de conhecer, de provar, de criar e recriar as práticas corporais produzidas pelos seres humanos. Professores e alunos são sujeitos dessa produção cultural (SOUZA & VAGO, 1999).

A aula de Educação Física escolar pode ser desenvolvida nos mais diversos e variados espaços, como pátio escolar, quadras, campos, salas e outros espaços que houver na escola e o professor achar conveniente para o objetivo que pretende atingir com a aula, ou até mesmo na sala de aula convencional e tradicional, com lousa, cadeiras e carteiras. Isso difere das outras disciplinas que normalmente se utilizam apenas da sala de aula tradicional.

Para a participação efetiva dessas aulas, indica-se uma vestimenta adequada, como calças ou bermudas de tecidos flexíveis e arejados, camisetas e tênis, para que os alunos possam vivenciar efetivamente a aula, minimizando os riscos de lesões pela utilização de um calçado que favoreça tal situação ou perca muito líquido por estar se vestindo com roupas que impeçam a transpiração.

No entanto, a cultura escolar, atualmente, vem padronizando outro tipo de comportamento, de valores e rituais para as aulas de Educação Física. A partir da nossa experiência como professores de Educação Física escolar, como alunos que já fomos e pelos estudos de pesquisas que tivemos a oportunidade de analisar, como Betti (1992), Daólio (1995), Darido (1999), Moraes (2002), Souza Jr. (2003), percebemos que o espaço da aula de

Educação Física predominantemente está restrito às quadras e nestas é desenvolvido também predominantemente o conteúdo esportivo, mais especificamente o futebol. As quadras são utilizadas por várias turmas ao mesmo tempo, mesmo que muitas escolas possuam outros locais para o desenvolvimento das aulas. Os alunos voltam para a sala de aula, para participar das outras disciplinas, quase sempre suados, agitados e sujos, incomodando o professor da classe e se sentindo mal por isso também.

Quanto à vestimenta, há o predomínio de roupas como calças *jeans* e as meninas costumam calçar tamancos e sandálias e vestir minissaias, além de pouco participarem das aulas, como se estivessem num momento de aula vaga.

Esse comportamento causa estranhamento, se analisarmos os espaços, os objetivos e os conteúdos que se indicam e se espera ser possível para a área de Educação Física escolar. Mas, segundo os autores citados anteriormente, os alunos, ao chegarem à aula de Educação Física, acham que é o momento de jogar futebol, já possuem algumas regras padronizadas e, se o professor fizer algumas intervenções, isso pode causar mais problemas do que soluções.

Também, predominantemente, possuem o hábito de selecionar e separar os meninos das meninas, os mais habilidosos dos menos habilidosos e por biotipo (o gordo do magro, o alto do baixo), como se naquele instante estivessem num jogo de alto rendimento, fossem representantes de um importante time de futebol e tivessem uma carreira a zelar com todas as suas implicações éticas, técnicas e midiáticas.

Outra situação observada é a falta de privacidade na aula de Educação Física. O professor sempre conta com a presença de outras pessoas em sua aula, como o diretor, outros alunos (mesmo que não sejam da sua turma), o jardineiro, o inspetor de alunos, o menino que estuda no período inverso e está passeando na escola, outras turmas de Educação Física com seus professores dividindo o mesmo espaço. Todos esses elementos, de alguma forma, se fazem presentes e notar, muitas vezes até opinando e interferindo na prática pedagógica do professor. O mesmo não acontece nas outras disciplinas, nas quais se mantém a porta fechada e o professor atua entre quatro paredes.

Essa cultura escolar, para muitos dos professores de Educação Física, tornou-se cômoda e segura. Para outros ainda não, sendo frequente o professor sentir-se impotente diante dela e incomodado com essa rotina. Alguns analisam tais situações como obstáculos para que desenvolvam suas propostas pedagógicas.

Ao verificar tal perspectiva que permeia a cultura das aulas de Educação Física escolar, analisamo-la como uma situação ruim para a concretização de propostas pedagógicas na área de Educação Física especificamente. A sugestão é a de que busquemos alternativas para que essa cultura seja transformada e seja aliada do projeto pedagógico da escola e da Educação Física.

Citando Souza Jr. (2003), concordamos que seja interessante primeiro verificar qual é a realidade dos alunos, seus contextos, tentar uma aproximação com eles para que se possa planejar e efetivar transformações. A conformação e acomodação dos professores frente às diversas nuances e intervenções externas às suas práticas pedagógicas irá apenas contribuir para a manutenção do *status quo* de uma cultura escolar que não está contribuindo para que se efetivem as propostas pedagógicas da escola e nem especificamente das aulas de Educação Física.

Muitas mudanças têm ocorrido nas últimas décadas no âmbito da educação, o que lentamente vai modificando a cultura escolar como um todo. Mas o processo é lento e, mesmo que essas mudanças sejam positivas, muitas divergências são elencadas.

Um estudo realizado por Gaspari *et al.* (2003) pesquisou 21 professores de Educação Física escolar que atuam em escolas da rede pública e/ou privada de ensino dos estados de São Paulo e Minas Gerais, para conhecer suas dificuldades na prática docente e sugestões que possam permitir o redirecionamento deste cenário. A constatação dos pesquisadores mostra que há professores que discordam das mudanças ocorridas no final do século XX – penúltima e última década –, nas quais as aulas de Educação Física escolar ocorrem no mesmo período da grade das demais disciplinas. Os professores pesquisados alegam que as aulas de Educação Física no período inverso proporcionam aos alunos virem preparados e dispostos para a aula: vestidos e calçados adequadamente, sem receio de suar e de se sujar, pois só terão aquela aula.

No entanto, os autores apresentam posição, com a qual concordamos, segundo a qual, mesmo considerando as evidências acima citadas, existem desvantagens, pois a Educação Física poderia ficar desconectada do restante da comunidade escolar. Consideramos a importância da participação e convivência efetiva e integrada de professores e alunos de Educação Física no ambiente escolar em total funcionamento, de forma a ter o seu espaço próprio a ser visto, considerado, respeitado, assim como o têm as demais áreas.

Na posição contrária, a Educação Física fica como um apêndice. Mesmo que o aluno vá mais disposto e preparado para participar das aulas, sabemos que o índice de frequência diminui, pois grande parte dos alunos do Ensino Fundamental e Médio já trabalha no período inverso ao das aulas, para ajudar nas despesas da família. Também, mediante atestado médico e/ou de comprovação de trabalho, o aluno pode ser dispensado das aulas de Educação Física. Neste caso, infelizmente, por falta de conscientização crítica, alguns alunos apresentam falsas comprovações para não frequentar as aulas, prejudicando parte de sua formação.

No caso de dispensa mediante atestado médico, é importante salientar que o aluno não precisa se ausentar da aula, mas apenas da parte procedimental da mesma. Uma aula de Educação Física não se constitui apenas de movimentação corporal, mas também são desenvolvidos os conteúdos segundo as dimensões conceituais e atitudinais. Neste caso, o professor pode criar estratégias que não utilizem a movimentação corporal. E, mesmo que o conteúdo seja desenvolvido mediante os aspectos procedimentais de forma a utilizar-se da prática, é importante que o aluno sob dispensa médica assista e participe criticamente da aula.

Sendo no mesmo período da grade, uma sugestão é os alunos levarem camiseta, bermuda, toalha e desodorante só para a aula de Educação Física, pois, assim, não ficariam sujos e suados no restante do período de aulas. É verdade que mais tempo é gasto na troca da roupa, levando em consideração que os alunos terão que se trocar e fazer sua higiene. Nesse caso, seria interessante que se aumentasse o número de aulas de Educação Física. É uma possível forma de professores e alunos conviverem em condições higiênicas no restante do período de aulas.

A cultura escolar, que envolve toda a sua composição humana, portanto, o corpo docente e em específico os professores de Educação Física, também aborda nesta pesquisa a questão de políticas públicas. É fato que os professores são mal remunerados e por isso superlotam suas jornadas de trabalho para obterem um padrão aquisitivo de vida capitalista razoável. Isto faz com que grande parte dos professores trabalhe em várias escolas ou tenha vários empregos distintos, necessitando deslocar-se de uma escola para outra em tempo mínimo. Este constitui um empecilho a que o professor tenha maior dedicação e envolvimento com apenas uma comunidade escolar, o que torna inviável a tão importante troca de experiências entre professores. Neste caso, outra sugestão é que os órgãos governamentais melhorem as condições de remuneração dos professores, para que possam trabalhar em um único emprego com total dedicação.

Por muito tempo, a Educação Física escolar separou os meninos das meninas. Hoje, indica-se que as aulas de Educação Física sejam mistas, como nas demais disciplinas. Recorrendo novamente a Gaspari *et al.* (2003), percebemos que as opiniões mostram-se divididas entre a preferência pelas aulas mistas ou separadas por sexo. As justificativas que apontam para uma preferência pelas turmas mistas apoiam-se principalmente nas possibilidades de se aprender através das diferenças, desenvolvendo nos alunos atitudes de respeito mútuo, solidariedade, cooperação, além de facilitar o questionamento de preconceitos de gênero.

Os resultados indicam ainda que os professores que defendem a separação das turmas por sexo utilizam-se de argumentos que valorizam o rendimento, a *performance*, a competição e o treinamento. Souza Jr. (2003) aponta que são argumentos que, apesar de ainda encontrarem eco entre uma parcela bastante significativa do professorado da área de Educação Física escolar, são considerados como parte da história passada da Educação Física brasileira, contrastando com propostas pedagógicas transformadoras que priorizam outros temas, como a inclusão, a formação crítico-reflexiva, a construção do conhecimento, o desenvolvimento da cidadania por meio da Cultura Corporal de Movimento.

Ao se definir que as turmas de Educação Física escolar sejam mistas, deve-se ter claro quais são os objetivos da Educação Física que se pretende. Desejando-se um ensino que olhe para a formação do educando a fim de se desenvolver princípios de cidadania, indicam-se as aulas mistas. Nestas, os conteúdos de Educação Física poderão ser desenvolvidos de forma a inserir os alunos na Cultura Corporal de Movimento, através dos conceitos ou do saber sobre o assunto que se está estudando, do saber fazer ou experimentar com seu próprio corpo e de julgar, valorizar e refletir sobre as questões ocorridas durante as vivências corporais ou outras possíveis de acontecer. Para participar futuramente de uma sociedade, sugerimos a efetivação de unir gêneros distintos na mesma aula de Educação Física.

Quanto à sistematização dos conteúdos a serem abordados na escola, a cultura escolar também indica uma determinada ordem para todas as disciplinas. Para as disciplinas de Português, Matemática, Geografia, História, Ciências, Educação Artística, há um norte para a sistematização dos conteúdos. Este norte é veiculado quase sempre por livros didáticos adotados pela escola. No entanto, Rosário & Darido (2003) desenvolveram um estudo no qual analisaram que, ao contrário das demais disciplinas escolares, a Educação Física na escola não apresenta uma sistematização de conteúdos, ou seja, "[...] não existem critérios *a priori* que auxiliem os professores na organização do que será oferecido aos alunos" (p. 59).

Isso dificulta e muito a iniciação do professor de Educação Física na atuação profissional, pois, o que se sabe é que a experiência profissional, a troca de informações entre colegas da mesma área, as experiências com ex-alunos e as leituras reflexivas da literatura pertinente à área de Educação Física é que servem de base para o professor, ao longo da carreira, determinar qual conteúdo aplicar primeiro: dança na 5.ª série, ou na 7.ª, primeiro os esportes tradicionais ou os de menor acesso à mídia?

Nesses aspectos levantados, temos apenas duas evidências: que o saber fazer de cada conteúdo sempre foi privilegiado na Educação Física, o que se contrapõe às demais disciplinas que enfatizam os conceitos, e que, apesar da produção acadêmica da Educação Física ter aumentado nos últimos anos, poucos estudos foram encaminhados no sentido de apontar princípios norteadores para a sistematização de conteúdos.

A cultura escolar para as aulas de Educação Física com relação à arquitetura da escola pode ser imensamente variável. Mas, quase sempre, é mal distribuída. Os prédios escolares padronizaram a construção de quadras poliesportivas para que sejam utilizadas como "sala de aula" de Educação Física. É um espaço bastante privilegiado, no qual diversas atividades da cultura corporal de movimento podem ser abordadas.

No entanto, gostaríamos de alertar para duas situações que ocorrem com frequência: a primeira é que esse espaço quase sempre é muito perto das outras salas de aula, o que atrapalha a concentração de alunos e professores de outras disciplinas, pois a aula de Educação Física raramente é desenvolvida sem barulho – é inerente aos conteúdos;

a segunda é que o professor de Educação Física se limita à utilização somente desse espaço e à utilização das linhas restritivas e demarcatórias dos esportes.

Sugerimos uma melhor distribuição do espaço escolar ou, na falta do mesmo, adaptações para que a aula possa ser efetiva. Outros espaços na escola ou fora dela (a serem combinados), também podem ser uma estratégia interessante. Auditórios, salas vazias, áreas sem muita utilização na escola, são alguns exemplos, e de preferência longe das salas de aula, onde o som não interfira na aula de outras disciplinas. Mas é importante a conscientização de todo o corpo docente e comunidade escolar de que uma aula de Educação Física não se faz no silêncio.

A questão do material didático também é relevante. Gaspari *et al.* (2003) também verificaram reclamações dos professores de Educação Física da falta de material. Quase sempre o professor faz "milagre" para suprir tal carência. No entanto, também há de se considerar que a restrição às bolas como material é exorbitante, quando são inúmeras as possibilidades da utilização de outros materiais. Mas isso se explica se analisarmos que a maior parte do professorado possui uma visão esportivista tradicional de ensino.

Sugerimos a utilização também de materiais confeccionados com sucatas e a criatividade para a substituição de materiais que a escola estiver com carência. Mas que isso não se torne uma situação cômoda para as políticas públicas que deveriam dar subsídios para suprir tais necessidades e que o professor também não se acomode ou prejudique a qualidade de suas aulas ao perceber a deficiência de material didático para uma melhor condução da aula de Educação Física.

O professor necessita refletir, discutir e, junto da comunidade escolar, tentar uma mudança na cultura escolar, mesmo que seja lenta, pois:

"[...] o conjunto de posturas e movimentos corporais representa valores e princípios culturais. Consequentemente, atuar no corpo implica atuar sobre a sociedade na qual esse corpo está inserido. Todas as práticas institucionais que envolvem o corpo humano – e a Educação Física faz parte delas –, sejam elas educativas, recreativas, reabilitadoras ou expressivas, devem ser pensadas nesse contexto, a fim de que não se conceba sua realização de forma reducionista, mas se considere o homem como sujeito de vida social." (DAOLIO, 1995, p. 42.)

Sugestão para pesquisa

Procure informações sobre os dois modos principais de utilizarmos a mídia na Educação Física: educar *com* a mídia e educar *para* a mídia. Tente aprofundar o entendimento de que, educando com a mídia, usamos os meios de comunicação para ensinar os conteúdos e que, educando para a mídia, ensinamos como interpretar as mensagens dos próprios meios de comunicação. Consulte a seguinte obra: Ferrés, Joan. **Televisão e educação**. Porto Alegre: Artes Médicas, 1996.

Sugestão para debate e discussão

Depois de pesquisar as diferenças entre educar *com* a mídia e educar *para* a mídia, forme dois grupos de debate com seus colegas de turma para discutir o assunto. Cada grupo deve argumentar para defender uma das duas perspectivas.

Atividade prática

Escolha um filme ou um desenho animado para assistir e aplicar as quatro etapas de análise crítica da mídia. Dê preferência para o desenho por ser mais breve e alugue ou grave uma dessas produções para que possa analisá-la mais calmamente em conjunto com seus colegas de turma. Na primeira vez em que assistir, procure perceber os momentos que mais lhe emocionaram. Depois de assistir, analise e registre quais são os motivos que você considera que alteraram sua emoção.

Após ter passado pelo *choque emocional* e pelo *conflito dos sentidos*, assista novamente o filme para analisar o processo de *formação de opiniões* e o *distanciamento crítico*. Identifique quais são as informações veiculadas mais importantes. Analise se essas informações são apresentadas como fatos ou como opiniões dos personagens. Por fim, elabore um posicionamento crítico em relação ao filme que assistiu, identificando suas características de produção: quais são os autores, diretores, atores e personagens principais? Quando foi feito o filme? Quais foram os efeitos especiais utilizados na produção, dublagem, legendagem etc.?

Para saber mais

Filmes

Conrack (EUA, 1974).
Direção: Martin Ritt.
Elenco: Jon Voight, Paul Winfield, Hume Cronyn e Madge Sinclair.

Sinopse: Professor pacifista branco refugia-se em ilha na Carolina do Sul e vai trabalhar em escola destinada a crianças negras, aplicando novos métodos de ensino, que valorizam a realidade de seus alunos e a afetividade.

Billy Elliot (EUA, 2000).
Direção: Stephen Daldray.
Elenco: Jamie Bell (Billy Elliot), Julie Walters, Jamie Draven, Nicola Blackwell, Jean Heywood, Gary Lewis, Stuart Wells.

Sinopse: Conta a história de Billy, um garoto de 11 anos que abandona as aulas de boxe e passa a frequentar aulas de balé clássico, o que contraria a sua família.

Site

www.terra.com.br/esportes/imagens/2001/10/18/v065.jpg

Texto sobre o Campeonato Paulista de futebol feminino de 2001, no qual a beleza prevaleceu sobre a técnica, e vídeo com entrevistas com técnico e jogadoras participantes.

Textos

GALVÃO, Z. **A interação professor-aluno em aulas de Educação Física escolar**. 1999. nf. Dissertação (Mestrado em Ciências da Motricidade Humana). Departamento de Educação Física, Rio Claro: Unesp, 1999.

GALVÃO, Z. Educação Física escolar: a prática do bom professor. **Revista Mackenzie de Educação Física e Esporte**, São Paulo, v. 1, n. 1, pp. 65-72, jan./dez., 2002.

Revista Nova Escola, jun./jul., n.º 173, 2004.

SOUZA JÚNIOR, O.M. **Coeducação, futebol e Educação Física escolar**. Dissertação (Mestrado em Ciências da Motricidade) – Universidade Estadual Paulista, Departamento de Educação Física, Rio Claro: Unesp, 2003.

7.6 Referências bibliográficas

ALTMAN, H. **Rompendo fronteiras de gênero**: Marias (e) homens na Educação Física. Dissertação de Mestrado, Faculdade de Educação. Belo Horizonte: Universidade Federal de Minas Gerais, 1998.

ALVES, R. Folha Sinapse: Aprendo porque amo. **Jornal Folha de São Paulo**, 26/11/2002. p. 8.

BETTI, I.C.R. **O prazer em aulas de Educação Física escolar**: a perspectiva discente. Dissertação (Mestrado em Educação Física) – Faculdade de Educação Física da Universidade Estadual de Campinas. Campinas: Unicamp, 1992.

BETTI, M. **A janela de vidro**: esporte, televisão e Educação Física. Campinas: Papirus, 1997.

BETTI, M. Esporte, televisão e espetáculo: o caso da TV a cabo. **Revista Conexões**: educação, esporte e lazer. Campinas: Faculdade de Educação Física da Universidade Estadual de Campinas. n. 3, dez., 1998.

BRASIL. Secretaria de Educação Fundamental. **Parâmetros Curriculares Nacionais**. Educação Física/Secretaria de Educação Fundamental. Brasília: MEC/SEF, 1998.

CUNHA. M.I. **O bom professor e sua prática**. 6. ed. Campinas: Papirus, 1996.

DAOLIO, J. **Da cultura do corpo**. Campinas: Papirus, 1995a.

DAOLIO, J. A construção cultural do corpo feminino ou o risco de se transformar meninas em antas. *In*: ROMERO, E. (org.) **Corpo, mulher e sociedade**. Campinas: Papirus, pp. 99-108, 1995b.

DARIDO, S.C. **Educação Física na escola**: questões e reflexões. Rio de Janeiro: Guanabara Koogan, 2003.

FARIA JR, A.G. Futebol, questões de gênero e coeducação: algumas considerações didáticas sob enfoque multicultural. **Revista de Campo: Futebol e Cultura Brasileira**, v. 2, pp. 17-39, 1995.

FARIA JR, C.; BRESSANE, RS. **Prática de ensino em Educação Física**: estágio supervisionado. Rio de Janeiro: Interamericana, 1982.

FORQUIN, J.C. **Escola e cultura**. As bases sociais e epistemológicas do conhecimento escolar. Porto Alegre: Artes Médicas, 1993.

FREIRE, J.B. **Educação de corpo inteiro**. São Paulo: Scipione, 1989.

GASPARI, T.C.; THOMMAZO, A.D.; MACIEL, V.B.; SOUZA JR, O.M; DARIDO, S.C.; IÓRIO, L.; VENÂNCIO, L.; IMPOLCETTO, F.; ROCHA, L.F.; VALETA, M.; SANTIAGO JR, J.R.; BENITES, L. **Possibilidades da Educação Física na escola**: ouvindo os professores. *In*: Anais do VII EnFEFE. Niterói: Universidade Federal Fluminense, 2003.

HUBERMAN, M. O ciclo de vida profissional dos professores. *In*: NÓVOA, A. (org.) **Vidas de professores**. Porto: Porto,1992.

MORAES, V.P. **O lazer de jovens em escolas públicas da rede estadual da cidade de São Paulo**. Dissertação (Mestrado em Educação) – Pontifícia Universidade Católica. São Paulo: PUC, 2002.

MOSSTON, M. **La ensenanza de la Educación Física**: del comando al descobrimmiento. Buenos Aires: Paidos, 1978.

NASSAR, S.P. **O professor ator ou o jogo da sedução na relação professor-aluno**. Rio de Janeiro: Diadorim, 1994.

PÉREZ-GÓMEZ, A. O pensamento prático do professor – a formação do professor como profissional reflexivo. *In*: NÓVOA, A. **Os professores e a sua formação**. Lisboa: Dom Quixote, 1992.

PÉREZ GOMÉZ, A.I. **A cultura escolar na sociedade neoliberal**. Porto Alegre: Artes Médicas, 2001.

RANGEL-BETTI, I.C. Educação Física e o ensino médio: analisando um processo de aprendizagem profissional. **Motriz**, v. 7, n. 1, pp. 22-29, 2001.

RANGEL-BETTI, I.C.; GALVÃO, Z. Ensino reflexivo em uma experiência no ensino superior em Educação Física. **Revista Brasileira de Ciências do Esporte**. v. 22, n. 3, pp. 105-116, 2001.

RANGEL-BETTI, I.C. Pesquisa baseada na ação profissional em ensino de Educação Física na escola. Bauru: **Série Ciência e Educação**. Pesquisa em ensino de Ciências e Matemática. n. 3, pp. 85-90, 1996.

RESENDE, H.G. Reflexões sobre algumas contradições da Educação Física no âmbito da escola pública e alguns caminhos didático-pedagógicos na perspectiva da cultura corporal. **Movimento**, Porto Alegre: n. 1, pp. 20-28, set., 1994.

ROMERO, E. A Educação Física a serviço da ideologia sexista. **Revista Brasileira de Ciências do Esporte**. v. 15, n. 3, 1994.

ROSÁRIO, L.F.R.; DARIDO, S.C. **A sistematização dos conteúdos da Educação Física na escola**: a perspectiva dos professores experientes. *In*: Anais do VII EnFEFE. Niterói: Universidade Federal Fluminense, 2003.

SCHÖN, D.A. Formar professores como profissionais reflexivos. In: NÓVOA, A. **Os professores e a sua formação**. Lisboa: Dom Quixote, 1992.

SOUZA JR, O.M. **Coeducação, futebol e Educação Física escolar**. Dissertação (Mestrado em Ciências da Motricidade) – Universidade Estadual Paulista. Rio Claro: Unesp, 2003.

SOUZA, E.S.; VAGO, T.M. A Educação Física e as Diretrizes Curriculares Nacionais para o Ensino Fundamental. **Anais**: Congresso Regional Sudeste do Colégio Brasileiro de Ciências do Esporte. Campinas: Faculdade de Educação Física da Unicamp, p. 29, 1999.

ULRICH, C. **Fundamentos sociales de la Educación Física.** Buenos Aires: Paidos, 1975.

ZABALA, A. **A prática educativa**: como ensinar; trad. Ernani F. da F. Rosa. Porto Alegre: ArtMed, 1998.

Avaliação em Educação Física na Escola

SURAYA CRISTINA DARIDO

Por que temos que avaliar? Talvez esta seja a melhor questão para iniciarmos um debate que aborda o tema da avaliação, sem dúvida um dos mais polêmicos na área da Educação e também da Educação Física.

Em uma perspectiva mais tradicional de ensino, a avaliação teve uma função bastante seletiva, pois consistia em separar os que tinham condições de superar os obstáculos da nota e do vestibular daqueles que não chegavam lá. Para isso, avaliavam-se quase que exclusivamente os resultados obtidos pelos alunos, em especial as suas capacidades cognitivas.

Atualmente, de acordo com Zabala (1998), após as declarações de princípios das reformas educacionais empreendidas em diferentes países, os professores devem se propor a buscar novas formas de se conceber o ensino e a avaliação.

O mesmo autor afirma que o problema não deve ser como conseguir que o máximo de estudantes tenha acesso à universidade, mas sim como conseguir desenvolver ao máximo todas as suas capacidades, entre elas aquelas necessárias para se tornarem bons profissionais.

Neste texto, discutiremos como essas mudanças afetam a concepção de avaliação do ensino da Educação Física na escola. Para isso, analisaremos o percurso da avaliação ao longo dos anos, especialmente a partir da década de 1970, e procuraremos formular algumas questões, bem como apontar alguns caminhos. Isso não quer dizer que daremos respostas definitivas ou concluídas sobre o tema, mas sim coerentes com os marcos conceituais que adotamos ao longo deste livro.

8.1 Avaliação em Educação Física: percurso ao longo das tendências pedagógicas

Na perspectiva tradicional ou esportivista, aquela que vigorou a partir da década de 1970 no país, predominavam preocupações avaliativas em Educação Física que enfatizavam a medição, o desempenho das capacidades físicas, as habilidades motoras e, em alguns casos, o uso das medidas antropométricas.

Tais elementos eram usados com o objetivo de conferir uma nota. Para tal concepção, existia um modelo ideal e um desempenho esperado, e os testes forneciam informações quantitativas que deviam ser comparadas com a norma, a tabela ou o padrão preestabelecido.

Historicamente, aplicavam-se na rede pública os testes de suficiência física (início do ano) e eficiência física (final do ano), formalizados de maneira que os diários de classe dos professores já continham instruções para a sua realização. Eram exercícios de verificação da força – abdominal, dos membros inferiores (canguru), dos membros superiores (flexão no solo, no banco e na barra) – e de coordenação geral (*burpee*). Conforme a quantidade de repetições, os alunos eram classificados em categorias: fraco, regular, bom e excelente.

A aplicação desses testes era mecânica, descontextualizada e aleatória: os professores não explicavam aos alunos os objetivos desses testes e tampouco havia vinculação entre estes e o programa desenvolvido ao longo do ano. Todavia, todos os estudantes eram submetidos aos testes e muitos ao sentimento de incompetência e vergonha. Alguns nem participavam das atividades das aulas, mas precisavam ter uma nota.

Nos últimos anos, não foram poucos os professores que intercederam pela perspectiva tradicional de avaliação. Muitos defenderam a aplicação de testes físicos com vistas a tornar a Educação Física mais científica e, portanto, mais objetiva e quantitativa.[1]

---

[1]Para saber mais sobre a perspectiva tradicional de avaliação e de outras tendências, sugerimos a leitura de: DARIDO, S.C. **A avaliação em Educação Física escolar**: das abordagens à prática pedagógica. Anais do V Seminário de Educação Física Escolar, EEFEUSP, pp. 50-66, 1999.

Nesta concepção, a avaliação servia para punir, classificar ou selecionar os alunos. Nas aulas de Educação Física, por exemplo, para punir a indisciplina, os erros ou uma derrota dos alunos, alguns professores promoviam verdadeiras maratonas de corrida em volta da quadra ou estabeleciam a execução de um número absurdo de exercícios abdominais.

A perspectiva tradicional de avaliação cometeu uma série de equívocos ao considerar que avaliar:

- é aplicar testes em prazos determinados;
- é restrito ao domínio motor;
- é uma atividade que se realiza somente no final de um prazo;
- significa atribuir uma nota ou um conceito;
- é punir;
- sobrepõe-se a ensinar;
- exige medição e quantificação;
- constitui-se em mero cumprimento de uma exigência burocrática (uma ideia, infelizmente, costumeira).

A partir do final da década de 1970, o modelo tradicional de Educação Física escolar passou a ser alvo de inúmeras críticas, inclusive quanto ao processo de avaliação que adotava. Alguns estudos e trabalhos ressaltaram que o uso de testes na área só vinha servindo para rotular os alunos (em excelentes, bons, regulares e fracos), pois baseava-se em uma competição pura e simples contra um cronômetro ou um concorrente (LORENZETTO, 1977).

Na opinião do autor, a avaliação deve ser mais que uma tabela de pontos, pois isso contraria toda uma perspectiva que visa promover o ser humano de acordo com suas condições individuais. O autor finaliza o texto sugerindo que:"Todas as vezes que um professor verifica se os seus alunos estão se comportando com autonomia, responsabilidade e alegria, ele está avaliando todo um processo educacional" (p. 65).

Em uma perspectiva mais humanista, a preocupação central da avaliação volta-se para os aspectos internos do indivíduo, principalmente para as dimensões psicológicas. Passa também a ser valorizada a prática da autoavaliação, considerando que o indivíduo é quem pode realmente conhecer sua própria experiência e definir o que é e o que não é significativo em termos de aprendizagem da tarefa.

Em oposição ao modelo tradicional, discute-se a abordagem crítica na Educação, com reflexos na Educação Física. A proposta crítico-superadora, apresentada por Soares *et al.* (1992), utiliza o discurso da justiça social como ponto de apoio. Com base no marxismo e no neomarxismo, essa abordagem acredita que qualquer consideração sobre a pedagogia mais apropriada deve versar não só sobre como ensinar, mas também sobre como adquirimos os conhecimentos, valorizando a contextualização dos fatos e o resgate histórico.

Esta perspectiva considera a avaliação do ensino-aprendizagem como um processo sistemático e intencional de atribuição de juízos de valor aos dados qualitativos e quantitativos considerados relevantes. Em Educação Física, a avaliação do processo de ensino e de aprendizagem, segundo esta proposta, deve servir de referência para analisar sua aproximação ou seu distanciamento em relação ao eixo curricular que norteia o projeto pedagógico da escola.

Na verdade, a presença destas discussões, ou seja, com a participação cada vez maior de outras abordagens na formação do professor de Educação Física, além das condições concretas da escola, fez com que, aos poucos, o paradigma tradicional da quantificação e aplicação de testes fosse abandonado, em detrimento de um modelo mais qualitativo, que usa principalmente os critérios de observação e frequência, mas ainda não completo, tendo em vista o que se espera dentro dos novos posicionamentos teóricos da Educação (DARIDO, 1999).

É preciso lembrar, conforme assinala Zabala (1998), que o objeto da avaliação deixa de centrar-se exclusivamente nos resultados obtidos pelos alunos e se situa prioritariamente no processo ensino-aprendizagem, tanto do grupo/classe como de cada um dos alunos. Além disso, o sujeito da avaliação não apenas se centra no aluno, como também na equipe que intervém no processo. Em outras palavras, avaliar é muito mais complexo do que tomar exclusivamente o desempenho dos alunos em uma prova e considerá-los aprovados ou reprovados, mesmo porque cada aluno chega à escola com um determinado nível de conhecimento, carregando experiências anteriores vividas e com características pessoais absolutamente diferentes.

8.2 Avaliação em Educação Física: a prática dos professores

Nas últimas décadas, sobretudo na de 1990, foram conduzidas algumas pesquisas (PINTO, 1991; ALEGRE, 1993; SOUZA, 1993; CARVALHO, 1996; RIOS, 1996) com o objetivo de se obter informações sobre a prática da avaliação dos professores de Educação Física; alguns estudos se dirigiram à questão da atribuição da nota e outros procuraram abordar questões relativas a por que, como, o que e quando avaliar o ensino e a aprendizagem. Os principais resultados desses estudos indicaram mudanças em algumas concepções dos professores da disciplina sobre a avaliação, sobretudo em função do novo discurso presente na área.

As pesquisas indicaram que, atualmente, a perspectiva tradicional, que prioriza o produto, a quantificação e a avaliação por meio de testes, divide a preferência e o espaço com a visão mais processual, abrangente e qualitativa (DARIDO, 1999).

Os resultados mostraram também que, em depoimentos aos pesquisadores, muitos professores reconhecem que, em sua formação, não obtiveram conhecimentos consistentes a respeito de como encaminhar a avaliação na prática pedagógica, ou seja a formação inicial não forneceu informações apropriadas sobre como encaminhar a avaliação de forma não tradicional.

Ao contrário do que ocorria em décadas passadas, para atribuir notas, muitos professores de Educação Física têm preferido utilizar critérios mais relacionados com a participação, o interesse e a frequência do que exclusivamente com os resultados do desempenho dos alunos em testes físicos e motores.

Por outro lado, poucos professores informam os alunos sobre os critérios que utilizam para avaliar e atribuir notas e conceitos, ou seja, os alunos, os maiores interessados, não sabem como serão avaliados e, em muitos casos, não entendem por que receberam essa ou aquela nota. Parece faltar ao professor iniciativa para tratar a avaliação como um processo que interessa a todos.

Outro dado obtido no levantamento dos resultados dos estudos de avaliação que chama a atenção é a pouca diversificação de instrumentos de coleta de dados. Em outras palavras, para conduzir o processo de avaliação, os professores utilizam exclusivamente, ou quase, os aspectos relacionados com a dimensão atitudinal (participação). Não se pode negar que este é um avanço em relação aos testes físicos descontextualizados, mas é pouco, considerando as outras dimensões dos conteúdos.

Todavia, parece que, paulatinamente, em escolas de vanguarda, além da participação e da frequência, passam a entrar no cenário dos instrumentos disponíveis para a avaliação em Educação Física as provas teóricas, os trabalhos escritos, as gravações em vídeo... Sinal de mudanças.

Embora complexo, é também estimulante refletir sobre a avaliação em Educação Física. Como avaliar a aprendizagem do movimento quando se reconhece a infinidade de fatores nele envolvida, como força muscular, resistência, agilidade, equilíbrio, ritmo, sentimentos, cognição, afetividade, experiências anteriores, conhecimento e tantas outras variáveis? Como conduzi-la?

Visando construir alternativas para a avaliação nesse nível de ensino, buscou-se responder a cinco questões centrais: por que avaliar, quem avalia, o que, como e quando avaliar?

8.3 Questões da avaliação escolar em Educação Física

8.3.1 Por que avaliar?

Longe de ser instrumento de pressão e castigo, a avaliação deve mostrar-se útil para as partes envolvidas – professores, alunos e escola –, contribuindo para o autoconhecimento e para a análise das etapas já vencidas, no sentido de alcançar objetivos previamente traçados. Para tanto, constitui-se em um processo contínuo de diagnóstico da situação, contando com a participação de professores, alunos e equipe pedagógica:

- A avaliação pode e deve oferecer ao professor elementos para uma reflexão contínua sobre a sua prática, no que se refere à escolha de competências, objetivos, conteúdos e estratégias. Ela auxilia na compreensão de quais aspectos devem ser revistos, ajustados ou reconhecidos como adequados para o processo de aprendizagem individual e de todo o grupo de alunos.
- Do ponto de vista do estudante, a avaliação é instrumento de tomada de consciência de suas conquistas, dificuldades e possibilidades.
- Para a escola, ela permite reconhecer prioridades e localizar ações educacionais que demandam maior apoio (BRASIL, 1999).

Defende-se aqui a concepção de que, desde o início do período letivo, os alunos precisam ser informados por que, como, quando e de que modo estão sendo avaliados, abrindo-se espaço para que participem, oferecendo sugestões.

8.3.2 Quem avalia?

A participação dos alunos no processo de definição dos critérios e nos rumos da avaliação implica decisões conjuntas, cada qual assumindo sua responsabilidade no processo. Assim, os professores devem informar aos alunos sobre suas dificuldades, bem como os critérios qualitativos do desempenho de cada um e seu nível de aprendizagem, as necessidades de mudanças de rumo no ensino e os resultados que já foram alcançados.

É também possível, na busca do desenvolvimento da autonomia dos alunos, propor que eles se autoavaliem. Além disso, os alunos podem participar do processo avaliando os seus professores e o ensino oferecido por eles.

8.3.3 Como avaliar?

Em termos de instrumentos, sugere-se o uso de registros sistemáticos em fichários cumulativos, reservando um período em algumas aulas para que o grupo de alunos analise seu próprio desempenho, no processo importantíssimo intitulado autoavaliação, assim como o da equipe pedagógica.

Os alunos podem ser avaliados:

- de forma sistemática, por meio da observação das situações de vivência, de perguntas e respostas formuladas durante as aulas;
- de forma específica, em provas, pesquisas, relatórios, apresentações etc.

Para que os alunos com dificuldades em algumas formas de expressão não sejam prejudicados pelo tipo de avaliação, é muito importante que as formas de verificação do conhecimento sejam as mais diversificadas possível.

Entre as práticas de autoavaliação, são especialmente úteis aquelas em que o aluno pode analisar seu conhecimento sobre um assunto antes e depois de estudá-lo. Essa prática requer que o aluno mantenha registro dos conhecimentos prévios sobre o assunto em estudo e retorne às questões iniciais em novas situações.

O emprego da observação no processo de avaliação apresenta uma série de vantagens. Ela é, por exemplo, diagnóstica, como preconiza Resende (1995); as aulas não precisam ser interrompidas, o ambiente continua o mesmo e, finalmente, ela permite a avaliação do comportamento na sua totalidade.

8.3.4 O que avaliar?

Entre as críticas frequentes ao modelo tradicional de avaliação, uma aponta o fato de esta restringir-se ao domínio motor, como se a Educação Física implicasse somente o rendimento físico, e não as relações cognitivas, afetivas e sociais subjacentes.

A avaliação em Educação Física deve considerar a observação, análise e conceituação de elementos que compõem a totalidade da conduta humana, ou seja, a avaliação deve ser voltada para a aquisição de competências, as habilidades, os conhecimentos e as atitudes dos alunos.

A avaliação deve abranger as dimensões cognitiva (competências e conhecimentos), motora (habilidades motoras e capacidades físicas) e atitudinal (valores), verificando a capacidade de o aluno expressar sua sistematização dos conhecimentos relativos à cultura corporal em diferentes linguagens – corporal, escrita e falada. Embora essas três dimensões apareçam integradas no processo de aprendizagem, nos momentos de formalização a avaliação pode enfatizar uma ou outra delas. Esse é outro motivo para a diversificação dos instrumentos, de acordo com as situações e os objetivos do ensino.

O problema não está na escolha dos instrumentos, mas sim na concepção que sustenta a utilização deles. Podem-se utilizar provas teóricas, trabalhos, seminários, gravação em videoteipe, para avaliar habilidades e atitudes, observações sistemáticas, fichas e, inclusive, testes de capacidades físicas. O problema não reside no modo de coletar as informações, e sim no sentido da avaliação, que deve exercer-se como um contínuo diagnóstico das situações de ensino e de aprendizagem, útil para todos os envolvidos no processo pedagógico.

É preciso cuidado, entretanto, para não incidir em alguns enganos que vêm ocorrendo: na tentativa de acertar, e porque ouviram falar na diversificação de instrumentos, há professores utilizando provas de conhecimento sobre história, regras e contexto de algumas modalidades. Nesses casos, em vez de um ensino sistematizado, voltado à integração do aluno na esfera da cultura corporal, assiste-se a uma preparação rápida para a realização da prova, em uma aula teórica que a precede. Os alunos "decoram" as informações e as esquecem rapidamente. Mais uma vez, observa-se aí a confusão entre os processos de ensinar e de avaliar.

8.3.5 Quando avaliar?

A primeira necessidade do educador no processo de avaliação é responder às seguintes questões:

- Que sabem os alunos em relação ao que quero ensinar?
- Quais experiências anteriores eles tiveram em relação ao que eu desejo ensinar?
- Quais são os seus interesses?
- Quais são os seus estilos de aprendizagem?

Nesse levantamento, o professor passa a conhecer melhor quem são os seus alunos e como ele pode facilitar-lhes a aprendizagem. Essa avaliação inicial é frequentemente denominada diagnóstica.

Se, por meio de observações, o professor avalia o aluno em processo, não é preciso conhecer o resultado de uma avaliação formal para efetivar mudanças em suas aulas. A observação avaliadora pode ser feita em todas as aulas e situações, e a avaliação do professor deve ser comunicada aos alunos, informando-lhes sobre as suas dificuldades, bem como sobre os avanços alcançados. Esse é o verdadeiro sentido da avaliação processual. Essa avaliação do processo é em geral conhecida como *avaliação formativa*.

Em projetos disciplinares ou interdisciplinares, além do processo de observação contínua das etapas – que possibilita uma correção do percurso –, também é possível avaliar o produto final, seja pela realização de um vídeo, um jornal ou uma página de *internet*, pela organização de um campeonato ou evento, pelo desempenho de táticas ou jogadas etc. (DARIDO, 2002).

Quando se avalia o aluno ao final de um processo, geralmente se chama essa proposta de *avaliação somativa*.

A primeira questão a ser discutida, fundamental na compreensão dos aspectos pedagógicos que defendemos, inclusive para a avaliação escolar, é a preocupação/consideração com as três dimensões dos conteúdos: procedimental, conceitual e atitudinal.

8.4 Avaliação e as dimensões dos conteúdos

8.4.1 Avaliação na dimensão conceitual

Já vimos que o aluno nas aulas de Educação Física tem muito a aprender na dimensão conceitual. Então, como avaliar essas aprendizagens? Como saber se os alunos aprenderam os conhecimentos? Então, como avaliar esta dimensão de conceitos nas aulas de Educação Física?

De acordo com Zabala (1998), uma prova escrita é bastante eficaz para determinar o conhecimento que se tem de um fato. Um fato simples a ser lembrado na Educação

Física é, por exemplo: quantas vezes o Brasil foi campeão do mundo no futebol? E no basquetebol? Estes são exemplos de fatos.

Por outro lado, compreender o significado das Copas do Mundo de futebol, a importância do futebol, ou os aspectos históricos do basquetebol nas décadas de 1950 e 1960, quando o Brasil foi campeão, envolvem conhecimentos mais profundos e elaborados. Dificilmente pode-se acreditar que a aprendizagem de um conceito esteja concluída, assim a compreensão por parte do aluno sobre o papel do futebol para o Brasil e para o mundo está em constante processo de reelaboração.

É habitual, nas outras disciplinas escolares, a proposição de provas escritas em que a resposta mais adequada para um conceito é a que coincide exatamente com a definição dos apontamentos de classe ou do livro didático. Na verdade, a melhor forma de se avaliar a aprendizagem dos conceitos é observar o uso de cada um dos conceitos em diversas situações e como os alunos os utilizam em suas explicações espontâneas (ZABALA, 1998).

Assim, a avaliação deve consistir em observar o uso dos conceitos em trabalhos de equipe, debates, exposições e, sobretudo, nos diálogos entre os alunos e entre o professor e os alunos. Às vezes, o tempo não é suficiente para observá-los em todas essas situações, daí pode-se pensar em uma prova escrita, mas é preciso ter conhecimento das limitações quanto a avaliar de fato a aprendizagem do aluno.

Se o que desejamos da aprendizagem de conceitos é que os alunos sejam capazes de utilizá-los em qualquer momento, temos que propor não questões que consistam em uma explicação do que entendemos sobre os conceitos, mas sim uma resolução de conflitos ou problemas.

No nosso exemplo, não se trata de fazer o aluno decorar qual o papel do futebol para a cultura brasileira, mas sim localizar no seu cotidiano como é possível perceber a força da cultura do futebol, nas artes, na linguagem, nas atitudes, além de outros.

Assim, o que estamos propondo na dimensão conceitual é evitar utilizar apenas provas escritas em que se deve responder exatamente conforme o que foi apresentado pelo professor, mas sim observar o aluno durante todas as aulas e, se for o caso, em provas escritas ou orais, solicitando a sua interpretação dos conceitos apresentados.

8.4.2 Avaliação na dimensão atitudinal

Para Zabala (1998), a natureza dos conteúdos atitudinais, seus componentes cognitivos e afetivos fazem com que seja consideravelmente complexo determinar o grau de aprendizagem de cada aluno. Isto ocorre porque o pensamento de cada professor está ainda muito mais condicionado por posições ideológicas do que nos conteúdos conceituais e procedimentais.[2] Como avaliar a solidariedade, a tolerância aos diferentes ou as atitudes não sexistas?

Na verdade, a tradição escolar não procurou avaliar sistematicamente tais aprendizagens, por considerá-las não quantificáveis e não importantes. Na Educação Física, como vimos, sobretudo recentemente, a observação da participação tem tido um papel importante na avaliação. Acreditamos que os professores de Educação Física poderiam ampliar as atitudes observadas procurando analisar outras, para além da participação. Na nossa concepção, essas aprendizagens são fundamentais para a formação do cidadão. Mas como fazer?

Para avaliar os conteúdos atitudinais, conhecer aquilo que os alunos realmente valorizam e quais são as suas atitudes, é necessário que surjam situações de conflito. Durante as situações de aprendizagem, em jogos, esportes, ginásticas, conhecimento sobre o corpo, danças e lutas, os alunos são submetidos a inúmeros desafios. Eles devem adaptar-se aos novos movimentos; ao uso do espaço e do material; a determinadas regras; a expressar sentimentos, inibições e dificuldades; enfim, variáveis que compõem um ambiente de ensino e de aprendizado bastante complexo. Não raro eclodem conflitos nessas situações.

Mais que nunca, ressalta-se aí o papel do professor no encaminhamento de uma aprendizagem sistemática, consciente e deliberada de valores, fundamental para a formação do cidadão. O debate, o diálogo e a pesquisa são formas de auxiliar o aluno a construir um ponto de vista mais amplo e articulado sobre o objeto em estudo: gostar ou não de determinadas práticas corporais exige preparação, conhecimento. Conhecer e analisar as diferentes perspectivas é um começo para a construção de escolhas individuais.

Como afirmam Betti & Zuliane (2002), o professor de Educação Física é dono de uma condição privilegiada para avaliar valores e atitudes, uma vez que os comportamentos tornam-se muito evidentes nas aulas, pela natureza dos seus conteúdos e estratégias.

Espera-se, desta forma, que, na avaliação empreendida pela Educação Física, os alunos sejam observados na sua capacidade de aprender a reconhecer, na convivência e nas práticas pacíficas, maneiras eficazes de crescimento coletivo, dialogando, refletindo e adotando uma postura democrática sobre diferentes pontos de vista postos em debate.

Concordamos com Zabala (1998), quando o autor aponta que a melhor fonte de informação para se conhecer os avanços nas aprendizagens de conteúdos atitudinais é

---

[2]Tais referências a dificuldade e complexidade da avaliação da dimensão atitudinal me fez lembrar de um fato ocorrido recentemente na minha prática pedagógica. Uma aluna discordou das minhas colocações durante uma aula e apresentou seus argumentos contrários. Passados uns poucos minutos a aluna procurou se desculpar pelo ocorrido, pois, segundo ela, não é desejável um aluno discordar do professor. Como não? – respondi – e ela continuou afirmando que não conhecia um professor que gostasse. Ficam claras neste exemplo as questões ideológicas presentes. Da minha parte, tenho convicção de que é exatamente este tipo de atitude que espero dos meus alunos, que discutam, debatam e – por que não? – discordem do professor.

a observação sistemática de opiniões e das atuações nas atividades grupais, nos debates, nas manifestações dentro e fora da aula, em visitas, passeios e excursões, na distribuição das tarefas e responsabilidades, durante o recreio e nas atividades esportivas. Além disso, para tornar o processo de avaliação mais criterioso, pode-se utilizar fichas de observação das atitudes dos alunos, como já acontece em algumas escolas.

8.4.3 Avaliação na dimensão procedimental

Os conteúdos procedimentais implicam saber fazer, e o conhecimento sobre o domínio desse saber fazer só pode ser verificado em situações de aplicação desses conteúdos. O que define uma aprendizagem não é o conhecimento que se tem dele, mas o domínio sobre ele ao transferi-lo para a prática. Conhecer até que ponto os alunos sabem jogar, dançar, fazer pesquisa, utilizar um instrumento, orientar-se no espaço, entre outras ações, só é possível quando os alunos realizam tais atividades (ZABALA, 1998).

A Educação Física tem longa tradição no ensino-aprendizagem no domínio dos conteúdos procedimentais. Mas como fica a avaliação dessas aprendizagens?

Como apontam Betti & Zuliani (2002), como avaliar o progresso dos alunos em um salto em distância? Se o aluno melhorou o seu salto, é possível afirmar que foi resultado do processo de maturação ou de aprendizagem ocorrido nas aulas? Poderia ir mais longe: como é possível avaliar os alunos considerando que cada um tem uma capacidade diferente para aprender (diferentes níveis de habilidade)?

É certo que existe uma enorme complexidade no tema; contudo, a partir da experiência acumulada e do olhar atento do professor, é possível vislumbrar os progressos individuais dos alunos, resultantes do seu envolvimento nas aulas, principalmente quando se agregam os componentes interesse e motivação (ambos da dimensão atitudinal).

Especificamente, quanto às habilidades motoras e as capacidades físicas, é possível avaliar o aluno pelo seu progresso nos testes físicos, sempre comparando o seu resultado consigo próprio, por exemplo, se antes o aluno percorria determinada distância em 20 min e depois passa a fazê-lo em 18, é sinal de que houve progresso. Nas tarefas cotidianas das aulas, nas diferentes habilidades motoras, deve-se adotar o mesmo procedimento, informando, estimulando e apontando os progressos de cada aluno em relação ao que ele já realizava.

Na dimensão procedimental em Educação Física, logo pensamos na avaliação das habilidades motoras, tanto básicas como específicas, e também nas capacidades físicas. No entanto, nesta concepção que defendemos, é possível ir além e avaliar outros aspectos procedimentais.

Pode-se, por exemplo, avaliar a capacidade dos alunos de coletar notícias nas quais também podem ser anexados comentários pessoais dos jovens sobre as matérias jornalísticas. Também é possível propor a confecção de livros, reunindo textos e figuras pesquisados pelos estudantes, juntamente com textos produzidos por eles, a partir de suas observações ou de outras atividades. Além disso, as notícias podem ainda ser organizadas em painéis, em uma parede da sala de aula ou de qualquer outro espaço da escola, explorando temas como: formas corretas de realizar caminhadas, importância da atividade física, Olimpíadas, Copa do Mundo, lazer e trabalho, problemas de postura, dentre outros.

Além de incentivar os jovens a ler e debater as notícias, eles também podem ser estimulados a produzir pequenos resumos para o jornal da escola ou, ainda, para um folheto a ser distribuído à comunidade, por exemplo. Espera-se, com essas atividades, ativar os conceitos da área e da disciplina anteriormente comentados e articular redes conceituais interdisciplinares.

8.5 Nota/conceito nas aulas de Educação Física

Como vimos ao longo deste texto, avaliar é um ato bastante complexo, porém absolutamente necessário no processo educacional. Vimos também que avaliar é diferente de atribuir um conceito, embora ambos os processos estejam relacionados, ou seja, se não podemos prescindir de jeito algum de observar o processo de aprendizagem do aluno, podemos ou não transformar esse processo em nota/conceito.

De acordo com Soares *et al.* (1992), a nota não deve ter a função de punir o aluno, ou de castigá-lo, mais do que isso, ela deve informar sobre os caminhos percorridos no processo ensino-aprendizagem.

Três professores dos sete consultados, que participaram do estudo de Darido (1999), afirmaram que a Educação Física não precisaria de nota, ou seja, não precisa aprovar ou reprovar os alunos, ainda que balizados por um conjunto de habilidades e atitudes legitimamente estabelecidos.

Esta discussão, sobre atribuir ou não uma nota ou um conceito na Educação Física escolar, é sempre acalorada. Devemos ou não atribuir notas aos alunos nas aulas de Educação Física? Na prática, observamos que alguns docentes são favoráveis, enquanto outros são absolutamente contra. Talvez o depoimento de Resende (1995) seja o mais esclarecedor. O autor acredita que esta disciplina possui especificidades dentro do contexto escolar que justificariam não utilizar o critério de aprovação ou reprovação na Educação Física escolar.

O autor argumenta que os conteúdos da Educação Física, diferentemente das outras disciplinas, não têm caráter formal-instrucional e não são indispensáveis para que o indivíduo exerça sua cidadania de forma crítica e superadora. Embora esses argumentos sejam discutíveis, eles fazem parte das discussões na área. Os argumentos contra a atribuição de notas/conceitos passam também por outras questões.

Por exemplo, pode-se questionar na Educação Física escolar: é preciso mesmo atribuir um conceito? É importante para o aluno ter um conceito? Tem validade educacional?

Um outro grupo de docentes recorre à legislação para se colocar contra a nota. Muitos estados e municípios aprovaram leis que não permitem a reprovação por nota nas aulas de Educação Física, apenas por frequência. Será justo colocar tais posicionamentos nas leis?

Temos assumido o seguinte argumento para justificar ou não a necessidade da atribuição de um conceito/nota na disciplina de Educação Física: tais questões foram levantadas no projeto político da escola? Como o grupo de atores escolares se posicionou? Qual foi a decisão da maioria? Dentro da proposta pedagógica da escola, há espaço, condições, argumentos e justificativas aceitas na comunidade escolar? Se a resposta for sim, pode-se encaminhar o processo, inclusive com levantamentos também da avaliação do ensino do professor. Em outras palavras, os alunos podem avaliar os seus professores, e essas informações podem ser úteis na busca da qualidade do ensino.

Para garantir a legitimidade das ações docentes, é importante que decisões importantes como esta sejam explicitadas por todos e decididas democraticamente. É certo que atribuir conceito/nota para crianças até os 12 anos não seja realmente necessário, até porque a Educação Física, além de ser a disciplina mais apreciada na escola (DARIDO, 2004), conta com a participação ativa de grande parte dos alunos, que são curiosos a respeito dos conhecimentos da cultura corporal.

É importante lembrar que tanto os alunos quanto outros professores envolvidos e a comunidade podem colaborar com o processo de avaliação. Luckesi (1994), com muito brilhantismo, afirmou que a maior dificuldade do processo pedagógico não é avaliar o aluno, mas sim implementar um bom ensino, acolhendo, nutrindo e sustentando o educando, sem castigo ou punição, no sentido de proporcionar a inclusão de todos os alunos, em um verdadeiro ato de amor.

Questões para debate

1. Como você foi avaliado na escola (Ensino Fundamental e Médio) e nas aulas de Educação Física?
2. Quais elementos utilizados pelos seus antigos professores (de todas as disciplinas escolares) denotam uma perspectiva tradicional de avaliação?
3. Quais elementos utilizados pelos seus antigos professores (de todas as disciplinas escolares) denotam uma perspectiva inovadora de avaliação?
4. Escolha uma faixa etária e elabore uma proposta de avaliação para a disciplina de Educação Física, nas três dimensões dos conteúdos.
5. Você é favorável à atribuição de notas/conceitos nas aulas de Educação Física? A partir de qual faixa etária? Por quê?

Para saber mais

Filme

Título: *Trapaceiros* (EUA, 2000).

Elenco: Jeff Daniels, Jena Malone, Paul Sorvino, Luke Edwards, Blake Heron.

Sinopse: Em uma escola de Illinois, um grupo formado por alunos que nunca chamaram a atenção por seus dotes intelectuais acaba ganhando uma disputadíssima competição anual, gerando algumas desconfianças. Professor, diretor e alunos se metem em uma confusão para tentar descobrir a verdade.

Artigos e livros

DARIDO, S.C. **A avaliação em Educação Física escolar**: das abordagens à prática pedagógica. Anais do V Seminário de Educação Física Escolar. São Paulo: EEFUSP, pp. 50-66, 1999.

LUCKESI, C. **Avaliação da aprendizagem escolar**. São Paulo: Cortez, 1994.

RESENDE, H.G. Princípios gerais de ação didático-pedagógica para avaliação do ensino-aprendizagem em Educação Física escolar. *In*: **Motus Corporis**, n. 4, pp. 4-15, 1995.

ZABALA, A. **A prática educativa**: Como ensinar. Porto Alegre: Artmed, 1998.

8.6 Referências bibliográficas

ALEGRE, A.D. **A avaliação em Educação Física**: ação docente nas escolas oficiais de primeiro grau. São Paulo: USP. Dissertação de Mestrado. Escola de Educação Física, 1993.

BETTI, M.; ZULIANI, L.R. Educação Física escolar: uma proposta de diretrizes pedagógicas. **Revista Mackenzie de Educação Física e Esporte**, v. 1, n. 1, pp. 73-81, 2002.

BRASIL. Secretaria de Educação Média e Tecnológica. Brasília: **Parâmetros Curriculares Nacionais**, 1999.

BRASIL. Secretaria de Educação Fundamental. **Parâmetros Curriculares Nacionais**. Educação Física, Brasília: MEC, 1998.

CARVALHO, F. **Como os professores de Educação Física avaliam seus educandos no processo ensino-aprendizagem?** Rio Claro: Universidade Estadual Paulista. Monografia de especialização, Instituto de Biociências, Departamento de Educação Física, 1996.

DARIDO, S.C. Linguagens, códigos e suas tecnologias. Secretaria de Educação Média e Tecnológica. **PCN 1 Ensino Médio**: orientações educacionais complementares aos PCNs. Brasília: MEC, SEMTEC, pp. 139-179, 2002.

DARIDO, S.C. A Educação Física na escola e o processo de formação dos não praticantes de atividade física. **Revista Paulista de Educação Física,** v. 18, n.1, pp. 44-58, 2004.

DARIDO, S.C. **A avaliação em Educação Física escolar**: das abordagens à prática pedagógica. Anais do V Seminário de Educação Física Escolar, pp. 50-66, 1999.

LORENZETTO, L.A. O enfoque das disciplinas. *In*: GODOY, M.C.R. (org.). **Expressão e comunicação**: uma proposta para o professor. Petrópolis: Vozes, 1977.

LUCKESI, C. **Avaliação da aprendizagem escolar**. São Paulo: Cortez, 1994.

PINTO, R. **Notas em Educação Física no 2.º grau**: critérios utilizados. Rio Claro: Universidade Estadual Paulista. Trabalho de formatura, Instituto de Biociências, Departamento de Educação Física, 1991.

RESENDE, H.G. Princípios gerais de ação didático-pedagógica para avaliação do ensino-aprendizagem em Educação Física escolar. *In*: **Motus Corporis**, n. 4, pp. 4-15, 1995.

RIOS, A.A. **Algumas considerações acerca da avaliação na Educação Física escolar**. Rio Claro: Universidade Estadual Paulista. Trabalho de formatura, Instituto de Biociências, Departamento de Educação Física, 1996.

SOARES *et al*. **Metodologia do ensino da Educação Física**. São Paulo: Cortez, 1992.

SOUZA, N.P. Avaliação na Educação Física. *In*: VOTRE, S. (org.). **Ensino e avaliação em Educação Física**. São Paulo: Ibrasa, 1993.

ZABALA, A. **A prática educativa**: como ensinar. Porto Alegre: Artmed, 1998.

Conhecimento Sobre o Corpo

Luiz Sanches Neto
Luiz Alberto Lorenzetto

Neste capítulo, apresentamos a importância do conhecimento sobre o corpo, iniciando com os conceitos atribuídos ao corpo em diferentes épocas. Analisamos as dicotomias e a relação do corpo com a Educação Física. Propomos vários conteúdos referentes ao corpo que podem ser elaborados e consideramos como suas dimensões podem ser trabalhadas nas aulas.

9.1 Conceitos

Corpo e Movimento talvez sejam os temas mais importantes para a atuação profissional em Educação Física, tanto no meio escolar quanto fora dele, pois, nessas áreas, trabalhamos com os corpos de nossos alunos, fazendo-os se movimentar. Entretanto, na escola, deve haver uma preocupação maior com a compreensão que nossos alunos têm de seus próprios corpos e também da atitude que apresentam em relação aos mesmos, além de saberem realizar e apreciar os movimentos.

Tendo isso em vista, tentaremos analisar algumas condições necessárias para que saibamos ensinar nossos alunos a compreenderem melhor seus corpos. Para isso, precisamos ter em mente que não existimos sem nossos corpos e perceber a importância deste tema na vida de todos os seres humanos.

9.1.1 O que é conhecer o próprio corpo?

O corpo, assim como a cultura, tem um caráter polissêmico, isto é, pode assumir vários significados. E, ao pensarmos deste modo, conhecê-lo pode significar várias coisas. A elaboração de conhecimentos sobre o corpo passa por suas atribuições de sentido ao longo do tempo, culminando na complexidade dos dias atuais. São vários os elementos que tornam a compreensão do corpo complexa, como o problema da dicotomia por exemplo.

Uma dicotomia pode ser entendida como uma separação entre duas coisas, sempre com um conflito envolvido. As mais importantes para a Educação Física são justamente aquelas que envolvem o corpo: as dicotomias entre corpo e alma, e entre corpo e mente. Assim, a superação desses entendimentos conflitantes pode ser um passo inicial para se conhecer o próprio corpo.

Neste sentido, a dicotomia entre "corpo" e "alma" relegou ao corpo um papel inferior em relação a algo considerado absoluto, que seria a alma, representando um modelo de perfeição. O teocentrismo foi conduzido a partir dessas ideias. Já uma outra dicotomia, a separação entre "corpo" e "mente", fragmentou o ser humano, privilegiando a razão, em detrimento da subjetividade. Ela também relacionou o corpo de maneira inferior a um modelo relativo de superioridade, representado pela mente ou pela inteligência, enfim, pela racionalidade humana. O antropocentrismo se originou a partir dessas ideias.

A dicotomia entre corpo e alma significou um predomínio de noções absolutas, denominadas dogmas, relegando o corpo a um papel secundário ou menos nobre. O corpo foi considerado uma coisa relativa, parcial, que atrapalhava a pureza da alma. Essa pureza dizia respeito à comunhão que os homens poderiam ter com o Ser Absoluto e, consequentemente, com as noções absolutas de Verdade, Justiça, Valor ou Beleza, entre outras.

Algumas considerações de Platão sobre essa separação entre corpo e alma possibilitaram posteriormente um teocentrismo de caráter religioso. O teocentrismo significava que Deus seria o centro de tudo e implicou o predomínio da alma, considerada imortal, sobre o corpo por vários séculos, até mesmo nos tempos atuais. Apenas na

Idade Média esse tipo de pensamento começou a ser confrontado na sociedade europeia e ocidental, influenciando posteriormente a sociedade que se constituía no Brasil. Contudo, essa confrontação não significou uma perda da religiosidade, mas ao contrário, um fortalecimento de várias doutrinas que se aproximaram das Ciências. Por exemplo as doutrinas cristãs que incorporaram o discurso científico de criação do universo a partir do *Big Bang*.

Assim, surgia o antropocentrismo, em que o ser humano seria o centro de tudo. Essa concepção foi relacionada com o *cogito* de Descartes, o primeiro a estabelecer uma diferença formal entre o corpo e a mente. Essa diferença buscava atingir uma objetividade que até então não era possível, pois a alma é algo absolutamente inalcançável por quaisquer métodos de investigação, especialmente os métodos hipotéticos positivistas. O *cogito ergo sum* cartesiano pode ser entendido no seguinte pensamento: "Penso, logo sou" ou "Penso, logo existo". Esse pensamento, por sua vez, significou que o ser humano podia pensar ou existir por si mesmo independentemente da vontade de Deus.

Desde essa época ocorreu um predomínio do pensamento objetivo e da racionalidade por meio das Ciências Positivas. O Positivismo representou o momento de maior evidência da Ciência, estabelecendo as estruturas curriculares tradicionais que estão presentes nas escolas e instituições de Ensino Superior, faculdades e universidades por todo o mundo. Ele também ocasionou um tipo de fragmentação ou uma outra dicotomia entre teoria e prática, que é uma das características das profissões modernas, nas quais a especialização é cada vez mais incentivada.

Essa fragmentação tornou-se evidente na política educacional brasileira já no início do século XX, havendo uma separação entre Educação Intelectual (da mente), Moral (da alma) e Física (do corpo), pois todas contribuiriam para a Educação Integral. A respeito da Educação Física, que deveria se ocupar do corpo dos alunos, percebeu-se uma influência da Medicina e do Higienismo. Houve uma preocupação exagerada com a saúde pública e também com a higiene individual e coletiva.

Mais recentemente, as relações do corpo com o meio ambiente refletiram uma tentativa de superação das dicotomias, integrando o ser humano em corpo, mente e alma ou, pelo menos, em dimensões afetivas, sociais, psicológicas e motoras, respeitando a subjetividade e as diferenças individuais. Exemplos podem ser percebidos na teoria que apoia a existência de inteligências múltiplas (GARDNER & GOLEMAN, 1995) e também em propostas que visam estabelecer uma consciência ambiental (ENVIRONMETRICS, 1996), um tipo de "ecocentrismo", em que o meio ambiente seria o centro de tudo. Uma limitação desse entendimento é a separação que se faz entre o corpo, integrado à mente e à alma, e o meio ambiente que circunda o corpo. Deste modo, não há continuidade entre o ser humano e o mundo, mas uma separação ou ruptura entre os dois.

A superação desse limite poderia ocorrer com a integração entre corpo, mente, alma e o meio ambiente em um tipo de "autoecocentrismo". Essa possibilidade refere-se a uma integração do ser humano com o meio, onde o corpo representaria uma continuidade entre a individualidade e o amplo contexto ambiental, que é físico, social, cultural, político, econômico etc. Algumas contribuições no campo filosófico permitem vislumbrar esse papel do corpo, inclusive na Educação Física, a partir da fenomenologia (DREYFUS, 1992; MORGAN & MEIER, 1988).

Essa visão é voltada para a autonomia, a fim de capacitar os alunos para compreender o corpo e sua relação com a cultura. Para isso, ao professor compete elaborar aulas nas quais os alunos possam conhecer, usufruir e transformar os limites e as possibilidades do seu próprio corpo. Aulas em que possam também apreender de forma crítica a estética corporal e os modismos que são veiculados pela mídia a respeito das práticas corporais. Esse tipo de aula pode contribuir para a alteridade e evitar o predomínio do individualismo, que prejudica a capacidade de se colocar plenamente no lugar do outro.

9.1.2 O que se espera que o aluno saiba?

Conhecer o próprio corpo pode ser o princípio de todo o conhecimento que alguém pode ter, pois entendemos que conhecer o corpo é conhecer a si mesmo. Esperamos que os alunos na Educação Básica aprendam a conhecer o próprio corpo, seus detalhes internos, sua subjetividade e afetividade interpessoal. Eles também não devem se limitar a esse conhecimento, pois seu corpo está relacionado com o seu ser, os outros e a cultura, enfim, com o mundo que nos cerca e o contexto mais amplo do ambiente.

Para que isso aconteça é necessário que os professores de Educação Física saibam como ensinar esses conteúdos. E, nesse sentido, os professores necessitam compreendê-los antes de ensiná-los, porque ensinar engloba compreender, refletir e criticar.

9.2 Relação com a Educação Física

O corpo envolve diferentes sentidos e significados (polissemia) e também a ele são atribuídos diferentes valores (dicotomias) em oposição a outros elementos, como a mente, a alma ou o próprio meio ambiente. Como relacionar essas questões ao processo de ensino e aprendizagem é o desafio da Educação Física escolar.

Conhecer o corpo é mais do que saber quais são as suas partes e o que essas partes podem fazer. Devemos confrontar quaisquer ideologias que reduzam as possibilidades do corpo e que o fragmentem, sendo necessário compreender o processo de constante mudança que caracteriza o corpo, como ocorre seu crescimento e seu desenvolvimento.

Corpo humano indissociável: entender que o corpo em si é isento de dicotomias, ou seja, ele é único e não é menos importante que a mente ou o intelecto. Necessitamos entender que um corpo é inteiro, e não separado em partes, pois ele possui tanto uma individualidade quanto raízes com o meio ambiente.

Noções de crescimento e desenvolvimento: o que significa ter um corpo normal? É importante entender a noção de "normalidade" como sendo apenas a mais frequente estatisticamente. Como exemplo, temos os *percentis* com curvas de crescimento que podem ser construídos com qualquer amostra populacional e que podem ser diferentes para cada uma delas. Devemos entender também as relações entre as influências filogenéticas ou predominantemente biológicas e as influências ontogenéticas ou predominantemente culturais sobre o processo de crescimento e desenvolvimento corporal.

Exemplos	Atitudes	Conceitos	Procedimentos
Corpo Indissociável	SER corpo, e não ter corpo – solicitar que os alunos reportem oralmente ou por escrito como se veem e se sentem, a fim de que percebam que o que são está intimamente relacionado à percepção que têm do próprio corpo	Papel do corpo no processo de ensino e aprendizagem – utilizar os órgãos dos sentidos para perceber diferentes conceitos, como temperatura, elementos naturais (terra, vento e água) e pontos cardeais (norte, sul, leste, oeste e suas relações com as partes do corpo)	Ginástica natural em diferentes condições ambientais – vivenciar movimentos de diferentes seres vivos, como animais e insetos e também as formas de plantas e minerais, a fim de constatar as semelhanças entre nosso corpo e os elementos ambientais
Crescimento e Desenvolvimento	Respeito às diferenças individuais – relacionar as diferenças corporais entre os alunos e alunas de uma mesma turma e explicar que todos os seres humanos possuem diferenças entre si, pois são todos únicos	Idade biológica e idade cronológica – diferenciar aspectos corporais de alunos com a mesma idade, salientando suas características morfológicas diferentes em uma mesma turma	Vivências com alunos de vários ciclos, anos ou turmas – vivenciar as mesmas atividades com alunos de diferentes idades, a fim de verificar as diferenças que apresentam nas práticas corporais

9.2.1 Saúde coletiva e hábitos saudáveis

Além das condições básicas de saneamento, epidemiologia e medidas profiláticas, como a vacinação e o acompanhamento por profissionais especializados, a saúde coletiva depende também dos hábitos individuais, que incluem cuidados com o corpo relacionados com a alimentação, profilaxia de condições patológicas (doenças, enfermidades), necessidades especiais, higiene e nível de estresse.

Nutrição: entendimento das necessidades cotidianas de macro (carboidratos, lipídios e proteínas) e micronutrientes (vitaminas e aminoácidos essenciais), bem como a influência das atividades físicas sobre essas necessidades; por exemplo, a relação entre aporte e gasto calórico e a prática sistemática de exercícios.

Patologia e necessidades especiais: saber as relações da atividade física com algumas doenças; por exemplo, cardiopatias, afecções pulmonares, diabetes, hipertensão e câncer. Devemos também conhecer algumas contribuições da atividade física para o sistema imunológico. A questão dos portadores de necessidades especiais devido a deficiências físicas e mentais é fundamental, assim como outras necessidades ocasionais devido à adolescência (aumento de níveis hormonais) e ao envelhecimento (diminuição de níveis hormonais).

Estilo de vida: saber sobre relações sociais e práticas individuais saudáveis frente ao bem-estar, evitando os fatores de risco à saúde, como o estresse. Preservar a higiene e manter a segurança na realização de movimentos que possam oferecer riscos à integridade corporal.

Exemplos	**Atitudes**	**Conceitos**	**Procedimentos**
Nutrição	Estabelecer uma dieta saudável – submeter os alunos a um período experimental de dieta específica, enfatizando os grupos alimentares	Termorregulação; RDA (recomendação diária alimentar) de macro e micronutrientes – compreender que diferentes atividades físicas requerem necessidades alimentares também diferentes, como maior consumo de proteínas em atividades aeróbias prolongadas	Relacionar dieta adequada ao nível de atividade física, considerando a reposição hídrica – vivenciar diferentes atividades (aeróbias e anaeróbias) após um período experimental de dieta (no mínimo 1 semana de dieta específica)

(Continua)

Exemplos	Atitudes	Conceitos	Procedimentos
Patologia e Necessidades Especiais	Alteridade em relação às PPD (pessoas portadoras de deficiência) – estabelecer contato com PPD, inclusive na própria turma, por exemplo: trocar os óculos dos alunos que os usam com os que não usam, para vivenciar algumas atividades; considerar que todos somos portadores de necessidades especiais (PPNE – pessoas portadoras de necessidades especiais) que dependem de situações específicas, por exemplo: necessitamos de ajuda em certas situações, como para aprender algum movimento que nem todos os alunos conseguem realizar, que ainda não dominam	Relação da atividade física com algumas doenças – compreensão dos benefícios da prática sistemática de atividade física para as diversas funções dos sistemas biológicos, como o imunológico, cardiovascular, respiratório, digestório e locomotor; compreensão também dos riscos, principalmente de desenvolvimento de doenças osteoarticulares e lesões musculares pela prática inadequada de movimentos	Vivenciar práticas que simulem algum tipo de deficiência – restringir a visão, a fala, a audição ou os movimentos de alguns segmentos corporais em algumas vivências
Estilo de Vida	Valorização da atividade física enquanto hábito saudável – realizar atividades físicas que não ultrapassem os limites das capacidades do corpo, mas que melhorem as capacidades corporais, podendo melhorar esses limites	Influência da mídia nas escolhas dos alunos – compreender criticamente quais são as diferenças entre as práticas corporais verificadas na mídia, principalmente na TV, e aquelas que podemos praticar no dia a dia, considerando a saúde e a integridade corporal	Vivenciar as atividades favoritas dos alunos na escola e fora dela – vivenciar e verificar as condições propícias para a realização das diferentes atividades, como locais e equipamentos de segurança

9.2.2 Qualidade de vida e gerenciamento autônomo da atividade corporal

O nível da qualidade de nossas vidas depende muito dos movimentos que conseguimos realizar e do grau de autonomia com que realizamos as atividades corporais no cotidiano. É importante ensinarmos aos alunos como gerenciarem suas atividades corporais, ou seja, como organizarem suas práticas de lazer, considerando sua própria segurança e as características de seu comportamento motor.

Atividades diárias e comportamento motor: compreender as habilidades e as capacidades necessárias à prática de atividades físicas de modo cada vez mais complexo e autônomo. Aprender estratégias para o aprendizado de novas habilidades, e não somente o aprimoramento da técnica das habilidades já aprendidas.

Lazer: reconhecimento e valorização dos espaços e do tempo livre na escola, como o recreio. É importante ainda o desenvolvimento de programas *extracurriculares* por parte dos próprios alunos, que podem ser discutidos nas aulas com toda a turma. Por exemplo: elaborar um programa de atividades físicas para os pais e discuti-lo, defendendo-o e justificando-o. Ou organizar festivais de jogos entre os moradores da mesma vizinhança, a fim de discutir diversas preferências de atividades físicas.

Segurança: a questão da segurança envolve dois entendimentos principais. O primeiro é quanto aos materiais, equipamentos e ao ambiente, que devem ser seguros para a prática da atividade. O segundo é quanto aos próprios limites do corpo e à busca pela superação desses limites. É necessário considerar a saúde ideologicamente associada ao esporte e às práticas similares ao esporte hegemônico, mesmo quando adaptadas. Algumas questões podem exemplificar essa preocupação: será que devemos buscar nos superar ao máximo constantemente? Quais os benefícios dessa superação de limites?

Exemplos	Atitudes	Conceitos	Procedimentos
Comportamento Motor	Considerar os vários meios para solução de problemas motores – perceber que há diferentes maneiras de se resolver uma mesma tarefa motora em diferentes atividades	Habilidades e capacidades; processo de desenvolvimento motor – diferenciar habilidades e capacidades em atividades que simulem o processo de desenvolvimento motor, por exemplo: vivenciar atividades, analisando que capacidades são usadas para realizar movimentos de locomoção, estabilização e manipulação	Estratégias de variabilidade em aprendizagem motora – realizar movimentos semelhantes de acordo com diferentes estratégias, por exemplo: arremessar para um colega, em direção a um alvo fixo (paredes, balizas ou aros) ou móvel, como um colega em movimento ou algum objeto móvel
Lazer	Valorização do tempo livre e dos espaços – relatar as atividades realizadas fora do ambiente escolar no tempo de lazer	Organização de atividades em diferentes grupos sociais – compreender o conceito de grupos sociais e que podemos nos relacionar com diferentes grupos, conforme nossos interesses e as situações	Montar um programa de atividades e discuti-lo – realizar um programa de atividades físicas, discuti-lo e vivenciá-lo, a fim de perceber sua adequação ao tempo de lazer

(Continua)

Exemplos	Atitudes	Conceitos	Procedimentos
Segurança	Busca de locais e situações adequados à prática de atividades físicas; uso de equipamentos de segurança – procurar diferentes espaços na comunidade em que possam ocorrer atividades físicas	Tipos de lesões mais frequentes; noções de primeiros-socorros – compreender quais são os tipos de lesões mais comuns na prática de atividades físicas e quais os socorros emergenciais mais adequados em cada caso	Vivenciar atividades com e sem equipamentos de proteção – vivenciar diferentes atividades que possam comprometer a integridade corporal, com equipamentos adequados de segurança e sem tais equipamentos, relatando as sensações percebidas em ambas as situações

9.2.3 Interação ambiental, aspectos pessoais e interpessoais

É por meio de nosso corpo que interagimos com o meio ambiente que nos cerca. O ambiente é complexo e formado não apenas por coisas e animais, mas também por pessoas. Nesse sentido, são nossos aspectos pessoais, presentes no nosso corpo, que permitem que estabeleça relações interpessoais com outros seres humanos, considerando os aspectos presentes no corpo.

Anatomia: conhecer as estruturas de nossa anatomia geral (esplancnologia) e a anatomia do aparelho locomotor.

Fisiologia: conhecer os diferentes sistemas e suas alterações durante o exercício.

Bioquímica: saber como ocorre a obtenção de energia em nosso organismo, conhecendo as vias de utilização dos substratos energéticos, como ATP e CP, os processos de tamponamentos e os ciclos metabólicos, como o anabolismo e o catabolismo.

Psicologia: compreender o processo de criação e transformação de referenciais para as relações humanas, como autoconceito, autoimagem e esquemas corporais.

Biomecânica: saber analisar as características mecânicas do movimento do corpo humano. É importante também percebermos as alavancas biológicas que possuímos, os tipos de força que podem ser aplicados ao aparelho locomotor, grupos musculares envolvidos em diferentes atividades e o conceito de centro de gravidade.

Exemplos	Atitudes	Conceitos	Procedimentos
Anatomia	Conhecimentos dos componentes do seu corpo – realizar diferentes movimentos usando as partes do corpo mais adequadas para cada atividade	Anatomia geral e aparelho locomotor – saber as diferenças principais entre os órgãos e suas funções e sobre o aparelho locomotor	Visualizar o corpo humano usando uma figura – reconhecer no próprio corpo suas diferentes partes e saber realizar movimentos envolvendo essas partes
Fisiologia	Observar o dinamismo de nosso corpo – reconhecer os limites do nosso corpo, como o limiar anaeróbio durante uma corrida	Sistemas e suas alterações – saber como se comportam os diferentes sistemas durante o exercício	Alterações na frequência cardíaca, respiração e a sudorese na atividade – vídeo que mostre o movimento do corpo por dentro
Bioquímica	Conhecer as substâncias que nos compõem – reconhecer-se e aos componentes do corpo nos reinos animal, vegetal e mineral, ou seja, na própria natureza que nos compõe	Obtenção de energia – saber sobre os meios de obtenção de energia e como ocorre sua conversão no nosso corpo	Observação de um exame de algum aluno ou mesmo de alguém próximo (pais ou parentes) – vídeo que mostre o corpo nas relações internas
Psicologia	Autoconhecimento do seu corpo – perceber o próprio comportamento durante a prática de atividades físicas	Esquema corporal, autoconceito, autoestima – analisar criticamente os próprios movimentos, apreendendo-os esteticamente	Sentir o corpo pelo toque – massagear o próprio corpo e os dos colegas, a fim de verificar suas semelhanças morfológicas e comentando as sensações que surgirem ao toque
Biomecânica	Usar estratégias biomecânicas para melhorar o desenvolvimento de uma atividade – saber como utilizar um movimento mais adequado para resolver uma tarefa motora	Sistema de alavancas – saber o que é uma alavanca e quais são as principais alavancas que possuímos em nosso corpo; compreender as diferentes estruturas articulares que temos	Vivenciar um arremesso, utilizando uma alavanca maior e outra menor, e sua relação com a potência do lançamento – experimentar diferentes movimentos, variando seus aspectos biomecânicos

9.3 Os conteúdos relacionados com o conhecimento sobre o corpo e suas dimensões

9.3.1 Possibilidades de trabalhar com a dimensão conceitual dos conteúdos

Podemos trabalhar todo o conhecimento sobre o corpo (fatos, conceitos e princípios) por meio de analogias e inferências a partir das vivências. Contudo, observamos que, de acordo com o tempo que o professor tem disponível, como poucas aulas sequenciadas por semana, é preferível relacionar os conceitos antes das próprias vivências. Sugerimos para isso que a aula se relacione à dimensão conceitual partindo das práticas corporais exteriores à escola. Desse modo, mesmo que o professor tenha poucos encontros com a turma durante a semana na escola e, consequentemente, poucas vivências nas aulas de Educação Física, as experiências dos alunos nas atividades realizadas durante a semana podem ser resgatadas na proposta de aula.

Podemos elaborar os conceitos a partir dessas vivências e histórias, solicitando que os alunos relatem suas atividades semanais relacionadas com a Cultura Corporal de Movimento. Assim, em um segundo momento, focalizaríamos a reflexão sobre essa ação por meio de conceitos, fatos e procedimentos desenvolvidos pelo professor. Logo após, enfatizaríamos um pensar sobre as histórias, vivenciando-as em uma reflexão sobre a ação na própria ação. Por fim, utilizaríamos estratégias, como trabalhos realizados fora do ambiente de aula, que pudessem ligar o que foi desenvolvido na aula com o que é feito pelos alunos fora da escola e o que será trabalhado na próxima aula. Podemos solicitar, por exemplo, que os alunos façam já em casa essa relação de atividades, registrando-as em caderno ou outro instrumento de anotação, como um diário.

Podemos pensar também em trabalhar as vivências virtuais dos alunos, partindo dos programas, seriados, filmes e *games* que mais apreciam ou *sites* preferidos na *internet*. Devemos considerar pertinentes as vivências relacionadas com a Cultura Corporal de Movimento, que podem assumir várias formas fictícias para a representação do corpo humano em movimento, como história em quadrinhos, literatura, jogos de botão e xadrez. É crucial relacioná-las, na medida do possível, com a temática da aula. Para tanto, é necessário sistematizar as aulas de modo flexível, para abrangerem o conhecimento prévio de seus alunos.

9.3.2 Possibilidades de trabalhar com a dimensão procedimental dos conteúdos

O mais importante em nosso entendimento é a meta proposta nas aulas e o trabalho voltado à diversidade de soluções corporais para situações problemáticas. Sugerimos, por exemplo, que o professor trabalhe mais a tática do que a técnica em situações de jogos ou modalidades esportivas, para que se possa incluir todos os alunos, mesmo com diferentes níveis de habilidade motora, e respeitando sua individualidade. Explicitamos que nesse trabalho é possível também refinar a técnica aos poucos, a fim de não excluir aqueles alunos que têm preferência pelo esporte no seu sentido mais restrito. Desta forma, os alunos podem desenvolver uma percepção crítica das restrições do esporte e, se escolherem esse caminho em suas práticas corporais autônomas, será uma escolha declarada e consciente por esse tipo de conteúdo e pelas habilidades específicas que ele oferece em determinados jogos ou vivências.

Não pretendemos, entretanto, enfatizar as modalidades esportivas e suas regras específicas, nem um entendimento hegemônico de corpo. Para evitar isso, sugerimos que o professor considere as possibilidades de trabalhar os limites e potencialidades do corpo nas vivências. Por exemplo: a massagem e a automassagem podem ser atividades de descoberta da sensibilidade do próprio corpo e do corpo dos outros, bem como a reestruturação postural global (RPG).

O papel das danças e das ginásticas – como a rítmica desportiva e as duas vertentes mais difundidas na atualidade, relacionadas com o componente aeróbio e com a calistenia – pode potencializar uma consciência corporal que fundamente a discussão sobre estereótipos, como o de gênero. Essa fundamentação também pode ampliar a compreensão do papel do corpo nas modalidades radicais:

- B3 – *bikes*, *blades* e *boards* ou bicicletas, patins e *skates*
- *outdoors* – atividades ao ar livre, como *rafting* e rapel
- *X games* ou jogos extremos – modalidades que enfatizam a relação entre o corpo e o meio ambiente.

9.3.3 Possibilidades de trabalhar com a dimensão atitudinal dos conteúdos

Propomos que nossos alunos devem superar a ideia de que o corpo é fragmentado, como nos modismos do culto ao corpo. Para isso, podemos usar vídeos e também as próprias vivências, a partir dos quais surgem os conflitos relacionados com o corpo nas situações práticas. Para utilizar criticamente recursos audiovisuais, sugerimos aos professores que enfatizem a leitura da mídia com seus alunos. Reforçamos que a formação dessa competência se dá por meio de quatro etapas básicas – choque emocional, conflito dos sentidos, formação de opinião e distanciamento crítico – e que podemos usar a produção de vídeo feita pelos próprios alunos durante as aulas.

Houve uma forte tendência de homogeneização do corpo na sociedade industrial e que ainda está presente na sociedade pós-moderna, por isso devemos considerar as maneiras pelas quais as imagens do corpo são veiculadas pela mídia, como revistas, jornais e televisão. É necessário verificar como esse corpo é representado pelo mercado e como ele é construído em sua subjetividade. Convém observar que a esse corpo-objeto é praticamente exigido "ter prazer" como parte integrante de uma boa qualidade de vida.

Podemos solicitar que cada aluno explique uma vivência corporal que seja prazerosa e significativa para ele, considerando a diversidade de manifestações possíveis à Cultura Corporal de Movimento. Por exemplo: lutar, andar de *skate*, patins e dançar. Podemos incentivar os alunos a levarem seus equipamentos para a aula e abrir a possibilidade de todos vivenciarem as atividades. Isso pode ser viabilizado por meio de grupos de trabalho. Em determinadas aulas, os grupos se organizariam para administrar tais momentos, assumindo a regência da classe e fomentando sua autonomia.

Enfatizamos que o professor pode permitir que quaisquer manifestações culturais sejam apresentadas pelos alunos, em qualquer ciclo de escolarização, sem restrições, considerando que devem ser relevantes no cotidiano da turma. Nossa experiência a partir de intervenções sistemáticas na Educação Infantil e nos ciclos iniciais do Ensino Fundamental mostrou a presença mais evidente de jogos e combinação de habilidades motoras. Nos últimos ciclos e no Ensino Médio, os alunos preferiram vivências esportivas e de atividades especializadas. Isso confirma parcialmente os pressupostos de algumas abordagens da Educação Física escolar, como os Parâmetros Curriculares Nacionais (PCNs). No quadro a seguir, há uma relação entre algumas estratégias e as dimensões dos conteúdos mais reforçadas por elas.

Atividades	**Conceitos**	**Procedimentos**	**Atitudes**
Vídeos sobre o corpo			✓
Vídeos produzidos pelos alunos		✓	✓
Pensar sobre as vivências corporais, vivenciando-as	✓	✓	✓

9.4 Como se trabalha o conhecimento sobre o corpo na prática?

Pensamos que os conceitos, as atitudes e os procedimentos referentes ao corpo podem ser elaborados mais adequadamente se algumas estratégias forem observadas. No cotidiano de uma escola, diversos elementos podem contribuir para aprimorar o processo de ensino e aprendizagem, sobretudo se a Educação Física estiver de fato integrada à proposta política e pedagógica da escola. Isso ocorre mais frequentemente nos projetos interdisciplinares e no planejamento coletivo que envolve o uso de recursos materiais e espaços diversos.

Gênero: sugerimos que o professor considere as especificidades da aprendizagem de seus alunos e de suas alunas. As percepções que ambos têm dos conteúdos são diferentes? Podemos discutir isso nas aulas. Podemos questionar: as experiências que trazem sobre os conteúdos das aulas também são diferentes? Quais os estereótipos que permeiam os conteúdos tratados pela Educação Física, sobretudo o papel do corpo?

Materiais e espaços: ao pensarmos nas dimensões atitudinais, conceituais e procedimentais dos conteúdos, poderíamos lançar mão de recursos estranhos ao meio da Educação Física como: livros, revistas, quadro-negro e outros recursos comuns aos demais componentes curriculares, mas que são pouco usados nesta disciplina. Por que restringir o ambiente das aulas apenas à quadra? Será que somente as bolas, os cones, arcos e similares são recursos suficientes para elaborar a diversidade de conceitos, fatos, atitudes e procedimentos que a Cultura Corporal de Movimento possibilita?

Podemos usar a sala de aula, quadra ou ginásio, pista, pátio, *playground* e até mesmo espaços externos como parques, praças e praias, conforme a disponibilidade regional para o trabalho na mesma unidade do curso ou, se possível, até em uma mesma aula. Devemos trabalhar esses diferentes espaços de maneira associada, elaborando as sensações corporais frente a essas diferenças. Quais os espaços que correspondem melhor às condições de vida dos alunos? É de fato interessante utilizar apenas a quadra, quando os alunos e alunas não dispõem desse espaço nas localidades em que vivem? Talvez realizar atividades que requeiram espaços diferenciados e sem delimitação de tempo, como ginástica, dança e atividades rítmicas, gerem oportunidade aos alunos de vivenciarem tais práticas.

Tempo pedagógico: consideramos que o tempo necessário para a aprendizagem às vezes pode ultrapassar o limite de tempo disponível em apenas 1 dia letivo. Por isso, uma sequência de aulas pode ser mais indicada para elaborar conhecimentos referentes ao corpo.

9.5 Considerações sobre a avaliação

Para aferir se o processo de ensino e aprendizagem tem sido implementado a contento em quaisquer de suas etapas, precisamos avaliá-lo em todos os momentos. As questões seguintes ilustram as preocupações básicas que temos com o processo avaliativo e com os critérios que esse processo deve ter.

Por que avaliar? Para o professor ter *feedback* do processo em andamento. Para os alunos terem uma ideia mais precisa do estágio atual de seu processo de aprendizagem. Para ambos poderem discutir e criticar o processo global, a fim de aperfeiçoá-lo.

O que avaliar? Os conceitos, as atitudes e os procedimentos elaborados em relação ao corpo. Devemos buscar entender este processo como algo indissociável, e não passível de fragmentações.

Quando avaliar? Durante TODO o processo de ensino e aprendizagem. A avaliação deve ser constante e contínua, localizando ou enfatizando alguns pontos críticos do processo, como mudanças nas unidades temáticas em uma avaliação mais pontual.

Como avaliar? Filmagem das aulas e principalmente das vivências, para avaliar atitudes e procedimentos. Provas escritas, dissertativas, testes ou exames orais, para avaliar conceitos. Desenhos e representações gráficas, para avaliar atitudes. Observação realizada tanto pelos alunos quanto pelo professor de modo sistemático, por meio de um *check-list* elaborado conjuntamente e a criação de grupos de trabalho que analisem as aulas, para avaliar procedimentos. Autoavaliação pelos alunos e alunas, para aprofundar a reflexão sobre as aulas.

Sugestão para pesquisa

Leia o seguinte texto e pesquise o significado dos tópicos destacados em negrito. Após a pesquisa, complete o quadro com exemplos.

O Corpo e a Mídia: SER ou não SER?

Nosso objetivo é a formação de cidadãos críticos e autônomos. Para formar nossos alunos nesse sentido, devemos considerar a inclusão como elemento essencial no processo de ensino e aprendizagem. Incluir todos os alunos nas atividades significa considerar suas **potencialidades e limitações corporais**, mesmo que isso signifique modificar, planejar e reelaborar constantemente as atividades propostas.

No trato com o próprio corpo, devemos buscar uma visão ampla de que o mesmo é autônomo, mas também dependente dos outros. Essa relação entre autonomia e dependência ou interdependência deve significar para o aluno que ele **É um corpo**, e não que apenas tem um corpo. E deve significar também que esse **corpo está integrado ao meio**, que é relacional, pois diz respeito às pessoas, e ambiental, pois diz respeito ao meio físico, social e cultural. Traçamos, assim, um novo mapa do corpo, que é indissociado e integrado, ao contrário do que se observa na mídia, que trata de fragmentar tudo aquilo que expõe, inclusive o corpo.

Temos a divulgação de complementos alimentares, as chamadas "bombas" e equipamentos de ginástica passiva por eletroestimulação que enfatizam a noção de **TER um corpo** saudável, atlético, forte e esbelto. Em vez de nos exercitarmos conscientemente e de corpo inteiro, tendemos a fazê-lo de forma vazia e mecânica, geralmente em espaços artificiais, como academias. Apenas o nosso corpo se fortalece ou se exercita, e não nosso SER. Se entendermos que somos de fato um corpo e pretendermos que nossos alunos elaborem um entendimento semelhante, como devemos proceder nas aulas? Como enfrentar a visão fragmentada e parcial que a mídia oferece?

Tópicos	**Exemplos**
Potencialidades e limitações corporais	
SER um corpo	
Corpo integrado ao meio ambiente	
TER um corpo	

Sugestão para debate e discussão

A partir da pesquisa com base no texto anterior, discuta com seus colegas de turma como os temas transversais podem contribuir para o conhecimento do corpo. Use o texto a seguir no debate.

O corpo e os temas transversais

Devido à diversidade de significados atribuídos ao corpo na sociedade atual, percebemos que os temas transversais apontados pelos PCNs podem contribuir para o trabalho docente. A atribuição de diferentes significados e valores ao corpo deve ser discutida nas aulas, partindo de pontos polêmicos como: consumismo, mídia, estética, lazer, saúde etc.

Os temas sociais urgentes suscitam problemas para a Educação Física. É ainda incerto como devemos tratar questões éticas pertinentes ao consumismo, às demandas do contexto capitalista em relação ao trabalho e a estratificação social. Os temas ainda contemplam outras questões incomuns. Como lidar, por exemplo, com questões de gênero e sexualidade nas aulas? Devemos incluir esses tópicos na formação inicial do professor? Defendemos uma formação profissional que compreenda tais questões, ainda que o currículo de diversas instituições de ensino superior tenha que ser revisado, o que não é simples em nosso meio acadêmico.

Atividade prática

As disciplinas no currículo escolar ainda sofrem certa influência da dicotomia entre corpo e mente. Prova disso é a lógica da aprendizagem em sala de aula, na qual o aluno deve permanecer imóvel para assimilar o conteúdo a ser aprendido. Para superar essa condição em que a participação corporal é excluída, podemos utilizar os projetos interdisciplinares na intervenção docente. Seguem-se algumas propostas de projetos que envolvem o conhecimento sobre o corpo. Escolha um dos temas e procure desenvolver um plano de aula de Educação Física com seus colegas de turma. Se possível, converse com colegas da graduação nas áreas citadas e planeje em conjunto a aula.

- **Educação Física & Biologia** – em conjunto com a Biologia, poderiam ser elaborados conceitos de filogênese e ontogênese do movimento. Isso significa que influências tanto genéticas quanto culturais na evolução humana devem ser evidenciadas, a fim de associar o ser humano ao meio ambiente, não apenas inserindo-o nesse meio, mas sendo parte integrante dele, principalmente da fauna e da flora.

- **Educação Física, Informática & Inglês** – a questão do papel do corpo no comportamento inteligente é um exemplo possível, sendo relevante na área de inteligência artificial. Podemos apontar que um dos limites de um sistema computacional inteligente é a ausência de um corpo similar ao humano, além da terminologia inglesa na área de informática relacionada com o movimento.

- **Educação Física & Física** – podemos discutir a relatividade quanto ao tempo destinado às práticas de lazer *versus* a virtualização do lazer. Algumas questões podem orientar essa discussão: a Educação Física pode ser vivenciada em qualquer tempo disponível, quando o aluno bem quiser? Isso só se aplicaria se a Educação Física fosse entendida como lazer? O corpo humano se manifesta independentemente da noção de tempo e espaço real? Por exemplo: nos *games* e no *cyberespaço*, qual é a representação do corpo humano? Além disso, é possível aprofundarmos noções de biomecânica, como centro de gravidade e os conceitos de alavancas nas articulações dos membros superiores (MMSS) e inferiores (MMII).

- **Educação Física, Geografia & Filosofia** – a concepção de corpo nas diferentes culturas ao redor do mundo e a visão do corpo com o advento da globalização podem ser temas pertinentes. Há ainda a possibilidade de discutir a noção de corpo ideal, a ideia de hegemonia e a existência de padrões corporais universalizados.

- **Educação Física & História** – as mudanças, variações e transformações no ideal de corpo em diferentes momentos e locais da civilização humana podem ser discutidas, assim como as formas, estruturas, os costumes e valores agregados às práticas corporais. Questões como a eugenia e o higienismo no início do século XX no Brasil, além do uso político do esporte e da disciplina corporal pela ditadura militar na década de 1970 podem ser temas relevantes.

- **Educação Física & Química** – podemos analisar o equilíbrio energético entre corpo e ambiente de modo interdependente. E também há questões como nutrição, produção de ATP e alterações bioquímicas no organismo humano.

- **Educação Física & Matemática** – podemos trabalhar soluções para problemas em que o corpo reduza a incerteza das respostas. Há vários meios para atingir um mesmo resultado, como no caso dos sistemas em matemática, que podem ser tomados como situações em que há alguma incerteza ou ambiguidade nas respostas, mesmo em uma ciência exata. É uma situação parecida com o processamento de informações do sistema motor humano, que opera da incerteza para a certeza relativa. Primeiro, escolhemos um plano de ação e depois o executamos sem saber com certeza se ele é o mais adequado, como nas análises estatísticas de probabilidades.

- **Educação Física & Educação Artística** – podemos possibilitar vivências que enfatizem a estética no movimento corporal. Para isso, podemos diferenciar a dança de outras atividades que envolvem o ritmo. Atividades expressivas que envolvam a comunicação não verbal, como a mímica e a ginástica natural, são elementos que podem ser trabalhados em conjunto.

Para saber mais

Você conhece o conceito de prática corporal? Pesquise este e outros conhecimentos sobre o corpo no seguinte livro: DAOLIO, J. **Da cultura do corpo**. Campinas: Papirus, 1995.

Veja também alguns conteúdos citados neste capítulo, como as "Práticas Corporais Alternativas" e a "Ginástica", nos **Cadernos do Professor da Proposta Pedagógica Curricular do Estado de São Paulo** referentes à Educação Física, bem como os temas "Corpo, Saúde e Beleza" e "Organismo Humano, Movimento e Saúde", que discutem temáticas relacionadas com o conhecimento sobre o corpo, voltadas para o Ensino Fundamental e o Ensino Médio. Esses Cadernos podem ser encontrados no site: http://www.rededosaber.sp.gov.br

9.6 Integrando conceitos, atitudes e procedimentos

EU MOVO O MEU CORPO E MEU CORPO ME MOVE!

O professor sugere aos alunos que caminhem de mãos dadas (duplas, trios, quartetos) lado a lado, frente a frente, mãos nos ombros, na cintura, e em seguida tocando-se com os cotovelos, cabeça, joelhos, peito, costas, pés, da maneira a mais variada possível. Tocando-se por qualquer parte do corpo, eles devem circular por todo o espaço disponível e possível, pelos campos dos seres do movimento (forma, velocidade, planos, eixos, dimensões, e outros tantos) semeando a energia, a força e/ou a suavidade do seu gesto e colhendo a simplicidade e a beleza das suas revelações.

Os alunos, *como a proposta sugere*, podem pensar em poesia, em limites e possibilidades, em cores, em sonhos, fantasias, lembrando-se de que eles (seres humanos) são o maior espetáculo até hoje já criado sobre a superfície da Terra, e o...

MOVIMENTO,
...SEU MAIOR RECURSO!

O professor sugere agora que eles se coloquem em algum canto ou no meio da sala, da quadra, do campo, do gramado, do jardim, do parque, ou do bosque onde se encontram no momento, algum lugar que lhes chame a atenção, ou mesmo que não lhes diga nada. O importante é que eles tenham algo a dizer, a investigar, a descobrir, a inventar, a transformar.

Os alunos devem perceber os seus arredores, firmar com seu parceiro um sólido pacto de cumplicidade, estender sua mão, e principalmente seu olhar, cuidadosamente, e em silêncio, convidando-se simultaneamente para ocupar um local para meditação (passiva e ativa), mas, conjunta.

Devem trocar confidências sobre como foi o seu dia, sua semana, seu ontem. Como foi no trabalho, como estão seus sentimentos, como estão os filhos/irmãos/primos/avós. E o marido, como vai? O namoro? A compra daquele livro há muito procurado? O filme "da hora", o trânsito, aquela alegria há muito tempo procurada e (não) sentida? Devem "desafogar" os sinais de estresse que os acompanham, e através de uma expiração calma e profunda, auxiliada por sons de vogais anasaladas:

ahhhhhh!

...em forma de sussuros, gemidos ou suspiros, expulsar seus demônios, chateações e medos.

Os alunos são levados a examinarem, analisarem e determinarem (ou, descubrirem) onde se localiza seu centro e superfície de apoio e equilíbrio, estabelecerem os limites das projeções verticais dos mesmos (usando elásticos, barbantes, bambus ou a própria sombra, como projeções verticais desses fenômenos), organizando, desorganizando e reoganizando vários gestos que impliquem oscilações, perdas momentâneas da estabilidade, e retorno aos pontos de partida.

Eles devem fazer várias voltas em torno de si mesmos, sozinhos ou apoiando-se nos colegas; deslocar-se e fazer vários retornos para si mesmos, de frente, de costas ou de lado. É necessário que percebam os significados do ir e vir, as semelhanças e diferenças, as facilidades e dificuldades após cada tentativa; que discutam os simbolismos do partir, ficar e/ou retornar.

Devem analisar a questão: como seu corpo se comporta, trilhando os percursos criados espontaneamente ou sob a influência de algum colega?

Devem olhar-se e olhar os outros. Como se equilibram? Devem mudar as formas: deitar-se, ajoelhar-se, sentir-se com as pernas estendidas e elevadas formando um **V**, ajoelhar-se sobre uma só perna, subir em um tijolo de madeira, ficar na meia-ponta (experimentar também com os olhos fechados), deitar-se de lado, abrir o corpo em um grande **X**, subir lentamente até a vertical, caminhar a passos curtos e compridos, para a frente e para trás, percebendo como se processa a transferência de peso do seu corpo.

Fazer uma paradinha, permanecer em pé, fechar os olhos, abrir os braços e balançar, acelerando e desacelerando os braços para a frente, para trás, para os lados; fazer o mesmo com as pernas, e perceber como reage a musculatura dos pés, das pernas, da pelve, do tronco e da cabeça.

Caminhar normalmente e perceber que, se não colocarem um pé à frente (como se fossem andar naturalmente), quando deslocarem o centro de gravidade o resultado será uma grande queda. Mas, se colocarem um pé à frente, e permanecerem o mesmo no alto, e mantiverem o centro de gravidade sobre o pé de apoio, poderão tocar qualquer parte do chão e o equilíbrio será mantido.

Uma pausa...

Quando nos movemos, a cada passo, gesto, ou transferência de peso, organizamos a projeção vertical do centro de gravidade para longe da superfície de apoio, e precisamos recuperar o equilíbrio. Damos a esta capacidade física o nome de *equilíbrio instável ou recuperado* (encontrado normalmente na caminhada, na dança, nos esportes, nos jogos, na ginástica). Quando nos movemos, e o pé ou qualquer outra parte do corpo transfere o seu *peso segmentar*, mas deixa a projeção vertical do centro de gravidade sobre a superfície de apoio, a sustentação é mantida, e damos a esta capacidade física o nome de equilíbrio estável (encontrado normalmente nas vivências do Tai Chi Chuan).

Os alunos devem associar a perda e a busca do equilíbrio físico com a perda e a busca do equilíbrio emocional. Para que compreendam a situação como um todo os dois tipos de equilíbrio devem ser vivenciados, oferecendo facilidades e dificuldades para que organizem-se, desorganizem-se e reorganizem-se, enquanto corpo, movimento, emoções, sensações, intuições, alavancas, eixos, planos, direções, forma, funções, estruturas, dinamismos e fluências.

Esta é uma experiência didática da diversidade ou do conflito e da adversidade, que provoca tropeções. Ela faz o aluno levantar-se com as próprias pernas, diferentemente da didática das sequências pedagógicas, onde tudo é preparado para o aluno não errar (e, consequentemente, distanciar-se das aprendizagens conscientes, profundas e significativas).

Com a continuidade da ação pedagógico-artístico-terapêutica que a proposta oferece, a riqueza de experiências o fará trilhar, observar, avaliar e compreender os seguintes fenômenos:

Eu e meu corpo;
Eu e minhas proximidades;
Eu e minhas velocidades;
Eu e minhas energias;
Eu e minhas carapaças;
Eu e minhas pulsações;
Eu e minhas tubulações;
Eu e minhas peristalses;
Eu e meu peso;
Eu e meus fluidos;
Eu e minhas estruturas;

Eu e minhas funções;
Eu e minhas formas;
Eu e minhas emoções;
Eu e meus sentimentos;
Eu e minhas dificuldades;
Eu e minhas habilidades motoras;
Eu e minhas capacidades físicas;
Eu e minhas técnicas de movimento;
Eu e minhas qualidades de movimento;
Eu e minha espiritualidade;
Eu e minhas transcendências.

9.7 Referências bibliográficas

DREYFUS, H.L. **What computers still can't do**: a critique on artificial reason. Massachusetts: MIT Press, 1992.

ENVIRONMETRICS, Conference on. **Abstracts**. São Paulo: Instituto de Estudos Avançados e Instituto de Matemática e Estatística da Universidade de São Paulo, 1996.

GARDNER, H.; GOLEMAN, D. **Inteligências múltiplas**: a teoria na prática. Porto Alegre: Artmed, 1995.

LORENZETTO, L.A.; MATHIESEN, S.Q. **Práticas corporais alternativas**. Rio de Janeiro: Guanabara Koogan, 2008.

MORGAN, W.J.; MEIER, K.V. **Philosophic inquiry in sport**. Illinois: Human Kinetics, 1988.

Jogos e Brincadeiras

10

IRENE CONCEIÇÃO ANDRADE RANGEL
SURAYA CRISTINA DARIDO

10.1 Brincadeiras e jogos na escola

Neste capítulo, apresentaremos nosso entendimento sobre o jogo e sua importância no contexto das aulas de Educação Física, com o objetivo principal de mostrar suas possibilidades de aplicação nas três dimensões do conteúdo: procedimental, atitudinal e conceitual. Além disso, na perspectiva que estamos defendendo, apontamos para alguns procedimentos metodológicos que o professor poderá ter à disposição para o ensino do jogo.

10.1.1 Conceito e importância do jogo

Tão fascinante quanto *jogar*, a palavra jogo emerge dos dicionários possibilitando-nos interpretações diversas. Mais que um jogo? A vida é um jogo. O jogo do intérprete. O barco está jogando de um lado para outro. Este *jogo* de palavras, por si só, já nos fornece uma ideia de sua amplitude. Enfim, poderíamos dizer que o jogo é um universo, compreendido muito bem pelas crianças e, ao mesmo tempo, um fenômeno extremamente complexo. A preocupação com o fenômeno *jogo*, apesar de intensa, vem muito mais de estudiosos da Educação. Quanto à Educação Física, coube, até agora, o interesse pelos jogos em si, com sua utilização, muitas vezes, quase que despreocupada.

Tentaremos abordar formas de se utilizar o jogo, deixando para outros estudiosos o aprofundamento dos conceitos, extremamente importantes, mas que não são o foco deste capítulo.

A respeito do jogo, inúmeros autores, entre eles Caillois (1990), Piaget (1975), Kamii e DeVries (1991), Benjamin (1984), Groos, Stern, Quérat, Claparéde, Bürlhler (*apud* PIAGET, 1975), Kishimoto (1993) e Freire (1994) teceram considerações extremamente ricas. Talvez a mais famosa conceituação, embora às vezes contestada, seja a de Huizinga (1980) para quem:

> *o jogo é uma atividade ou ocupação voluntária, exercida dentro de certos e determinados limites de tempo e de espaço, segundo regras livremente consentidas, mas absolutamente obrigatórias, dotado de um fim em si mesmo, acompanhado de um sentimento de tensão e de alegria e de uma consciência de ser diferente da 'vida quotidiana'* (p. 33).

Tendo em vista a dificuldade de se diferenciar jogo e brincadeira, ou brinquedo na língua portuguesa, assim como em outras línguas, optamos por utilizá-los indistintamente, parafraseando Bomtempo, Hussein e Trevisan (1986). No entanto, o conceito de jogo foi e continua a ser o mais difundido entre os estudos, quer sejam sociológicos, psicológicos, filosóficos ou pedagógicos. Aliás, para Caillois (1990), o termo é tão complexo que a ciência muitas vezes o fraciona, deixando-o à mercê de "pseudodonos".

Concordamos com Freire e Scaglia (2003), para quem tanto a brincadeira quanto o esporte são manifestações do fenômeno Jogo.

O jogo é uma categoria maior, uma metáfora da vida, uma simulação lúdica da realidade, que se manifesta, que se concretiza quando as pessoas fazem esporte, quando lutam, quando fazem ginástica, ou quando as crianças brincam (FREIRE & SCAGLIA, 2003, p. 33).

Segundo Caillois (1990), alguns princípios podem ser verificados no jogo: ser regrado, prazeroso, estar fora da realidade, sem obrigação, absorvente, possuir tempo e lugar próprios etc. Desta forma, o jogo possui a ideia de limites, liberdade e invenção. Ainda segundo esse autor, o jogo torna fácil o que era difícil, razão pela qual a pedagogia e a psicologia principalmente o utilizam na escola; assim, o jogo possui "[...] um papel vital na história da autoafirmação da criança e na formação da sua personalidade" (p. 15).

Impossível pensar em uma criança que não brinque ou jogue. Por esta razão, os jogos e brincadeiras são, muitas vezes, associados à criança, embora saibamos que seu uso não se restringe a esta idade. Principalmente nos tempos atuais, integrantes de grupos de terceira idade passaram a ver nos jogos possibilidades recreativas e, se alargarmos a classificação dos jogos para jogos de azar, veremos que é uma prática para todas as idades.

Piaget (1975) fez uma interessante classificação dos jogos, após observar os jogos espontâneos de suas filhas e os praticados nas escolas ou nas ruas de Genebra. Esta classificação foi também realizada após uma investigação, e, porque não dizer, uma crítica, às classificações de autores como Groos, Stern, Quérat, Bühler e Claparède, estudiosos do comportamento humano e de animais.[1] Para ele, esses autores fizeram observações interessantes, mas deixaram lacunas frente a jogos intermediários e até mesmo clássicos.

Simplificadamente, os jogos para Piaget (1975) estão divididos em jogos de exercício (não modificam as estruturas de pensamento, são meros exercícios de repetição, como, por exemplo, o jogo da criança pequena que atira a colher no chão seguidas vezes; jogo simbólico (exercita uma *"forma singular de pensamento que é a imaginação"*, p. 155); e o jogo de regras, que aparece sobretudo dos 7 aos 11 anos, mas que, diferentemente dos dois anteriores, desenvolve-se durante toda a vida, sendo verificado nos esportes, jogos de cartas, xadrez etc.

---

[1]O comportamento de certos animais, principalmente dos mais novos, como cães, gatos, leões e macacos, assemelha-se ao jogar das crianças na visão de alguns desses autores.

10.1.2 Jogo enquanto patrimônio cultural da humanidade

Sabemos que desde a Antiguidade os seres humanos jogavam e brincavam entre si. Alguns poucos registraram em forma de desenhos esses jogos nas paredes de cavernas. Estas e outras evidências nos mostram que o jogo acompanhou não apenas a evolução histórica, mas esteve presente em todas as civilizações. Assim, encontramos jogos do Egito, da Grécia, da Índia, da China, dos Incas, de Angola, da Espanha e, é claro, do Brasil.[2] Por exemplo, a amarelinha, empinar papagaios ou jogar pedrinhas têm registro na Grécia e no Oriente, comprovando a universalidade dos jogos infantis (KISHIMOTO, 1993).

As brincadeiras costumam variar conforme a região, mas mantêm sua essência, sua forma e sua poesia. O aspecto que mais se altera é a letra das canções e o próprio nome dos jogos. Aliás, no Brasil, há uma riqueza muito grande de jogos e brincadeiras, uma vez que os herdamos dos portugueses, índios e negros em uma quantidade incrível.

Para a psicologia ou para a pedagogia, os registros da forma como uma criança joga e interage com seus parceiros (ou professores) são relativamente novos. Piaget (1975) e Kamii e DeVries (1991) tornaram esses registros mais conhecidos a partir de observações sistemáticas que auxiliam os profissionais a analisarem o desenvolvimento da criança.

A Educação Física, ao considerar o jogo conteúdo, colabora para que o mesmo continue a ser transmitido de geração a geração, alicerçando esse patrimônio cultural tão importante para a humanidade.

10.1.3 As facilidades dos jogos e brincadeiras como conteúdos escolares

Os jogos como conteúdos escolares podem ser considerados como um dos que apresentam maiores facilidades de aplicação por diferentes razões, entre elas:

- não são desconhecidos da criança, uma vez que a maioria já participou de diferentes jogos e brincadeiras;
- não exigem espaço ou material sofisticado (embora possam existir jogos com tais exigências);
- podem variar em complexidade de regras, ou seja, desde pequeno pode-se jogar com poucas regras ou chegar a jogos com regras de altíssimo nível de complexidade;
- podem ser praticados em qualquer faixa etária;
- são divertidos e prazerosos para os seus participantes (a menos que sejam levados a extremos de competição);

[2] Existe entre os índios Kamaiurá, no alto Xingu, uma brincadeira chamada *Kap*, onde meninos e meninas, em grupos diferentes, imitam o zumbido de marimbondo, edificando em um círculo uma casa de areia. Um dos grupos a protege, enquanto o outro tenta destruí-la. Ao ser "descoberto", é perseguido por um ou mais elementos do grupo de defesa. Este e outros jogos podem ser encontrados em http://estadao.com.br/ext/especiais/indios/brincadeiras.htm.

- aprende-se o jogo pelo método global, diferentemente do esporte, que geralmente é aprendido/ensinado por partes. Ao contrário, em um grande jogo, aprendemos jogando, não se explica e se "treina" as partes para depois se jogar; a graça de se aprender o jogo está em justamente jogá-lo. Não se aprende a arremessar para depois se aprender a jogar queimada, o arremesso é aprendido durante o jogo. Se o arremesso deve ser mais forte, mais fraco, em determinada direção, para cima ou para baixo, é o contexto do jogo que vai determinar. Os jogos coletivos foram criados desta maneira, as pessoas aprendiam jogando, somente mais tarde, com a técnica e a ciência é que se passou a ensinar com decomposição das partes.

Existe um falso pressuposto de que os jogos e as brincadeiras infantis só se aplicam a crianças na educação infantil, o que não é verdade, embora alguns cuidados devam ser tomados. Por exemplo, a brincadeira de corre-cotia e batata-quente, bastante conhecidas do universo infantil, são mais apropriadas para crianças menores devido ao baixo nível de exigência e organização. Por outro lado, existem brincadeiras e jogos, como escravos de Jó, que podem ser interessantes e motivantes para crianças e adolescentes, dependendo de como são implementados.

Por isso, podemos afirmar que todos podem e devem jogar, mas o nível (de complexidade/exigência) de cada brincadeira e jogo deve ser adaptado ao nível (de compreensão/habilidade) dos executantes, assim como todas as demais atividades da cultura corporal.

Melo (1997), em pesquisa realizada com alunos do Ensino Médio, implementou um programa de Educação Física utilizando apenas o conteúdo de jogos, por um bimestre. Entre os jogos, o pesquisador propôs: diferentes tipos de queimadas, *hand* sabonete, pique-bandeira, quatro cantos, e outros.[3] Ao fim do programa, os alunos avaliaram positivamente o curso e ressaltaram que esses conteúdos (jogos) deveriam estar presentes sempre que possível nas aulas regulares de Educação Física, o que mostra o bom trânsito que os jogos podem ter, inclusive com alunos mais velhos.

Quando participamos de uma brincadeira ou de um jogo, criamos um tipo de ilusão. Esta palavra, "ilusão", vem do latim, e significa *in ludere* ou "no lúdico", em português. Lúdico é um termo usado para situações em que estamos vivendo uma ilusão, algo que está "fora" da realidade, mas que nos proporciona grande prazer e alegria em participar. É exatamente isso que acontece no jogo: "(...) o maior dos ganhos que se possa esperar do jogo será sempre inferior ao preço da luz que o ilumina" (CAILLOIS, 1990, p. 11).

---

[3] *Hand* sabonete consiste em uma adaptação do handebol, utilizando-se um sabonete como bola, que deve ser molhado em um balde com água deixado no centro da quadra. Outros exemplos de jogos podem ser encontrados em MELO, R.Z. Educação Física na escola: conteúdos adequados ao 2.º grau. Rio Claro: Unesp, 1997. **Monografia** (Graduação), Instituto de Biociências, Departamento de Educação Física.

10.2 Jogos em uma dimensão conceitual, atitudinal e procedimental

Analisando o cenário histórico da Educação Física, podemos perceber que os jogos de uma forma ou de outra sempre estiveram presentes no interior da escola, sobretudo nas últimas décadas, com a presença marcante do jogo desportivo. Mas esta presença esteve quase exclusivamente ligada ao saber fazer, ao executar, e não, por exemplo, a compreender o papel dos jogos na construção do patrimônio cultural. Ou seja, os alunos eram (ainda são) estimulados a praticar os jogos, e não a compreender os significados e os valores que estão por trás deles.

Assim, dentro de uma perspectiva de educação, de Educação Física e de jogos, seria fundamental considerar os procedimentos, fatos, conceitos, atitudes e os valores, como dimensões dos conteúdos, todos no mesmo nível de importância.

A questão que se coloca por ora é a seguinte: quais produtos da atividade humana, relacionados com os jogos, construídos no processo, devem ser assimilados pelas novas gerações? Ou, que conteúdos os alunos deverão adquirir a respeito dos jogos, a fim de se tornarem preparados e aptos para enfrentar as exigências da vida social, exercício da cidadania, e as lutas pela melhoria das condições de vida, de trabalho e de lazer?

Na dimensão procedimental – ligada ao fazer –, podem ser reproduzidas, transformadas e/ou modificadas todas as formas de jogos conhecidas, bem como ser realizadas pesquisas com pessoas da comunidade sobre as diferentes formas de se jogar um mesmo jogo.

Na dimensão atitudinal, ligada aos valores, normas e atitudes, podem ser vivenciadas e discutidas, entre outras: a cooperação, a solidariedade, a inclusão, a relação de gênero, a ética, a pluralidade cultural e a resolução de conflitos. Esta última dimensão, apesar de presente nas aulas, acontece quase sempre sem a intervenção do professor. Levantar a possibilidade de utilizá-la como objetivo da aula pode ser considerado um ponto importante do trabalho docente.

Optamos por exemplificar e dar sugestões apenas a respeito do trato da dimensão conceitual, o que é geralmente deixado de lado quando os professores utilizam o jogo na escola e também porque os valores são praticamente os mesmos que podem ser desenvolvidos no ensino dos demais conteúdos da cultura corporal.

10.2.1 Dimensão conceitual

10.2.1.1 Conhecer o repertório de jogos e brincadeiras dos familiares de diferentes gerações e compreender a dinâmica da produção dos jogos na cultura

O que será que nossos parentes mais velhos jogavam quando eram mais jovens? Será que as brincadeiras de nossos bisavós, nossos avós ou nossos pais eram as mesmas? E as nossas, são parecidas com as deles?

Quando observamos ao nosso redor, percebemos que há semelhanças entre os membros de uma família. Expressões como "tal pai, tal filho" e "filho de peixe, peixinho é" são usadas para descrever essas relações de parentesco. Mas, mais do que as semelhanças físicas (como na expressão "esculpido em carrara" ou popularmente adaptada para "cuspido e escarrado"), pais e filhos compartilham hábitos e costumes, e os jogos podem ser um deles. Neste caso, seria interessante garantir a aprendizagem do aluno no que diz respeito a esses conhecimentos. A seguir, descreveremos uma atividade que, de certa forma, os professores já vêm realizando, e que podem auxiliar os alunos na aquisição de conhecimentos necessários sobre a dinâmica da produção dos jogos na cultura.

Atividade de pesquisa e registro

Solicite aos alunos que:

a) Entrevistem seus pais e avós ou parentes e amigos mais velhos e peçam que eles apontem quais os seus jogos e brincadeiras favoritos quando eram crianças.
b) Comparem as brincadeiras favoritas deles com as suas próprias. Anotem essas informações em um quadro no caderno, seguindo o modelo do quadro adiante.
c) Analisem, com a ajuda de seus colegas, quais são as principais diferenças entre as brincadeiras citadas.
d) Registrem no papel: O que mudou? E por que mudou?

	Avós, parentes ou amigos	**Pais, parentes ou amigos**	**Filhos**
Jogo ou brincadeira 1			
Jogo ou brincadeira 2			
Jogo ou brincadeira 3			

10.2.1.2 Distinguir as características do esporte e do jogo, especificamente conhecer as diferentes formas de organização do espaço, dos recursos materiais, das regras e das formas de organização conforme as necessidades do grupo

Quando propomos algum jogo na escola, podemos solicitar que os próprios alunos proponham as regras, o número de participantes, como atribuir pontos, dividir as equipes etc. Ou seja, os jogos permitem uma adaptação ao contexto onde se joga. O esporte, por seu lado, possui regras mais universalizadas, ou seja, o futebol que se joga na Itália é muito próximo do que se joga no Brasil e no restante do mundo.

O mais importante neste tópico da dimensão conceitual é que os professores forneçam condições para os alunos compreenderem que eles não precisam seguir as regras conhecidas e jogadas nos esportes de alto nível; pelo contrário, sempre que possível, deve-se adaptar o jogo às necessidades do grupo.

Um exemplo esclarece esta questão. Há um tempo, as TVs abertas transmitiam os jogos da NBA de basquete com bastante frequência e o professor de Educação Física reclamava que os alunos viviam quebrando as tabelas da escola, pois tentavam seguidamente enterrar a bola de basquete na cesta tal como observavam na TV. Na realidade, estavam reproduzindo, sem reflexão, o que viam na mídia.

O que estamos propondo é que haja um diálogo entre professores e alunos, de modo que os alunos percebam o que fazem, para que possam refletir sobre as influências que recebem e se suas atitudes estão de acordo com aquilo que se pretende nas aulas, que é o conhecimento e a reflexão sobre a cultura corporal.

10.2.1.3 Conhecer as variações das brincadeiras e jogos

As brincadeiras costumam variar conforme a região, mas mantêm sua essência e sua forma; essas diferenças deveriam ser ensinadas aos alunos conforme elas aparecem e de acordo com o nível de interesse dos mesmos.

O mesmo jogo que se chama barra-bandeira em Pernambuco tem o nome de rouba-bandeira em São Paulo, salva-bandeira em Florianópolis, bandeirinha em Belém e vitória em Diamantina. No barra-bandeira, dois times ficam em campos separados por uma linha divisória, cada um guardando sua respectiva bandeira, colocada ao fundo. A brincadeira consiste em que um jogador de cada time atravesse o campo do adversário para roubar-lhe a bandeira sem ser pego (FOLHA DE SÃO PAULO, 2000).

A amarelinha pode ser considerada como uma brincadeira universal, já que é encontrada em diversos países, com diferentes desenhos (retângulo, caracol, quadrado) sendo a pedra jogada pela mão ou empurrada com os pés.

Um exemplo de variação de letra de música pode ser observado em uma brincadeira de roda chamada escravos de Jó. Uma das versões é a seguinte:

Escravos de Jó, jogavam caxangá,
Tira, põe, deixa ficar,
Guerreiros com guerreiros,
Fazem zigue, zigue zague.

Há uma outra versão que é a seguinte:

Escravos de Jó, jogavam caxangá,
Tira, bota, deixa zambelê ficar,
Guerreiros com guerreiros,
Fazem zigue, zigue zague.

Nesta brincadeira, ao dizer-se "tira, põe, deixa ficar" pode-se brincar com pedrinhas, copos plásticos com ou sem areia ou água, bem como utilizar o próprio corpo que entra e sai de uma roda. A letra pode ser omitida aos poucos, sendo substituída por assovios ou simplesmente cantarolada.

Estes exemplos nos mostram que se pode explorar a diversidade de possibilidades ao se trabalhar com o conhecimento acerca dos jogos e brincadeiras.

10.2.1.4 Entender o jogo na perspectiva do lazer e da qualidade de vida

A falta de espaço nas grandes cidades brasileiras confinou a maioria das brincadeiras de rua ao pátio da escola ou à aula de Educação Física. Também é crescente a influência da televisão, da mídia em geral e dos brinquedos eletrônicos no repertório de atividades infantis; entretanto, a lista de brincadeiras preferidas ainda pode trazer o *videogame* ao lado da batata-quente e da bolinha de gude. Em algumas escolas, meninas e meninos locomovem-se com desenvoltura na perna-de-pau. A peça de madeira parece um brinquedo incomum nos dias de hoje, mas ainda pode causar encanto.

É preciso favorecer a reflexão dos alunos sobre as mudanças que vêm ocorrendo na sociedade, ou seja, é preciso que eles entendam que se, por um lado, o avanço tecnológico tem contribuído para disponibilizar um maior número de informações e para oferecer um maior conforto à população, por meio de máquinas, equipamentos eletrônicos e meios de locomoção, por outro lado, esse fenômeno é responsável por um estilo de vida menos ativo e mais sedentário. Tais características marcantes da modernidade têm sido apontadas como as principais responsáveis pelo aumento dos riscos de diversas doenças crônicas. Estudos mostram que essas doenças são quase duas vezes mais comuns em pessoas inativas do que naquelas que se exercitam.

Desse modo, é necessária a discussão sobre as mudanças no comportamento corporal decorrentes do avanço tecnológico e a análise do impacto delas na vida do cidadão, na escolha das brincadeiras e jogos.

Uma alternativa pouco empregada pelos professores, mas eficaz, é estimular os alunos a realizar os jogos e outras atividades físicas aprendidas nas aulas com amigos ou familiares, fora do período normal de aulas, como em finais de semana e nas férias escolares. Assim, os alunos são estimulados a compreender e a vivenciar a atividade física como forma de usufruir o tempo de lazer, melhorando sua qualidade de vida.

10.2.1.5 Compreender as relações entre o jogo competitivo e o cooperativo

Brotto (1995), apoiado nos trabalhos de Brown (1994) e Orlick (1978), descreveu uma série de características dos jogos cooperativos e dos jogos competitivos. Elas estão descritas no quadro adiante.

Existem dois estilos básicos de jogo: podemos jogar com o outro, na cooperação, ou podemos jogar contra o outro, na competição.

Jogos cooperativos	**Jogos competitivos**
Jogar **com** o outro – cooperação	Jogar **contra** o outro – competição
Para que o objetivo de cada um seja alcançado, o objetivo de todos também deve ser	Para que o objetivo de alguém seja alcançado, todos os outros devem ser incapazes de conseguir seus objetivos
O que a pessoa A faz beneficia ela própria e também a pessoa B; e o que B faz beneficia ambos também	O que A faz só beneficia a si própria e pode até prejudicar B; e o que B faz também pode ter o mesmo efeito
A cooperação surge quando trabalhamos juntos para conseguir um objetivo comum, com êxito para todos	A competição surge quando nosso objetivo é conseguir um resultado melhor, gerando oposição com outros
Há maior sensibilidade às necessidades dos outros e todos se ajudam com frequência; a qualidade das produções coletivas é maior O jogo é possível para todos	Há menor sensibilidade às necessidades dos outros e as pessoas se ajudam com pouca frequência; a produção coletiva tem qualidade menor O jogo é possível só para um ou poucos
Devemos ganhar... juntos; somos parceiros e amigos; há interdependência e vontade de continuar jogando	Devemos ganhar... do outro; somos adversários e inimigos; há rivalidade e vontade de acabar logo com o jogo
São divertidos para todos, que têm um sentimento de vitória	São divertidos apenas para alguns, e a maioria tem um sentimento de derrota
Há mistura de grupos que brincam juntos, e ninguém é rejeitado ou excluído	Alguns são excluídos, ficando de fora por sua "falta" de habilidade, e todos aprendem a ser desconfiados
Os jogadores aprendem a ter um senso de unidade e a compartilhar o sucesso	Os perdedores ficam de fora do jogo e simplesmente se tornam observadores
Desenvolvemos autoconfiança porque todos são aceitos	Os jogadores não se solidarizam, ficando até felizes quando algo de "ruim" acontece aos outros
A habilidade de perseverar (continuar tentando) é fortalecida diante das dificuldades	Há pouca tolerância à derrota, e isso desenvolve um sentimento de resistência diante das dificuldades
Para cada um o jogo é um caminho coletivo de evolução (coevolução)	Poucos se tornam bem-sucedidos nos jogos

Adaptado de BROTTO, F.O. **Jogos cooperativos**: se o importante é competir, o fundamental é cooperar. São Paulo: Cepeusp, 1995.

Na verdade, defendemos que na escola os alunos tenham conhecimento de que jogos cooperativos podem exigir dos seus participantes, em alguns momentos, mais colaboração do que em outros tipos de jogos. O exemplo clássico é o da brincadeira das cadeiras. A brincadeira é simples: cada vez que a música é interrompida, os participantes devem sentar-se o mais rápido possível. Aquele que não conseguiu sentar sai do jogo e retira-se uma cadeira. Em uma perspectiva mais inclusiva e também cooperativa, propõem-se mudanças nas regras deste jogo, de tal modo que, quando a música é interrompida, retira-se uma cadeira, mas ninguém deve ser retirado do jogo. Neste caso, os participantes devem dar um jeito para "acolher" os demais.

Esta postura, acreditamos, deve estar presente em todas as atividades, qual seja, todos devem ter oportunidade de brincar sem se sentirem excluídos da atividade, e é importante também que os alunos reconheçam que algumas brincadeiras exigem mais a cooperação do que outras. Por exemplo, em um jogo de voleibol, todos devem cooperar para passar a bola para o outro lado, mas, se não forem tomados alguns cuidados, apenas 12 alunos jogarão; por outro lado, em uma corrida individual de velocidade, há menos cooperação entre os integrantes, embora necessitem dos outros para que haja motivação para se competir; afinal, correr sozinho não faz muito sentido para o aluno.

10.3 Metodologia: possibilidades e sugestões

Quando discutimos as metodologias de ensino, estamos apontando para as melhores maneiras de ensinar os jogos, além disso, ensinar bem os jogos a todos os alunos, o que envolve uma série de procedimentos didáticos. Eles é que serão analisados a seguir, embora tenhamos certeza de que o contexto particular que o professor trabalha poderá exigir outras formas de atuar ou determinará modificações de algumas estratégias propostas por nós.

10.3.1 Ponto de partida

Um dos possíveis inícios do trabalho com jogos é obter informações sobre o que os alunos já conhecem, o que praticam ou praticaram nas ruas, em casa e na escola. Um ótimo procedimento é realizar um amplo diagnóstico do que os alunos já sabem. Este deve ser, sem dúvida, um ponto de partida para o professor iniciar suas aulas – o que os alunos já sabem. Isso não quer dizer que todos os alunos tenham passado pelas mesmas experiências e que tenham o mesmo ponto de partida, mas é possível mapear, pelo menos, a experiência anterior da maioria dos alunos.

Além disso, é preciso deixar claro que estamos propondo como ponto de partida o que os alunos conhecem, mas não podemos estacionar nesse conhecimento. Pelo contrário, é preciso avançar sobre o que devem aprender sobre os jogos nas três dimensões dos conteúdos.

10.3.2 Inclusão

Quando o professor pode efetivamente ter uma prática inclusiva nos jogos? Quando apoia, estimula, incentiva, valoriza, promove e acolhe o estudante. Todos os alunos precisam ouvir de seus professores: “você pode!”, o que não precisa necessariamente ser expresso por palavras, mas por atitudes de ajuda efetiva. Pelo lugar que ocupa, o professor exerce grande influência sobre seus alunos. A forma como os vê influencia não só as relações que estabelece com eles, mas também a construção da sua autoimagem. Um professor que não acredita que seu aluno possa aprender acaba por convencê-lo disso. Mesmo que não se manifeste explicitamente, suas formas de agir, suas expressões, seu tom de voz, entre outras coisas, podem conter mensagens que dizem muito aos alunos.

O professor não só deve valorizar todos os alunos, independentemente da etnia, sexo, registro linguístico, classe social, religião ou nível de habilidade, como também favorecer discussões sobre o significado do preconceito, da discriminação e da exclusão. Assim, o processo ensino-aprendizagem é fundamentado na compreensão, no esclarecimento e no entendimento das diferenças. As estratégias escolhidas devem não apenas favorecer a inclusão, como também discuti-la e torná-la clara para os alunos.

Como sugestão, o professor poderá solicitar aos alunos que façam uma pesquisa apontando jogos e brincadeiras de diferentes países, valorizando a cultura dos mesmos. Certamente, a Capoeira, criada no Brasil pelos escravos, e o jogo das cinco marias (jogo de pedrinhas), vindo do Oriente (KISHIMOTO, 1993), e outros exemplos poderão ser discutidos e praticados.

10.3.3 Gênero

Uma característica bastante comum na escola é a existência de turmas extremamente heterogêneas, em virtude, principalmente, das experiências anteriores, bastante diferenciadas entre os alunos. Há alunos que conhecem e têm experiências motoras ampliadas, enquanto outros nem tanto.

Ao mesmo tempo, existem as diferenças entre meninos e meninas. Aos primeiros, desde a infância, são permitidas e incentivadas as brincadeiras mais agressivas e mais livres: eles jogam bola nas ruas, soltam pipas, andam de bicicletas, rolam no chão em brigas intermináveis, escalam muros e realizam muitas outras atividades que envolvem riscos e desafios. As meninas, por seu lado, são desencorajadas a praticar essas brincadeiras e atividades, e esse tratamento diferenciado reflete-se em um quadro de desempenho motor igualmente diferenciado.

O reconhecimento e reflexão sobre as diferenças entre os alunos permitem que o professor possa utilizar os jogos e outras práticas corporais como meios eficazes de ensinar aos jovens a tolerância e a aceitação das diferenças individuais. A exclusão pode ocorrer por diferentes razões, como graus de habilidade, gênero, nível de força, classe social e outros. É papel do professor identificar e estar atento a essas questões para poder melhor encaminhar alternativas, que podem ser construídas em conjunto com os alunos.

10.3.4 Espaços e materiais

As aulas de Educação Física na escola têm utilizado quase que exclusivamente as quadras e materiais esportivos, como bolas e redes. Sugerimos a ampliação dos espaços possíveis para as aulas, ou a transformação de um espaço para atender a um maior número de alunos. Por exemplo, uma só quadra pode ser transformada em duas, onde mais alunos estarão presentes. Nesta nova concepção de Educação Física, as atividades e os procedimentos didáticos exigem uma variação muito maior. Neste sentido, é possível utilizar os espaços vizinhos à escola, praças e parques públicos e, dependendo do contexto geográfico, praias, rios ou montanhas.

Os jogos, por suas características, podem ser ensinados em diferentes locais, utilizando materiais variados, ou seja, materiais alternativos, como sacos, copos e vasilhames plásticos, pneus, caixas de papelão, cordas feitas de tecidos, papel e papelão, enfim, os próprios alunos poderão criar seus materiais. Não propomos substituí-los simplesmente por falta de verbas, mas sim proporcionar aos alunos diferentes experiências e discutir com eles, se há falta de material, por que ela existe e cobrar das autoridades competentes a compra do mesmo. Além disso, mostrar a possibilidade de reciclá-los, colaborando com a preservação do meio ambiente.

Podemos também aproveitar espaços diferentes, como, por exemplo, amarrando uma rede entre dois postes de uma rua, transformando-a em quadra de voleibol, ou realizar o pique-bandeira em ruas e praças.

10.3.5 Mídia

As diferentes mídias, em especial a TV, exercem uma influência bastante grande na construção do imaginário infantil. Na prática dos jogos e brincadeiras, esta influência ocorre sobretudo com as informações advindas dos *videogames*, já que a TV, fonte poderosa, dirige a sua programação mais para os esportes e práticas de exercícios físicos.

Por exemplo, uma parte das crianças brasileiras tem acesso a diferentes jogos do *videogame*. Nesta temática, talvez se possa sugerir aos alunos que transformem esses jogos de *videogame* em atividades de prática e reflexão nas aulas de Educação Física. Esta poderia ser uma alternativa para motivar os alunos a criarem um jogo, ao mesmo tempo em que podem ser oferecidas possibilidades de vivências e de novas aprendizagens.

10.3.6 Sistematização

Alguns princípios devem ser observados na utilização de jogos na escola; entre eles destacamos: o princípio do prazer da repetição. Para além dos princípios da aprendizagem motora, Benjamin (1984) já considerava que nada é mais interessante do que a criança pedir para jogar mais uma vez. Goethe (*apud* BENJAMIN, 1984) também afirmava: "Tudo correria com perfeição, se se pudesse fazer duas vezes as coisas" (p. 75). Entretanto, isso não significa repetir eternamente um conteúdo (a exemplo do futebol e da queimada).

Uma das características dos conteúdos nas dimensões conceitual e atitudinal é que a aprendizagem dificilmente pode ser considerada acabada, uma vez que há sempre a possibilidade de ampliar ou aprofundar seu conhecimento.

Na Educação Infantil e nas primeiras séries do Ensino Fundamental, deve existir uma distribuição mais equilibrada dos diversos conteúdos, ou seja, deve-se dar prioridade aos procedimentais e atitudinais acima dos conceituais, e, à medida que se avança nos níveis de escolarização, deve-se aumentar o peso dos conteúdos conceituais.

10.3.7 Jogos cooperativos × jogos competitivos

O jogo é uma oportunidade criativa para que pratiquemos ações e relações. Existem dois estilos básicos de jogo: podemos jogar com o outro, na cooperação, ou podemos jogar contra o outro, na competição.

A competição não pode ser compreendida apenas como algo exclusivamente negativo. Ela pode ser bem administrada, discutida e contextualizada pelo professor. Embora autores como Brotto (1995) e Cortez (1996) tenham firmado suas posições contra a competição, encontramos em livros que tratam do assunto exemplos de jogos que diminuem a incidência de contatos e competição, mas não a excluem. Se os alunos entenderem que um jogo pode ter competição sem, no entanto, ser necessário desrespeitar as regras ou utilizar a violência para a resolução de conflitos, ele deve ser aproveitado.

Tanto no jogo cooperativo quanto no competitivo, há uma proximidade dos jogadores, entretanto, como no jogo cooperativo há um objetivo comum, não há rivalidade, nem necessidade de uma aproximação brusca. Já no jogo competitivo, a proximidade dos jogadores pode causar atitudes que geram conflitos, como empurrar o adversário, tirar-lhe um objeto das mãos etc.

Em situações competitivas, normalmente surgem situações de dúvida sobre quem chegou primeiro, de quem é a bola, se a bola caiu dentro ou fora da área, ou se um jogador da defesa empurrou o jogador adversário. Essas situações podem ser resolvidas por meio do que entendemos por resolução de conflitos.

Cremos que não podemos evitar todas as situações de conflito, porque, inclusive, às vezes, elas ocorrem no cotidiano dos próprios alunos. O papel do professor é mediar esses conflitos, no sentido de que eles sejam resolvidos por meio do diálogo, do respeito mútuo, e não da agressão moral ou física. São estas atitudes que as atividades presentes nas aulas devem buscar.

10.3.8 Apresentação da informação

No tocante à forma como os alunos aprendem um jogo, existem algumas estratégias que podem ser aproveitadas, como, por exemplo, explicar todo o jogo com desenhos e simulações antes mesmo da prática, no próprio chão da quadra ou até mesmo em sala de aula, na lousa. Não é o mesmo que decompor as partes, mas, sim, facilitar a visão do todo ou, pelo contrário, iniciar o jogo com algumas poucas regras e ir introduzindo as demais conforme as primeiras forem sendo aprendidas.

Outra forma de apresentação seria levar um jogo escrito, solicitar aos alunos que o lessem e tentassem jogá-lo. Isto possibilitaria verificar o nível de compreensão e interpretação dos alunos.

Ainda como exemplo, o professor poderia explicar um jogo a apenas um aluno e pedir que este estudante o explicasse aos demais.

Nas escolas que contam com aparelho de vídeo, poderia ser escolhido um jogo e passado aos alunos, que assistiriam a ele e o colocariam em prática. Neste exemplo, a informação viria da TV. O papel do professor seria o de esclarecer as dúvidas e modificar regras quando estas fossem muito fáceis ou difíceis.

10.3.9 Regras

Quem joga tem que saber o que está fazendo e que todos têm que respeitar as condições para que o jogo aconteça. O nome que se dá ao conjunto dessas condições que aceitamos para realizar um jogo é "regra"; ela está presente em quase tudo o que fazemos em nosso dia a dia.

É de acordo com as regras que as pessoas se entendem na sociedade, no trabalho, no trânsito, na escola e no jogo. Quando as regras são "claras", isto é, quando não há dúvidas sobre o que é permitido fazer, as pessoas se entendem melhor e seu esforço em conjunto pode ter resultados melhores.

Nos nossos jogos dentro da escola ou fora dela, como no "jogo da vida", é importante sabermos as regras para que não "joguemos fora" as oportunidades de fazer sempre o melhor possível. Principalmente quando estamos com nossos colegas, a contribuição de cada um pode fazer um jogo ficar cada vez mais divertido e empolgante.

De nada adianta somente criticarmos, sem apresentarmos sugestões para mudar as coisas. Mas, para mudarmos ou transformarmos qualquer coisa, precisamos saber o que queremos mudar. E, além disso, precisamos saber o que vamos colocar no lugar daquilo que mudamos.

Durante os jogos que fazemos na escola e fora dela, podemos mudar as regras para torná-los interessantes e prazerosos para todos.

Permitir que os alunos discutam periodicamente o andamento do jogo faz com que ele seja mais bem assimilado, faz também com que os alunos aprendam a importância do grupo para a obtenção dos resultados. Uma "reunião" de alguns minutos é uma estratégia interessante que os professores podem utilizar, favorecendo a discussão para eventuais acertos entre os alunos. Em pequenos grupos, os alunos que pouco dão sua opinião encontram clima e coragem para se expor. Então, uma boa estratégia é dividi-los em pequenos grupos para que discutam um problema, um jogo e, posteriormente façam uma assembleia expondo as conclusões do grupo. Cuidar para que o expositor não seja sempre o mesmo.

Adiante, apresentaremos um exemplo de atividade a ser ministrada aos alunos.

Você sabia que...

Quando brincamos, podemos inventar as regras que quisermos. Mas há alguns jogos em que não podemos mudar todas as regras, como acontece com jogos que estão à venda em lojas e que contêm "manuais de instrução". Por exemplo, você sabia que no jogo de damas ou no de xadrez as regras já existiam antes do descobrimento do Brasil? A partir disso, em sua opinião, em quais jogos podemos ou não modificar as regras?

10.3.10 Jogo jogado, jogo criado e jogo transformado

10.3.10.1 Jogo jogado

Um jogo, pelas suas características, pode ser *reproduzido, transformado* ou *criado.* Esta tarefa cabe aos professores, juntamente com seus alunos, e pode ser realizada nas mais diferentes faixas etárias, bastando para tal adaptar a complexidade das solicitações e/ou propostas.

Quando falamos em reproduzir um conteúdo, alguns já ficam de "cabelos em pé", entendendo que tal reprodução é algo danoso ao aluno, por não fazê-lo pensar, ser crítico etc. Muito pelo contrário, a reprodução dos jogos tem que ser feita, mas o aluno deve saber exatamente "por que" o está reproduzindo.

Um dos motivos deve ser pela possibilidade de se manterem as tradições culturais. Quando copiamos um jogo, geralmente estamos reproduzindo a cultura que o produziu. Kishimoto (1993), ao considerar o jogo tradicional infantil como parte da cultura popular, afirma que este guarda a produção espiritual de um povo em determinado período histórico. Para a autora, os jogos estão em constante transformação, pois incorporam criações, geralmente anônimas e transmitidas principalmente pela oralidade. Ou seja, os adultos e as próprias crianças explicam uns aos outros as formas de se jogar, e nem sempre estas são escritas ou desenhadas. Apenas há pouco tempo se tem registrado jogos e suas formas de jogar.

Certa vez, em viagem ao Peru, tivemos contato com um jogo de tabuleiro do tempo dos Incas. Entretanto, a forma de jogar havia se perdido com o passar dos anos, infelizmente. Pelo tabuleiro, pudemos compreender um pouquinho da história daquele país e daquela época, mas, se o jogo tivesse também chegado a nós, com certeza, teríamos maiores e melhores informações sobre aquela cultura. E é assim que se produz a história cultural dos jogos.

Um outro motivo que justifica a reprodução é a possibilidade de se perpetuar sua originalidade, ou seja, sua aplicação sem alterações: conforme foi pensado, idealizado etc. Se isto não fosse possível, muitos jogos não chegariam até nossa geração. Por exemplo, é possível reproduzir *exatamente* uma mesma partida de xadrez jogada 500 anos atrás!

Compreendidas estas razões, os alunos podem então passar a descobrir com pessoas de sua convivência – ou então realizar pesquisas – quais jogos eram realizados há algum tempo atrás e que hoje já estão se perdendo. E podem reproduzi-los em aula, sabendo o porquê disto.

10.3.10.2 Jogo transformado

No tocante à *transformação*, alguns autores já se manifestaram a respeito, como, por exemplo, Freire (1994) e Galvão (1996), observando que, por meio da transformação dos jogos, os alunos podem desenvolver sua criatividade, sua cognição e, principalmente, aprender a resolver problemas. Por vezes, os alunos podem resolver problemas reais, tais como falta de espaço ou material, mas também podem ser propostos problemas fictícios, em que a cognição e a criatividade sejam as molas impulsionadoras do problema. Geralmente, as propostas vêm dos professores, podendo haver para essas solicitações diferentes motivos.

Galvão (1996) solicitou a alunos de 8 anos, que cursavam o antigo CB (Ciclo Básico, em São Paulo, composto pela primeira e segunda séries), que modificassem a queimada, apresentando-a nas aulas de Educação Física, desenhando-a com giz no chão, discutindo a atividade com as outras crianças. Essas modificações exigiam a solução de algum problema, como, por exemplo, na forma de dividir a equipe ou nenhum jogador ficar sem atividade. Muitas crianças passaram a se interessar pela forma correta de escrever e interpretar o que outra havia escrito. Essa necessidade, criada pela professora de Educação Física, observou vários princípios: o de criatividade, resolução de problemas de escrita e até mesmo relação e representação espacial, tanto dos desenhos no papel, quanto do jogo na quadra. As crianças aprenderam a discutir/conversar em aulas de Educação Física. Entre a professora de Educação Física e a de classe havia uma interação que envolvia a cognição, a afetividade e a sociabilidade.

As transformações também podem vir do interesse em se evitar a exclusão, temporária, total ou dos menos habilidosos (DARIDO *et al.*, 2001). Muitos jogos, como a própria queimada, a amarelinha, o corre-cotia, entre outros, favorecem a exclusão. Neste caso, os professores podem solicitar aos alunos que os modifiquem ou podem propor novas formas de se jogar.

Um grave problema da exclusão está na divisão de equipes, quando geralmente os menos hábeis acabam sendo escolhidos por último, o que os coloca, bem como a quem está escolhendo, em situação desagradável. Neste caso, os próprios alunos poderiam sugerir formas diferentes de escolha.

A falta de material, tempo ou espaço é outro tipo de necessidade que faz com que o professor transforme determinado jogo. Transformar jogos com os alunos, discutir a situação e criar soluções podem contribuir não apenas para a resolução dos problemas enfrentados no cotidiano escolar, mas podem ser transferidos para diversas situações que enfrentamos no dia a dia de uma sociedade capitalista. Enquanto professores, não podemos apenas ser críticos desta sociedade; devemos também ensinar nossos alunos a enfrentá-la (adaptação) e/ou modificá-la (transformação).

Exemplos da queimada

Queimada "tradicional": formar dois grandes grupos com os alunos, sendo que deve ser marcada uma linha divisória no chão, ou então aproveitada uma linha na quadra para separar os campos de cada equipe. O objetivo do jogo é "queimar" o outro time mediante arremessos direcionados a um elemento do grupo, de tal forma que este não consiga segurar a bola. Se a bola cair no chão, os alunos que forem queimados devem ficar ao final do campo do time adversário, no local que é conhecido como o cemitério (esses seriam os coveiros). As equipes não podem invadir o campo uma da outra e os coveiros não podem queimar os adversários. Caso a bola bata somente nas mãos ou no chão antes de bater no aluno, este não é considerado queimado.

Queimada "sem coveiros": com as mesmas regras da vivência anterior, mas os alunos queimados que ficam no cemitério podem continuar queimando os adversários.

Queimada "de passes": nesse jogo, as regras são semelhantes às anteriores, mas não é permitido andar com a bola na mão; quem receber a bola deve arremessar de onde estiver ou passá-la para outra pessoa; apenas quem não estiver com a bola na mão pode andar e quem estiver no "cemitério" pode passar, receber passes e queimar também.

Queimada "sem limites": nesse jogo também não é permitido andar com a bola na mão. Todos podem queimar, inclusive quem já tiver sido queimado, e não há limite de espaço para quem estiver sem a bola nas mãos, mesmo dentro do cemitério (quem já foi queimado pode andar por toda parte de fora do campo de jogo e quem ainda não foi queimado pode andar em todo o campo).

Depois de vivenciar esses quatro tipos de queimada, podem ser formados alguns grupos de alunos, que devem criar e registrar em forma de livros as queimadas possíveis. Após isso, os grupos devem sugerir outras brincadeiras que também possam ser transformadas.

10.3.10.3 Jogo criado

Finalmente, chegamos à criação de jogos. Por que fazê-lo? Também por vários motivos: para pensar sobre, resolver problemas ou pelo simples prazer de criar. Também se aprende a criar. Mas o que é necessário para a criação de um jogo? A resposta transita entre: escolher um ou mais objetivos, determinar coletivamente as regras (que podem ser modificadas), escolher os materiais, determinar a forma de pontuação, o tempo de jogo e o número de participantes. Finalmente, os alunos "experimentam" o jogo, modificando, excluindo ou acrescentando novas regras.

Podemos inferir que transformar também é criar e, assim, entendemos que mesmo um jogo "criado" possuirá sempre alguma característica de um outro jogo. Entretanto, para uma criança ou adolescente, é instigante tentar "inventar" algo, uma criação única ou coletiva. Percebemos este prazer em alunos que passaram por essa experiência. Uma delas será contada a seguir.

Exemplo de um jogo criado

Este jogo foi criado por alunos de uma 5.ª série mista, com idade entre 11 e 13 anos, em uma escola particular que não possuía quadra de cimento, apenas um campo de areia, ou seja, ao jogarmos com bola, a mesma não poderia ser quicada. Desta forma, propusemos que os alunos criassem um jogo apenas com passes e arremessos.

Na escola, havia uma marcenaria, onde os alunos escolheram três conjuntos de materiais diferentes entre si que foram pintados e ganharam uma pontuação conforme foram considerados mais ou menos fáceis de serem acertados. Os três conjuntos de madeira (alvos) foram dispostos em partes diferentes do campo de areia. O objetivo de jogo era, após cinco passes consecutivos de uma mesma equipe, acertar um dos alvos dispostos no chão.

A princípio, o alvo mais alto e longo foi considerado fácil de ser acertado e ganhou 10 pontos na pontuação; um outro alvo, mais baixo e largo, ganhou 20 pontos, e um último, em formato de triângulo, ganhou 30 pontos na pontuação. A partir do momento em que passamos a jogar, alguns problemas surgiram e novas regras foram sendo acrescentadas ao jogo. Por exemplo, foi delimitado um espaço com corda ao redor dos alvos que não poderia ser invadido; o alvo maior passou a valer 30 pontos a partir do instante em que se percebeu quanto era difícil acertá-lo; os passes deveriam passar obrigatoriamente por uma menina, já que era difícil pegarem na bola.

Percebemos que as facilidades em aprender as regras do jogo foram enormes. Talvez pelo fato de os próprios alunos as terem criado, a memorização das mesmas foi melhor que em jogos em que as regras já existiam.

Para saber mais

Filme

Título: *Menino Maluquinho – o filme* (Brasil, 1994).

Direção: Helvécio Ratton.

Elenco: Samuel Costa, Patrícia Pillar, Roberto Bomtempo, Luiz Carlos Arutin e Hilda Rebello.

Sinopse: Maluquinho (Samuel Costa), um menino travesso da classe média, adora brincar e pregar peças nos amigos, mas sofre quando seus pais se separam. Mas aí aparece o Vovô Passarinho (Luiz Carlos Arutin), que o leva para umas férias na fazenda, onde vive agitadas aventuras.

Possibilidades de discussão:

- Quais as brincadeiras que as crianças realizavam no filme?
- Qual a época do filme?
- O que mudou da época em que se passa o filme para os tempos atuais?
- É possível observar a transmissão cultural dos jogos entre as gerações?

Sites

http://estadao.com.br/ext/especiais/indios/brincadeiras.htm
http://www.cooperando.com.br
http://www.uol.com.br/fol/brasil500/brinca9.htm
http://www.joves.org/jocs.html

Questões para debate

1) Qual a importância do conteúdo jogo para a formação da criança?
2) Dê exemplos de como o conteúdo jogo pode ser visto na perspectiva do conteúdo conceitual.
3) Tendo em vista este conteúdo e sua história de vida, faça uma análise do mesmo na perspectiva do lazer e da qualidade de vida.

10.4 Referências bibliográficas

BENJAMIN, W. **Reflexões**: a criança, o brinquedo, a educação. São Paulo: Summus, 1984.

BOMTEMPO, E.; HUSSEIN, C.L.; TREVISAN, M.A. **Psicologia do brinquedo:** aspectos teóricos e metodológicos. São Paulo: Nova Stella, 1986.

BROTTO, F.O. **Jogos cooperativos:** se o importante é competir, o fundamental é cooperar. São Paulo: Cepeusp, 1995.

BROWN, G. **Jogos cooperativos:** teoria e prática. São Leopoldo: Sinodal, 1994.

CAILLOIS, R. **Os jogos e os homens:** a máscara e a vertigem. Lisboa: Cotovia, 1990.

CORTEZ, R.N.C. Sonhando com a magia dos jogos cooperativos na escola. **Motriz**, v. 2, n. 1, pp. 1-9, junho 1996.

DARIDO, S.C. *et al.* A educação física, a formação do cidadão e os Parâmetros Curriculares Nacionais. **Rev. Paulista de Educação Física**, v. 15, n. 1, pp. 17-32, 2001.

FOLHA DE SÃO PAULO. **Para ir ao céu tem de levar tanta pancada?** Caderno especial – Brasil 500 – Brincadeiras, p. 10, 16/04/2000.

FREIRE, J.B. **Educação de corpo inteiro:** teoria e prática da Educação Física. São Paulo: Scipione, 1994.

FREIRE, J.B.; SCAGLIA A.J. **Educação como prática corporal.** São Paulo: Scipione, 2003.

GALVÃO, Z. A construção do jogo na escola. **Motriz**, v. 2, n. 2, pp. 106-109, 1996.

HUIZINGA, J. **Homo ludens:** o jogo como elemento da cultura. São Paulo: Perspectiva, 1980.

KAMII, C.; DEVRIES, R. **Jogos em grupo na educação infantil:** implicações da teoria de Piaget. São Paulo: Trajetória Cultural, 1991.

KISHIMOTO, T.M. **Jogos infantis:** o jogo, a criança e a educação. Petrópolis: Vozes, 1993.

MELO, R.Z. **Educação Física na escola:** conteúdos adequados ao 2.º grau. Rio Claro: Unesp, 1997. Monografia de Graduação, Instituto de Biociências, Departamento de Educação Física.

ORLICK, T. **The cooperative sports & games book:** challenge without competition. Nova York: Pantheon Books, 1978.

PIAGET, J. **A formação do símbolo na criança:** imitação, jogo e sonho, imagem e representação. Rio de Janeiro: Zahar, 1975.

ZABALA, A. **A prática de ensinar**. Porto Alegre: ArtMed, 1998.

Esporte

Zenaide Galvão
Luiz Henrique Rodrigues
Eduardo Vinícius Mota e Silva

11.1 Esporte

O espaço e a importância adquiridos pelo esporte em nossa sociedade são cada vez maiores e mais evidentes. Isso é comprovado pelo destaque que lhe é concebido pela mídia: ele está presente na maioria das revistas de atualidades; os jornais de grande circulação no país apresentam cadernos ou seções dedicadas a ele; os canais abertos de televisão possuem desde blocos nos telejornais até programas diários ou semanais dedicados a discutir ou apresentar resultados dos acontecimentos esportivos mais importantes do dia ou da semana; a televisão paga contém canais nacionais e internacionais especializados em esportes; afinal, dentre outras coisas, é uma atividade que envolve muito dinheiro e movimenta a indústria de lazer, turismo, roupas, equipamentos esportivos, alta tecnologia e pesquisas científicas. Ele se tornou, inclusive, um estilo de vida, tanto que Cagigal (1972) chegou a afirmar que o esporte é um dos hábitos que caracteriza o nosso tempo, ou, como coloca Tubino (2001), é "o maior fenômeno do século XX".

Nesse sentido, o reconhecimento do esporte como um fenômeno social contemporâneo estimula inúmeras reflexões; dentre elas, o seu tratamento como um conteúdo curricular escolar. Portanto, o objetivo deste capítulo é conceituar, classificar, caracterizar, refletir, discutir e propor vivências apontando possibilidades de tratamento didático no sentido da construção de uma identidade escolar do esporte.

11.1.1 Uma breve viagem

O esporte moderno surge na Inglaterra, à mesma época da Revolução Industrial, no final do século XIX, guardando, inclusive, diversas semelhanças com esta, como a especialização e a racionalização, por exemplo. Diversas modalidades esportivas que conhecemos hoje surgiram nesta época, como é o caso do futebol, do atletismo moderno e do *rugby*.

O desenvolvimento industrial fez ascender a classe média, com poder político e influência social. Essa classe média reivindicou privilégios educacionais e conseguiu a criação de um número considerável de novas escolas públicas. Esse fato foi decisivo para a multiplicação dos jogos esportivos (BETTI, 1991).

Além disso, as políticas trabalhistas introduzidas na Inglaterra permitiram, em certa medida, a popularização do esporte moderno, pois a implantação do meio período de trabalho aos sábados possibilitou às pessoas praticarem esporte, visto que, aos domingos, por motivos religiosos, este não podia ocorrer. A partir disso, deu-se a proliferação de clubes esportivos, em cujo local as pessoas discutiam política, cultura e organizavam festividades. Nessas festividades eram comuns, entre outras atividades, as competições de caça, corrida, boxe e lutas, o que, segundo Tubino *et al.* (2000), deu origem ao conceito de esporte com fins educativos, recreativos e sociais.

Os esportes modernos foram exportados e adaptados em outros países no final do século XIX, logo que se tornavam suficientemente aperfeiçoados e bem-organizados. Sua difusão pelo mundo foi rápida e deveu-se, provavelmente, mais pela sedução exercida pela possibilidade de vitória em competições entre os indivíduos com igualdade de oportunidades, do que pela possibilidade do exercício do tempo livre.

A partir do início do século XX, o esporte foi, gradativamente, integrando os programas de Educação Física em todo o mundo. Ele começa a ter maior influência na Educação Física a partir do final da Segunda Guerra Mundial. No Brasil, o início da esportivização ocorreu na metade da década de 1940. Entre 1946 e 1968, a Educação Física sofreu a influência de um método criado na França, por Augusto Listello, conhecido como *Método Desportivo Generalizado*.

Tal método procurou agregar o conteúdo esportivo à Educação Física, enfatizando o aspecto lúdico. O objetivo principal é iniciar os alunos nos diferentes esportes; para atingi-lo, a estratégia utilizada é o jogo, que pode ocorrer de maneira mais livre, mais flexível e com poucas regras, ou mais rígido, com regras, técnicas e táticas impostas pela atividade esportiva praticada. Além de considerar as necessidades e a faixa etária dos alunos, o método não visualiza o esporte como um fim, mas um meio de formação e preparação para a vida (BETTI, 1991).

Com a ascensão do Regime Militar, o esporte tornou-se a razão de Estado e a Educação Física escolar sucumbiu subordinada a este durante toda a década de 1970. Com nova regulamentação específica, a aptidão física torna-se a referência fundamental para orientar desde o planejamento até a avaliação da Educação Física. Com a inclusão da iniciação esportiva a partir da 5ª série do Ensino Fundamental (atual 6º ano), o desenvolvimento da aptidão física, mencionada na lei, dá-se por meio do esporte, que se torna meio e fim da Educação Física, e essa é colocada explicitamente a serviço do sistema esportivo (BRACHT, 1989).

Essas leis também apresentavam como objetivos educacionais da Educação Física o desenvolvimento biopsicossocial e a formação integral do indivíduo. Entretanto, não seria possível conciliar o desenvolvimento da aptidão física por meio do esporte com tais objetivos, pois, enquanto o esporte, nesse contexto, conduz ao rendimento máximo, à busca de recordes, a contemplação daqueles objetivos nos remeteria a uma Educação Física repleta de novos conteúdos que privilegiariam, entre outros, a inclusão, o conhecimento, a diversidade e a vivência significativa das atividades.

Muda o cenário político, e a década de 1980 fica marcada, no meio acadêmico, pelo questionamento e pela reflexão sobre o papel da Educação Física e, principalmente, sobre o papel do esporte dentro da escola. Ao longo deste livro foi e será possível perceber as consequências dessas reflexões.

Viajamos pela história desse fenômeno... mas, afinal de contas, o que vem a ser o esporte? Será que qualquer atividade física ou disputa entre duas pessoas ou mais pode ser classificada como tal? Jogo e esporte são sinônimos? E quanto ao esporte nas aulas de Educação Física, quais os desafios encontrados pelos professores e o que deve permear esse conteúdo? Essas são algumas questões que podemos apresentar àqueles que buscam compreender melhor este fenômeno e que de alguma forma buscam tratá-lo pedagogicamente.

11.1.2 Conceitos

Em sua origem, a palavra esporte significa regozijo, ou seja, diversão, e continua, ainda hoje, servindo de base para quase todas as definições atuais.

Betti (1991) conceitua o esporte como uma ação social institucionalizada, composta por regras, que se desenvolve com base lúdica, em forma de competição entre dois ou mais oponentes ou contra a natureza, cujo objetivo é, por meio de comparação de desempenhos, determinar o vencedor ou registrar o recorde. Os resultados alcançados pelos praticantes são resultantes das habilidades ou estratégias utilizadas por esses, e podem ser intrínseca ou extrinsecamente gratificantes.

Ao contrário desse, e bem mais rigoroso, Bracht (1989) refere-se ao esporte como uma atividade corporal de movimento com caráter competitivo que surgiu no âmbito da cultura europeia por volta do século XVIII e se expandiu por todos os cantos do planeta, que, em seu desenvolvimento, assumiu as seguintes características básicas: competição, rendimento físico-técnico, *record,* racionalização e cientificização do treinamento.

Outra definição, talvez mais detalhada, é a de Kolyniak Filho (1997), para quem o esporte é uma atividade realizada na forma de jogo (no sentido de que não há certeza absoluta antecipada do seu resultado) em que duas ou mais pessoas confrontam determinadas habilidades motoras específicas, em condições e limites espaçotemporais preestabelecidos, competindo segundo regulamentos, normas e procedimentos reconhecidos, registrados e controlados publicamente, sendo o resultado de tal confronto passível de comparação com resultados verificados em outras competições similares.

Todos os conceitos relacionados até agora apresentam em comum uma estreita ligação entre o esporte e o jogo, ou seja, nos remetem a acreditar que jogo é, em grande parte, uma característica do esporte. Apesar de o fenômeno jogo ser tratado em outro capítulo, abriremos espaço aqui para breve reflexão a este respeito, que representa matéria de discussão permanente quando se trata do esporte da escola.

Feio (1978) coloca que o esporte e o jogo têm em comum elementos essenciais: liberdade, prazer e regras, mas esses elementos se diferenciam em uma e outra atividade: a liberdade e a gratuidade são inerentes ao jogo; no esporte, não se exclui a importância dada aos resultados, o que se faz é tão importante quanto a livre escolha que se fez; no jogo, o prazer é processado imediata e unicamente pela motivação lúdica, o esporte integra, em grande proporção, o gosto pelo esforço, o confronto com o perigo e os desafios do treinamento; as regras no jogo conferem ao indivíduo o máximo de liberdade de continuar ou não a prática, as regras do esporte apresentam-se restritivas, imperiosas, minuciosas e coerentes como o objetivo que se deseja alcançar.

As definições e colocações apresentadas contrastam com o pensamento de Huizinga (1975), que, além de não identificar o jogo com o esporte, não confirma que ele é, por definição, um elemento essencial do esporte. Esse autor sugere ou proclama que o jogo foi um ingrediente valioso no esporte, tão valioso que, quando o esporte perdeu este elemento específico, separou-se da cultura e passou a ter pouca dignidade ou validade para a humanidade. Em outro momento, o mesmo autor acrescenta que, no esporte moderno, o jogo tinha sofrido uma atrofia considerável e que a sistematização levara à perda de qualidade de jogo à medida que esse não levava ao divertimento.

É preciso analisar com cautela a colocação desse autor, já que é possível constatar, pela observação, que os atletas profissionais não perderam de todo a ludicidade e o divertimento na prática de sua profissão. Essa discussão será retomada adiante, ao enfocarmos o esporte como algo a ser refletido em aulas de Educação Física.

11.1.3 Classificação

Diversas são as maneiras de se classificar o esporte e vários são os autores que o fizeram (FERRANDO, 1990; KOLYNIAK FILHO, 1997; CAGIGAL,1972).

Optamos por uma classificação que se mostra bem interessante e adequada aos propósitos deste livro e foi apresentada por Tubino (2001) e Tubino *et al.* (2000). Esse autor classificou o esporte sob três aspectos de sua manifestação: o esporte-educação; o esporte-participação e o esporte-performance ou de rendimento, embora, na realidade concreta, nem sempre seja fácil localizar ou diferenciar essas manifestações.

11.1.3.1 O esporte-educação

Focalizado na escola, tem por finalidade democratizar e gerar cultura pelo movimento de expressão do indivíduo em ação como manifestação social e de exercício crítico da cidadania, evitando a exclusão e a competitividade exacerbada. Assim, o professor, ao trabalhar o esporte-educação, além de proporcionar aos alunos a vivência de diferentes modalidades, deve levá-los a refletir de forma crítica, não só sobre os problemas que envolvem o esporte na sociedade, tais como a utilização de drogas ilícitas para melhoria da performance, a corrupção e a violência, mas também sobre seus aspectos positivos, como a geração de empregos, o desenvolvimento de pesquisas científicas, tanto no tocante a novas tecnologias, como na área médica.

11.1.3.2 O esporte-participação

Referenciadas pelo princípio do prazer lúdico, essas manifestações ocorrem em espaços não comprometidos com o tempo e livres de obrigações da vida cotidiana, apresentam como propósitos a descontração, a diversão, o desenvolvimento pessoal e a interação social. O esporte-participação pode ser praticado por jovens, adultos, indivíduos da terceira idade, portadores de necessidades especiais, homens e mulheres. É comum observarmos as pessoas se organizando para jogar futebol, basquetebol, voleibol, praticar ciclismo, ginástica, realizar caminhadas ou ainda esportes de aventura, em espaços públicos de lazer e esporte, nos clubes, nas praias, nas ruas e também em algumas instituições de ensino que cedem espaço para a realização de tais atividades nos finais de semana ou nos períodos de ociosidade das atividades cotidianas.

11.1.3.3 O esporte-performance

Chamado também de esporte de rendimento, traz consigo os propósitos de novos êxitos e a vitória sobre os adversários. As diferentes modalidades esportivas estão ligadas a instituições (ligas, federações, confederações, comitês olímpicos) que organizam as competições locais, nacionais ou internacionais e têm a função de zelar pelo cumprimento das regras e dos códigos éticos. É exercido sobre regras universalmente preestabelecidas, e apresenta uma tendência a ser praticado pelos talentos esportivos, tendência que marca o seu caráter antidemocrático. Certamente que, em meio a tantos aspectos negativos, o autor sustenta que há um grande número de aspectos positivos: cita o esporte de competição como uma atividade cultural que proporciona intercâmbio internacional; o envolvimento de recursos humanos qualificados, o que provoca a existência de várias profissões especializadas no esporte; a geração de turismo; o efeito-imitação como influência ao esporte popular e o crescimento de mão de obra especializada na indústria de produtos esportivos. Exemplos do esporte-performance podem ser vistos nos finais de semana, algumas modalidades com maior ou menor frequência, pelas transmissões televisivas dos campeonatos nacionais e internacionais de futebol, voleibol, vôlei de praia, automobilismo, basquetebol, *surf*, judô, ginástica artística, natação, entre outros.

11.1.4 Caracterização

As modalidades esportivas podem ser divididas ou classificadas segundo suas características, ou seja, se praticadas com a utilização de um ou outro equipamento, como, por exemplo, a bola – então as classificaríamos em esportes com bola –, ou praticadas em um determinado ambiente, como, por exemplo, os esportes que envolvem a água – que são chamados de esportes aquáticos – e assim por diante. Optamos por dividi-las de acordo com o número de participantes, ou seja, entre individuais, em que os atletas se opõem individualmente uns aos outros, e coletivos, cujos atletas se reúnem em grupos ou equipes para se confrontarem com outras equipes. Além dessa divisão, consideraremos ainda como caracterização os esportes de aventura, pois acreditamos na possibilidade da discussão na escola, a partir da vivência – mesmo que adaptada – desses esportes, sobre temas emergentes na educação, como meio ambiente, valores de beleza, autorrealização, liberdade, cooperação, solidariedade, ética e estética.

11.1.4.1 Os esportes coletivos

Os esportes coletivos, ou seja, as modalidades esportivas que, segundo Gonzales (2004), exigem a coordenação das ações de duas ou mais pessoas, de forma colaborativa, para o desenvolvimento da ação esportiva, são um fenômeno mais ligado ao esporte moderno, pois são pouquíssimos os registros desta espécie de competição entre as civilizações mais antigas. Segundo Kolyniak Filho (1997), essas modalidades são resultado de uma produção cultural mais recente, ocorrida ao final do século XIX e início do XX.

Gonzales (2004) classifica os esportes coletivos em duas categorias: *esportes coletivos em que não há interação com o oponente,* como a ginástica rítmica desportiva, o remo e o nado sincronizado; e os *esportes coletivos com interação com o oponente*, que são os mais populares, como futebol, basquetebol, voleibol, dentre outros.

Na atualidade, os esportes coletivos são os que mais despertam interesse na população, como é o caso do mais popular deles: o futebol. Esse interesse pronunciado nos esportes coletivos se reflete nas próprias aulas de Educação Física escolar no Brasil, que enfoca o futebol, primordialmente, e, em menor escala, o basquetebol, o voleibol e o handebol.

Talvez, o fator determinante para este grande interesse pelas modalidades esportivas coletivas seja, justamente, o fato de ser disputado em grupos, o que reforça a necessidade humana de socialização, além, obviamente, do elemento lúdico envolvido na disputa do tipo jogo.

11.1.4.2 Os esportes individuais

As modalidades esportivas consideradas individuais estão diretamente ligadas à Antiguidade, pois a maior parte delas envolve movimentos básicos do ser humano, como correr, saltar, lançar e outros movimentos ginásticos (KOLYNIAK FILHO, 1997). Igualmente, na Grécia antiga, as modalidades de maior destaque eram as individuais, notadamente o atletismo e as diversas modalidades de lutas. Em outras sociedades antigas, como a egípcia, existem registros de competição de natação (MELO, 1997).

Esporte individual, segundo Gonzales (2004), é aquele no qual o indivíduo participa sozinho durante toda a ação esportiva, sem a participação colaborativa de um companheiro. Ainda, conforme o mesmo autor, os esportes individuais podem-se subdividir em duas categorias: *esportes individuais em que não há interação com o oponente*, que é o caso das provas de campo do atletismo, da ginástica artística e da natação, e *esportes individuais em que há interação com o oponente*, que é o caso das lutas, dos esportes com raquete, dentre outros.

Os esportes que são tradicionalmente vistos como individuais, no entanto, não o são em todas as suas provas, pois, em algumas delas, como os revezamentos do atletismo e da natação, vários atletas competem conjuntamente (cada um em seu momento) na busca de um bom desempenho coletivo. Essas provas, inclusive, por esta característica, são as mais populares dessas modalidades.

No ambiente escolar, tais modalidades têm encontrado pouco espaço, o que, de certa forma, representa uma limitação à aprendizagem dos alunos, pois elas auxiliam, dentre outras coisas, a descoberta do próprio corpo, inclusive suas limitações, trabalhando com um outro tipo de competição que é a intrínseca, ou seja, a de busca de superação de sua própria performance.

Talvez um caminho para o maior desenvolvimento dos desportos individuais seja o apontado por Oro (1983) com relação ao atletismo, para o qual é necessária uma nova proposta didática que aproxime mais esta modalidade do lazer, relativizando a questão do rendimento e aumentando sua atratividade por meio de atividades lúdicas.

11.1.4.3 Os esportes de aventura

Podendo ser interpretados, por um lado, como um retorno às ideias humanistas de Rosseau na busca de um reencontro do homem consigo mesmo, e, por outro lado, como mais um produto a ser devorado pelo mercado de bens e consumo, os esportes de aventura colocam-se como uma tendência na dinâmica cadeia de relações construídas a partir do entendimento sobre o fenômeno esportivo; portanto, precisam ser abordados e discutidos dentro da escola.

Da Costa (1997), ao analisar a Declaração do Rio de Janeiro como o resultado final da Conferência das Nações Unidas sobre o Meio Ambiente e Desenvolvimento, cita o princípio da "redução e eliminação de padrões de produção e consumo não sustentáveis" (p. 23), no qual o desporto é colocado como um padrão, devido à sua crescente expansão, por vezes de forma não saudável, à sociedade e, frequentemente, em desarmonia com a natureza.

De acordo com o autor, inúmeras discussões têm sido desencadeadas no meio esportivo, abrangendo as federações regionais, nacionais e, até mesmo, o Comitê Olímpico Internacional, buscando encaminhamentos para a adequação à nova ordem, qual seja, a gestão do desporto sustentável. O cenário esportivo, impulsionado por uma primeira tendência de trazer o esporte do exterior para o interior, para o espaço fechado e coberto, é hoje marcado por uma segunda tendência: levar o esporte para o espaço aberto, para o ar livre, para o exterior, para a natureza.

Tal tendência pode ser evidenciada pela crescente busca dos esportes de aventura, o que pode carregar valores que retratam uma nova dimensão do relacionamento homem–natureza.

Pigeaussou (1997), ao comparar o sistema de pensamento tradicional com o sistema de pensamento ambientalista, traça um paralelo entre esportes tradicionais e os esportes de aventura, conforme o seguinte quadro.

	Pensamento Tradicional	Pensamento Ambientalista
Objetivo	Máximo	Melhor
Pretensões	Performance e eficiência	Prazer e beleza
Modelo de relacionamento	Competição	Convivência e harmonia

Pigeaussou (1997).

Não se pode negar a presença de atividades competitivas em inúmeros esportes de aventura, nem mesmo imaginar que a competição deve ser banida dessas práticas, mas, sim, vislumbrar a possibilidade de se construir um entendimento atrelado a outros valores e propósitos. Nesse sentido, os sistemas de pensamentos apresentados anteriormente podem ser interpretados como um contínuo, tendo em uma de suas extremidades o pensamento tradicional e na outra o pensamento ambientalista.

As discussões surgidas em aula, motivadas pela mídia ou mesmo por algumas vivências extraescolares, podem ser abordadas pelos professores das mais diversas maneiras. Esse contínuo deve ser utilizado no sentido da orientação das ações dos professores, não havendo a necessidade de optar por esse ou aquele polo. Partir de uma realidade influenciada pelo sistema de pensamento tradicional e promover adaptações que incluam valores do pensamento ambientalista, e vice-versa, são experiências que podem contribuir para um entendimento diferenciado sobre o esporte na escola.

A opção por modalidades esportivas sob a ótica ambientalista tem como motivação, segundo Costa (2000), a superação de obstáculos na busca do autoconhecimento e satisfação pessoal, em que são reintroduzidas as noções de jogo e de prazer, tais como a fantasia, o desejo, o sonho, o desafio e a vertigem. A autora destaca ainda que todas essas noções encontram-se indissociadas na vida daqueles que escolhem abraçar essas práticas. Práticas essas que resgatam valores de beleza, autorrealização, liberdade, cooperação e solidariedade, valores omitidos pelas práticas mecanizadas do esporte-espetáculo, em que preponderam a eficácia do rendimento corporal e a produção e o consumo de bens e serviços.

O esporte de aventura, sobretudo aquele realizado junto à natureza, representa mais uma possibilidade de aproximação entre o indivíduo e o meio ambiente, devido à interação com os elementos naturais e as suas variações, como sol, vento, montanha, rios, vegetação densa ou desmatada, lua, chuva, tempestade, desencadeando atitudes de admiração, respeito e preservação. Seria ingênuo acreditar que o simples contato com a natureza fosse condição suficiente para considerar o indivíduo como defensor do meio ambiente, porém a reflexão e discussão sobre essas vivências podem constituir mais uma possibilidade para as atividades de lazer abordadas pela Educação Física na escola. Os alunos podem ser levados a vivenciar, quando houver possibilidades, *trekking*, *skate*, escalada *indoor*, caminhada orientada, *surf*, *montain bike*, entre outros.

11.2 O esporte nas aulas de Educação Física

A concepção do esporte como um elemento da Cultura Corporal de Movimento e a objetivação da inclusão do aluno nesse universo seguramente nos remetem à necessidade de um tratamento didático e pedagógico. O ambiente escolar, entre outras instituições sociais, caracteriza-se como um espaço importante de debates e ações orientadas para esse fim.

Não temos a pretensão de prescrever um receituário de ações ou lições a serem seguidas fielmente, por não acreditarmos na verdadeira construção da autonomia e independência utilizando esse método, porém sinalizamos para possíveis caminhos direcionados ao estabelecimento da autonomia e da plena utilização social do esporte com finalidades educativas. Para tanto, cada segmento apresentado a seguir será tratado nas dimensões conceitual, procedimental e atitudinal.

Valorizar o conhecimento e construir uma análise tendo como base as dimensões do movimento esportivo, suas modalidades, códigos, regras, instalações e aparelhos específicos divulgados especialmente através dos meios de comunicação de massa podem configurar-se como um passo inicial significativo, merecedor de um tratamento no âmbito escolar.

11.2.1 O esporte regulamentado

Identificar a existência do movimento esportivo como uma ação social institucionalizada que apresenta suas especificidades, entre elas a de ser regulamentada pelas federações, confederações, a de possuir uma estrutura hierárquica, organizada em diferentes modalidades e que possui a sua existência independente da realidade escolar, pode constituir-se em um *conteúdo conceitual* interessante e um marco inicial para as discussões visando a um entendimento ampliado do fenômeno esportivo.

Para vivenciar a *dimensão procedimental*, o professor pode sugerir a realização de uma partida de voleibol. É possível formar duas equipes dentro da própria escola ou buscá-las externamente. A tarefa dos alunos é reproduzir fielmente os campeonatos oficiais, montando o cenário inteiro para a realização do jogo, ou seja, os alunos terão que providenciar súmulas oficiais, arbitragem uniformizada, torcedores, placar e, se possível, até gravação em vídeo. As regras deverão ser rigorosamente cumpridas. Essa tarefa exigirá pesquisa, organização e reflexão anterior e posterior.

O professor pode ainda implementar uma pesquisa, buscando identificar as principais regras dos esportes listados no organograma acima construído, as divisões em categorias construídas a partir das diferentes idades dos participantes, a comparação entre as categorias de acordo com as idades e as diferentes modalidades, buscando responder se no futebol a categoria infantil corresponde à mesma idade do infantil na ginástica artística. A elaboração desse mapa pode servir de orientação e discussão sobre a identificação das limitações impostas pelo conjunto de pré-requisitos colocados como necessários à prática da esgrima ou mesmo da patinação artística, só para citar alguns exemplos.

Na *dimensão atitudinal*, o professor pode sugerir que os alunos busquem identificar quais valores compõem a base sobre a qual todo o conjunto de ações intrínsecas e extrínsecas à prática esportiva é estruturado. Predominam os valores de seleção de talentos ou os de inclusão e de participação; de competição ou de cooperação, da lógica mercantilista ou do total desprendimento econômico?

11.2.2 O esporte como algo a ser aprendido

Outro nível de tratamento direcionado ao conhecimento do esporte está relacionado com a vivência propriamente dita, isto é, os alunos somente podem participar quando conhecem as formas de ação institucionalizadas. Nesse momento, o professor pode buscar estratégias que lhe possibilitem aproximar o aluno dos fundamentos técnicos e táticos essenciais às modalidades escolhidas e implementar um trabalho orientado ao conhecimento das diferentes modalidades.

Estudar os conteúdos relacionados com as noções de aprendizagem motora, aos aspectos fisiológicos, às capacidades físicas e habilidades motoras envolvidas, aos aspectos biomecânicos e às dimensões psicossociais coloca-se como possibilidade de se explorar as vivências relacionadas com o universo das modalidades esportivas.

Na *dimensão procedimental*, encontram-se as diversas estratégias possíveis orientadas à efetivação da prática propriamente dita. Nesse momento, os alunos deverão ser estimulados a aprenderem e aprimorarem os gestos motores relacionados com a modalidade escolhida, bem como às noções básicas sobre as estratégias táticas necessárias à vivência. Se estivermos desenvolvendo a modalidade esportiva basquete, nossos alunos precisam ser estimulados a aprender o drible, o arremesso, o passe, da mesma forma que precisam entender minimamente sobre algumas formas de organização tática envolvendo os diversos posicionamentos em quadra (a marcação individual e por zona, por exemplo). Se a modalidade escolhida for o atletismo e, dentro dele, a corrida, precisamos assegurar uma vivência orientada pelos princípios biomecânicos de posicionamento dos segmentos e as condições necessárias para a fixação da aprendizagem que se dá pela repetição orientada. Vale destacar que é importante procurar relacionar as vivências e os exercícios às justificativas conceituais apresentadas.

Para isso, é fundamental que se organize um plano de intervenção que tome como ponto de partida as características do grupo e que o exercício das habilidades seja motivante, buscando estimular uma prática regular.

Aprender o esporte, de uma maneira geral, ou especificamente uma determinada modalidade esportiva, necessariamente implica a apropriação de um conjunto de valores, ações e atitudes que muitas vezes não são percebidos ou não são trabalhados intencionalmente pelos professores. Dessa forma, identificar e analisar quais valores estão presentes no aprendizado e na vivência da modalidade escolhida caracteriza-se como um enfoque *atitudinal* a ser ressaltado e, por vezes, priorizado no ensino do esporte, sobretudo em se tratando do esporte na e da escola. Alguns exemplos são: discutir, ao vivenciar, a cooperação dentro da equipe e com a outra equipe; o respeito às regras e aos árbitros – que podem ser os próprios alunos –; a organização de atividades que incluam todos os alunos ao mesmo tempo, entre outros.

11.2.3 O esporte como algo a que se assiste

Se apostamos nossas fichas na introdução da criança ao universo da Cultura Corporal de Movimento e concebemos o esporte como uma das suas manifestações, a utilização dos recursos dos meios de comunicação de massa como facilitadores é algo a ser considerado. É inegável o espaço que o esporte vem recebendo/conquistando nos jornais, revistas, cinema, *internet* e TV, e o volume de informações relacionadas com a temática é crescente. Hoje temos acesso a boletins sobre um leque abrangente de modalidades esportivas, porém algumas reflexões precisam ser estimuladas, com vistas ao desenvolvimento de critérios de seleção por parte dos alunos. Aprender a selecionar ao que assistir, de que forma interagir, como ver e interpretar os produtos esportivos da mídia configura-se como uma competência a ser estimulada e desenvolvida nas discussões escolares.

Dimensão conceitual: análise dos motivos responsáveis pela predominância ou pela ausência de veiculação das diversas modalidades esportivas (questões mercadológicas, culturais, dentre outras), identificação de informações relevantes e esclarecedoras sobre aspectos históricos, cinesiológicos, fisiológicos, sociais, entre outros, que contribuam para a ampliação do conhecimento nas diversas modalidades esportivas veiculadas.

Dimensão procedimental: Betti (1998) aponta a TV como veículo que também divulga informações relacionadas com a linguagem tecnológica e científica. Alguns exemplos: "o salto com vara é a transferência de energia cinética acumulada" ou mesmo "o teste de lactato sanguíneo serve para medir o limiar anaeróbico" (p. 70). O professor pode propor aos alunos atividades como: ao assistir a uma partida de voleibol, selecionar alguns comentários e, a partir da seleção do grupo, buscar esclarecimentos, verificar os fundamentos científicos, interpretar os contextos nos quais as informações foram apresentas ou, ainda, realizar levantamentos, em um determinado período de tempo, das modalidades esportivas mais veiculadas ou com maior espaço nos meios de comunicação de massa e posterior análise dos motivos são alguns procedimentos que seguramente colaborariam para o estabelecimento de um relacionamento menos alienado frente ao esporte-espetáculo.

Dimensão atitudinal: qual a sua postura como consumidor dos espetáculos e do universo que envolve a divulgação e veiculação do fenômeno esportivo? Duas linhas podem ser construídas para o trabalho nessa dimensão: uma delas diz respeito ao desvelamento e à interpretação dos valores e intenções da mídia em suas transmissões e a outra se relaciona com a posição que o aluno assume frente às divulgações, se de um mero consumidor passivo ou de um indivíduo que filtra e seleciona as mensagens, construindo, assim, uma postura crítica e ativa em relação ao esporte.

11.2.4 O esporte como algo a ser refletido

Uma das temáticas mais discutidas no âmbito da Educação Física escolar está relacionada com a inserção do esporte na escola (BETTI, 1995; BRACHT, 2000/01; CAPARROZ, 2001). Bracht (2000/01) apresenta quatro questões polêmicas que podem servir de orientação para as reflexões sobre o esporte como conteúdo escolar. Construiremos uma reinterpretação de suas ideias buscando incentivar ações que poderão ser implementadas pelos professores e seus alunos.

11.2.4.1 Criticar o esporte significa ser contra o esporte?

As reflexões geradas a partir da primeira questão já foram apontadas em outros momentos deste texto, especialmente ao discutir a mídia e o esporte, e estão relacionadas com a aceitação das rigorosas regras do esporte institucionalmente elaboradas e dos valores assumidos como únicos e verdadeiros. Não há dúvidas de que o esporte é essencial para a cultura corporal, sobretudo em se tratando da utilização desse conteúdo enquanto algo a ser problematizado na escola. Nesse sentido, estimular reflexões e posteriormente construir uma prática condizente com os valores educativos, se possível integrado ao projeto político-pedagógico, é um encaminhamento desejado.

11.2.4.2 Tratar criticamente o esporte é ser contra a técnica esportiva?

A técnica esportiva parece ser algo essencial à prática das modalidades, pois, entre outras características, é a que lhe atribui identidade, porém, no ambiente escolar, onde a inserção ao universo da cultura corporal parece ser o seu maior objetivo, a cobrança da técnica necessita ser assumida como um componente fundamental na atividade, porém o seu aprimoramento será construído durante a vivência. Dessa forma, a técnica não é entendida como um fator limitador da participação, e sim um componente que, junto com os demais (espaço físico, equipamentos, alunos motivados, dentre outros), caracteriza a inclusão do aluno ao universo da modalidade esportiva.

Como exemplo que ilustra essa realidade, configura-se a cobrança do gesto técnico correto do toque no voleibol (o atleta não pode "conduzir" – o que significa carregar/

reter a bola com as mãos) como condição fundamental para dar sequência a uma partida. Em alguns casos, sobretudo no ambiente escolar, caminhos no sentido do aprimoramento dessa técnica podem ser construídos durante a vivência; esta, orientada pelo professor ou pelos próprios colegas mais experientes, pode ser um grande estímulo para esse aprimoramento, desde que seja trabalhada respeitando as possibilidades individuais dos alunos.

11.2.4.3 Os valores de rendimento se opõem ao lúdico?

São inúmeros os encadeamentos que podem ser construídos para responder a esta questão, porém a análise dos depoimentos de diversos atletas que afirmam sentir prazer vivenciando momentos de profunda introspecção, da perda temporária das noções de tempo e espaço durante as atividades competitivas, nas quais prevalecem os valores de rendimento, são sinais de que nem sempre essa oposição se faz presente. Outra reflexão significativa diz respeito à caracterização do conceito de rendimento que pode ser máximo (apresenta como referencial os valores extrínsecos, ou seja, os recordes, medalhas, dinheiro, fama) ou ótimo (que vem a ser a melhor performance de cada indivíduo na realização de uma tarefa).

Acreditamos que o esporte na escola deve levar os alunos ao rendimento ótimo, explorando suas potencialidades, respeitando suas características individuais e suas limitações.

11.2.4.4 O único caminho para a verdadeira crítica ao esporte é o abandono da vivência em prol do discurso filosófico e sociológico?

Parece ser fundamental o aprendizado dos gestos motores na caracterização das atividades esportivas, e mais, é essencial a prática desses gestos para a progressão, visando a apropriação das modalidades esportivas. Talvez a questão central relacione-se à contraposição entre a prática consciente e a prática alienada. As dimensões dos conteúdos colocam-se como uma chave importante para a orientação nesse sentido.

Como sugestão para uma abordagem metodológica envolvendo as reflexões apresentadas, destaca-se a proposição de objetivos que também levem em consideração as dimensões dos conteúdos. Em uma situação envolvendo o esporte coletivo, no qual a interação entre os componentes do grupo é essencial, tanto o vivenciar como o refletir sobre essa interação são fundamentais à aprendizagem significativa.

Outra sugestão seria, após a vivência de uma modalidade esportiva qualquer, por exemplo, o handebol, propor ao grupo que analisasse o "peso" da execução perfeita do movimento na viabilização da atividade, ou seja, os alunos devem analisar, refletir, discutir, a partir do seu próprio desempenho na execução do drible, do passe, do arremesso ou da movimentação pela quadra, sobre a necessidade do domínio do gesto técnico para a participação na atividade.

A partir dessas discussões, colocamos em evidência a necessidade da busca de um equilíbrio entre as questões conceituais, que servem de subsídio para a análise da vivência *dimensão procedimental*, como também da *dimensão atitudinal*, orientada para a compreensão dos valores (concepção de indivíduo e sociedade, reconhecimento das características e limitações dos indivíduos que compõem o grupo, dentre outros) que estão relacionados com a vivência.

11.2.5 O esporte como algo a ser modificado

Algumas discussões podem ser motivadas a partir da proposta de transformação do esporte. Os mais rigorosos podem entender que qualquer modificação na estrutura, que diz respeito às regras ou ao espaço físico no qual acontece a vivência, pode ser considerada uma descaracterização da prática esportiva. Porém, no ambiente escolar, ou mesmo nas escolas de esporte que trabalham em nível de iniciação, inúmeras adaptações são feitas com o objetivo de adequação às características da clientela. Em geral, essas ações contribuem muito mais do que atrapalham na compreensão do que venha a ser o esporte.

Propositalmente, neste item, não destacamos as dimensões dos conteúdos. Nossa proposta é levar o leitor a realizar essa tarefa.

Tendo em vista as diversas possibilidades de adaptação, os alunos devem compreender, por meio da vivência e também da construção e desconstrução das regras, que o esporte caracteriza-se como um campo de ação aberto, e a atribuição de sentidos e significados pode ser orientada a objetivos tais como a satisfação de um prazer intrínseco, uma atividade com fins sociais, uma vivência voltada à aquisição e à manutenção da saúde, entre outras possibilidades.

Alguns parâmetros podem servir de orientadores para a apropriação e a construção de um nível crescente de autonomia por parte do aluno em relação ao esporte. Uma vez entendida a dinâmica de funcionamento das modalidades institucionalizadas, é possível construir adaptações e transformações dirigidas a objetivos que visam a atender as necessidades e ambições do grupo envolvido na ação. O esporte, diante desse tratamento, pode ser compreendido como um campo de ação que, em vez de trabalhar no sentido convergente – estimulando somente a massificação das modalidades conhecidas e reconhecidas socialmente –, pode assumir uma orientação no sentido divergente, buscando valorizar a diversificação das práticas e estimulando a criação de novas vivências a partir das conhecidas, privilegiando as diferentes experiências, concepções e interesses dos indivíduos envolvidos.

É possível discutir com os alunos exemplos como este: as condições adversas à prática de atividade física ao ar livre motivaram a construção de uma atividade que hoje conhecemos como basquetebol, ou ainda, por considerarem essa modalidade uma atividade muito intensa, que exigia um condicionamento e uma estrutura física avantajada, os norte-americanos da ACM (Associação Cristã dos Moços) organizaram e difundiram o que hoje conhecemos como voleibol.

A análise do surgimento dos esportes institucionalizados, bem como de sua evolução nos remete muito mais a um panorama dinâmico do que a uma figura estática. Por que enfatizar a necessidade de enquadramento dos nossos alunos aos modelos preestabelecidos, em detrimento da estimulação da modificação dos esportes formais?

Trabalhar sob a ênfase da tendência divergente é estimular a busca de soluções diferenciadas, de certa forma incomuns aos problemas que nos são apresentados. Ao abordar uma modalidade esportiva, tendo um conhecimento prévio do grupo, podemos propor alguns obstáculos ou desafios para a realização da atividade e solicitar aos alunos que apresentem alternativas de superação. A tão discutida dificuldade em conciliar os interesses dos meninos e meninas na vivência do futebol pode ser um problema desafiador, que pode resultar na modificação das regras, em interferências na organização do espaço físico ou na adaptação da bola. Essa problematização pode ser estendida a outras modalidades esportivas, como o voleibol, o basquetebol, o handebol.

A corrida/caminhada orientada, por exemplo, pode ser um desafio interessante para os alunos. Essa atividade configura-se em uma adaptação das provas de *rali*, que exige dos participantes competências relacionadas com a leitura de mapas, da capacidade de orientação espacial; dependendo da intensidade proposta, irá também exigir um nível de condicionamento físico, do controle da intensidade em função do tempo estipulado para cada etapa do trajeto. Explorar o espaço físico da escola, promover a integração entre alunos de diferentes idades e estimular uma prática de atividade física são exemplos de objetivos que podem ser atingidos durante essa atividade. A reprodução ou a recriação dessa vivência pode ser uma experiência concreta da transformação de uma atividade, como também serve de estímulo a ações de protagonismo.

11.3 Metodologia

Ao longo deste capítulo, foram colocados vários exemplos que possibilitam a vivência e a discussão/reflexão sobre o esporte na escola, mas compartilhamos com o professor a seguinte dúvida: como começar?

Entender que o esporte na escola necessita de um tratamento diferenciado, se comparado ao esporte competitivo, coloca-se como um pressuposto. Espera-se que as opções de tratamento didático ao ensinar o esporte sejam construídas durante o processo educativo, porém alguns indicativos de possibilidades serão aqui apresentados.

Considerando a afirmação de Tubino *et al.* (2000), que identificam no jogo a origem das diversas manifestações do esporte, um caminho possível para a apresentação do esporte escolar se dá, justamente, na utilização do jogo, que, pela sua natureza, pode apresentar características mais simplificadas, tanto do ponto de vista das exigências motoras, da complexidade das regras, como também pela organização tática.

A realidade da intervenção no ambiente escolar pode apresentar inúmeras e diversificadas problematizações. A presença hegemônica do futebol nas aulas tem sido motivo de algumas reflexões tendo em vista a sua superação. Ao se trabalhar com essa modalidade, algumas situações são reincidentes, entre elas o difícil relacionamento entre meninos e meninas, a exclusão dos menos habilidosos, a violência, as dificuldades relacionadas com o entendimento sobre a necessidade e os mecanismos de construção das regras, a aplicação das noções sobre a organização tática, entre outras. É importante salientar que o caminho aqui apresentado opta pela desconstrução da modalidade a partir das situações apresentadas, para posteriormente buscar uma vivência que possua uma identidade escolar ou um significado para os alunos.

Propor jogos nos quais as diferenças de habilidades entre meninos e meninas, como o chutar, por exemplo, não sejam tão marcantes pode ser o começo da construção de um ambiente mais harmônico durante as aulas. Os jogos envolvendo o lançar e o receber, como, por exemplo, o jogo dos 10 passes, podem facilitar o entendimento sobre a necessidade de uma organização tática, que deve levar em consideração as características de cada membro que compõe o grupo. Quem deve tocar na bola logo que a bola é colocada em jogo? É possível e desejável assumir uma posição estática ou é mais fácil receber a bola quando se está em deslocamento, buscando fugir da marcação? Como se organizar, tendo em vista os diferentes níveis de habilidade, para alcançar o objetivo do jogo que é o de realizar 10 passes entre os diferentes membros de uma mesma equipe? Problemas dessa natureza devem orientar a gradativa apropriação dos conteúdos em suas diferentes dimensões (conceitual, procedimental e atitudinal) relacionados com o complexo universo das organizações táticas nos esportes e colocam-se como fundamentais, não só do ponto de vista da participação durante as aulas, como também no espaço de lazer, jogando ou assistindo.

A utilização de materiais alternativos aos oficiais também pode colaborar nesse sentido, pois outra questão que tem sido motivo de reclamações, especialmente das meninas, está relacionada com o peso da bola e à violência empregada nas atividades pelos meninos. A utilização de balões, bola de espuma, bolas de meia com enchimento macio, podem apresentar um bom resultado, encorajando a participação das meninas, dos menos habilidosos, enfim dos excluídos, e também servindo como opção de baixo custo.

Outro conjunto de reflexões a ser trabalhado está relacionado com a priorização de um grau de excelência nas habilidades específicas do esporte para a participação nas aulas. O ritmo de aprendizagem dos procedimentos em aula, muitas vezes, é nivelado por cima, isto é, os alunos que apresentam maior domínio sobre as competências relacionadas com a atividade desenvolvida/estudada passam a ser a referência para os demais. Essa prática, muitas vezes, é um elemento inibidor da participação daqueles que não se encontram no mesmo nível e, à medida que essa estratégia persiste, crescem os riscos de exclusão definitiva de alguns alunos.

Tendo em vista um conjunto de habilidades motoras e capacidades físicas necessárias a um dado jogo, qual nível de exigência será adotado no grupo? A interferência do professor que está orientando a atividade deve passar pelos critérios capazes de promover a inclusão da totalidade dos alunos ou aproximar-se ao máximo da totalidade. Ao se promover a participação dos alunos envolvidos, podem ser criadas condições favoráveis para o aperfeiçoamento das habilidades e capacidades responsáveis pela inibição da participação. O exemplo da queimada serve de ilustração para esta reflexão. Ao esperar um padrão de arremesso compatível com os lançadores do beisebol para iniciarmos o jogo, dificilmente ela seria considerada uma das brincadeiras mais populares, especialmente entre as crianças. E, uma vez envolvida no universo da queimada, seguramente a criança irá desenvolver a sua capacidade de arremessar e sua agilidade, ampliar os laços sociais e desenvolver noções sobre as melhores estratégias para se manter "viva", o que significa não só não ser "queimada", como também ativa e participante em todos os momentos do jogo. Observe o exemplo a seguir:

11.3.1 A queimada que se transformou em handebol

Esse trabalho foi realizado em uma escola pública estadual no interior de São Paulo. Essa cidade era conhecida pela tradição na prática do basquetebol. A equipe profissional masculina adulta, assim como aquelas das categorias de base, ganhavam os campeonatos mais importantes da modalidade. Uma grande quantidade de jovens atletas era formada nas escolas, clubes e escolinhas de esportes.

Portanto, o esporte "exigido" pelos alunos nas aulas de Educação Física não era o futebol, e sim o basquetebol. Esse era um desafio para a professora, que acreditava na diversificação das atividades. Ela queria propor a vivência do handebol, mas tinha que começar por algo que chamava a atenção e proporcionava prazer aos alunos, além do basquetebol: a queimada.

Os alunos desconheciam a proposta ou o propósito da professora. Começou, assim, um trabalho que durou aproximadamente 2 meses e será descrito em partes. Os envolvidos, meninos e meninas, eram alunos da 5ª e da 6ª série (6º e 7º anos) do Ensino Fundamental.

1) A professora iniciou a primeira aula questionando sobre a queimada: se a conheciam e praticavam, sobre as regras, qual a opinião deles em relação ao jogo e quais os aspectos positivos e negativos, entre outras questões. A seguir, solicitou uma pesquisa sobre esse jogo entre os familiares e vizinhos. Nessa aula, os alunos dividiram as equipes e utilizaram as regras conhecidas por eles. Foi utilizada uma bola

murcha de voleibol. A professora observou que as meninas apresentavam as mesmas possibilidades ou habilidades necessárias ao jogo que os meninos, ao contrário do que acontece em outros jogos ou modalidades esportivas. Talvez isso encontre explicação no hábito da prática desse jogo, mais habitualmente, por meninas que por meninos. Essa constatação sugere que os processos de inclusão e coeducação ocorreram de maneira mais tranquila.

2) Na aula seguinte foram apresentados e discutidos os resultados da pesquisa solicitada pela professora e também foi proposto que os alunos experimentassem uma nova maneira de jogar: a área do "cemitério", ou o local destinado aos jogadores "queimados", seria ampliada, ou seja, seriam utilizadas, além do fundo do campo de jogo, também as laterais deste, respeitando o prolongamento da linha divisória central (Fig. 11.1).
3) Com essa proposta, os alunos, desafiados pela professora, foram descobrindo que trocar passes entre si, em vez de tentar "queimar direto" o adversário, proporcionava uma expectativa, ou surpresa, que levava ao sucesso da jogada. Com isso, os alunos foram realizando e aprimorando os passes e recepções do handebol, além de ir planejando as táticas de ataque.
4) Os desafios seguintes levaram os alunos a criar regras ou gestos que aproximavam os seus movimentos daqueles específicos do handebol. Por exemplo: os alunos deveriam desenvolver uma maneira de "queimar" o adversário saltando (em suspensão). Além disso, o desafio seguinte era atacar apenas quando a bola tivesse percorrido todos os quatro lados de seu campo, o que aprimorava também o ataque.
5) A professora foi propondo cada vez mais desafios: além de queimar em suspensão, os alunos também deveriam fazer uma pequena progressão, ou seja, realizar os três passos e saltar, antes de arremessar a bola. O campo de jogo também mudou: foi ficando cada vez maior, para dificultar o jogo e prevenir possíveis acidentes, já que os arremessos foram sendo aperfeiçoados.

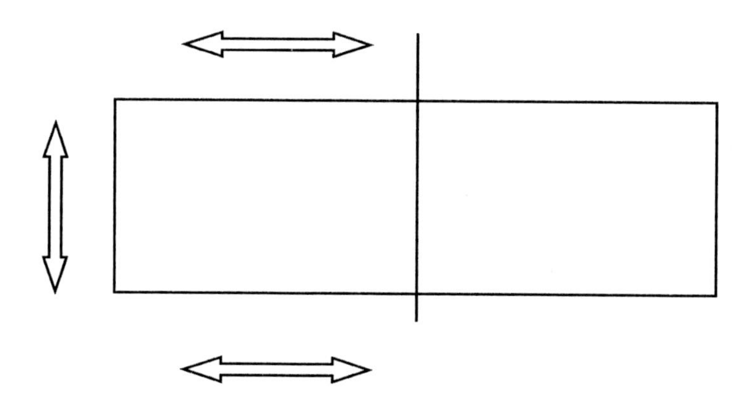

Fig. 11.1

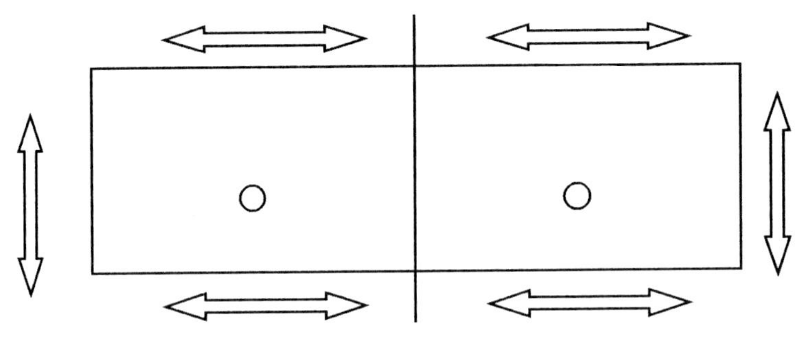

Fig. 11.2

6) Aprendidos passes, recepções, arremessos e ataque, era o momento de pensar na defesa. O próximo jogo de queimada proposto consistia em: utilizando duas bolas de cores, pesos e consistências diferentes, queimar os componentes do time adversário e derrubar o alvo disposto no centro do campo desses, além de se proteger e proteger o seu alvo.
7) O jogo era organizado de tal forma que cada bola só poderia ser utilizada para a função predeterminada, ou seja, a bola de voleibol murcha servia apenas para "queimar" o adversário e a bola de borracha colorida tinha como finalidade única derrubar o alvo. O alvo era constituído por uma bola (preferencialmente de cor diferente das duas primeiras) colocada sobre um cone disposto no centro de cada campo de jogo. Nesse jogo, os alunos também poderiam utilizar as laterais do seu campo de jogo para arremessar ou realizar os passes (Fig. 11.2).
8) Os alunos tiveram dificuldades no início, pois tinham que resolver vários problemas ao mesmo tempo: deveriam se proteger dos ataques adversários, proteger o alvo, além de atacar os dois. Aos poucos foram percebendo que necessitavam criar táticas, não só para o ataque, mas também para a defesa.
9) Quando os alunos já haviam explorado totalmente o jogo, passamos a utilizar a quadra de handebol e os alunos foram desafiados a transportar para aquele espaço grande, e com duas traves móveis, o jogo desenvolvido.
10) O handebol foi, então, oficialmente apresentado àqueles garotos e garotas por meio de fotos. A professora solicitou uma pesquisa sobre aquela modalidade esportiva, desconhecida da maioria dos alunos. O material coletado foi apresentado e foram discutidos, entre outros assuntos, o raro espaço do handebol na mídia, suas regras, a história, a situação da modalidade naquela cidade e no Brasil. Quando um filme sobre a modalidade finalmente – em função da dificuldade em consegui-lo – foi exibido, os alunos se surpreenderam ao perceber a semelhança entre aquele jogo criado/jogado por eles e aquela modalidade esportiva chamada de handebol.

A partir desse exemplo, o professor pode criar outros, utilizando diversas modalidades esportivas, partindo do conhecimento dos alunos.

11.4 Avaliação

No capítulo específico sobre avaliação já foram descritos os conceitos, as possibilidades e as dificuldades em realizar a avaliação na Educação Física. Portanto, neste capítulo, colocaremos um exemplo de como é possível avaliar o ensino e a aprendizagem do esporte nas aulas, ficando claro que deve ser avaliado não só o desempenho dos alunos, mas também o professor deve se autoavaliar em sua prática pedagógica. Considerando que os conteúdos esportivos foram aqui abordados ou trabalhados em suas três dimensões (conceitual, procedimental e atitudinal), procederemos da mesma maneira. O exemplo utilizado será o jogo de queimada que se transformou em handebol, descrito anteriormente.

1) Como a avaliação deve ser contínua, compreendendo as fases diagnóstica, formativa e somativa (BETTI e ZULIANI, 2002), avaliaremos todo o processo do jogo, desde o momento em que a professora detectou o desinteresse dos alunos por novos conteúdos nas aulas até a discussão final sobre o jogo de handebol.
2) *Avaliando conceitos*: os alunos poderão ser questionados, individual e coletivamente, a respeito: das habilidades motoras relacionadas com o jogo de queimada; da função das regras em um jogo; da função da criação de táticas em um jogo; das regras oficiais do handebol; da história desse esporte; da situação do handebol no país; da inserção dessa modalidade esportiva na mídia; das diferenças e semelhanças entre o handebol feminino e o masculino; dentre outras informações apresentadas e discutidas nas aulas.
3) *Avaliando procedimentos*: avaliar, individual e coletivamente, os alunos, considerando o processo de aprendizagem, as habilidades de correr, arremessar, passar e receber a bola, esquivar-se, elaborar táticas (defesa e ataque) de jogo, o cumprimento das tarefas relacionadas com a apresentação e discussão do material de pesquisa coletado; entre outros.
4) *Avaliando atitudes*: avaliar, observando e questionando, individual e coletivamente, o cumprimento das regras do jogo; o respeito às possibilidades e limites das habilidades motoras dos colegas; a interação entre meninos e meninas, o cumprimento das tarefas solicitadas; a disposição para a aquisição de novos conhecimentos, entre outras. Além disso, os alunos devem ser levados a realizar a autoavaliação, considerando também as três dimensões.
5) O professor, também considerando as dimensões conceituais, procedimentais e atitudinais, deve refletir/avaliar sobre sua ação antes, durante e após essa. Ou seja, os conteúdos e procedimentos estão levando os alunos a se interessarem pela aula? A aula está de acordo com as possibilidades e os limites dos alunos? Os alunos estão participando efetivamente da aula – jogando, emitindo opiniões e propondo soluções para os problemas surgidos durante o jogo? O professor está propondo desafios que levam os alunos a aprenderem os conhecimentos desenvolvidos em todas as suas dimensões?

11.5 Referências bibliográficas

BETTI, I.C.R. Esporte na escola, mas é só isso professor? **Motriz**, n. 1, v. 1, pp. 25-31, 1995.

BETTI, M. **Educação Física e sociedade**. São Paulo: Movimento, 1991.

BETTI, M. **A janela de vidro**: esporte, televisão e Educação Física. Campinas: Papirus, 1998.

BETTI, M.; ZULIANI, L.R. Educação Física escolar: uma proposta de diretrizes pedagógicas. **Revista Mackenzie de Educação Física e Esporte**. v. 1, n. 1, pp. 73-81, 2002.

BRACHT, V. Esporte na escola e esporte de rendimento. Porto Alegre: **Movimento**, n. 12, pp. XVI – XXIV, out. 2000/01.

BRACHT, V. Esporte-estado-sociedade. Campinas: **Revista Brasileira de Ciências do Esporte**, v. 10, n. 2, pp. 69-73, jan.1989.

CAGIGAL, J.M. **Deporte**: pulso de nuestro tiempo. Madrid: Nacional, 1972.

CAPARROZ, F.E. O esporte como conteúdo da Educação Física: uma "jogada desconcertante" que não "entorta" só nossas "colunas", mas também nossos discursos. Niterói: **Perspectivas em Educação Física Escolar**, v. 2, n. 1, 2001.

COSTA, V.L.M. **Esportes de aventura e risco na montanha**: um mergulho no imaginário. Barueri: Manole, 2000.

DA COSTA, L.P. **Environment and sport**: an international overview. Porto: Faculdade de Ciências do Desporto e Educação Física, Universidade do Porto, 1997.

FEIO, N. **Desporto e política**: ensaios para sua compreensão. Lisboa: Compendium, 1978.

FERRANDO, M.G. **Aspectos sociales del deporte**: una reflexión sociológica. Madrid: Alianza Deportiva Editorial, 1990.

GONZALES, F.J. Sistema de classificação de esportes com base nos critérios: cooperação, interação com o adversário, ambiente, desempenho comparado e objetivos táticos da ação. Buenos Aires: **Revista Digital**, ano 10, n.º 71, abril 2004. www.efdeportes.com/efd71/esportes.htm. Acessado em 17/04/2004.

HUIZINGA, J. ***Homo Ludens***: o jogo como elemento da cultura. São Paulo: Perspectiva, 1975.

KOLYNIAK FILHO, C. O esporte como objeto da Educação Física ou da ciência da motricidade humana. **Discorpo**, v. 7, pp. 31-46, 1997.

MELO, V.A. História da Educação Física e do esporte no Brasil – Panorama, perspectiva e problemas. Juiz de Fora: **Revista Eletrônica de História do Brasil**, v. 1, n. 1, pp. 12-31, maio 1997.

ORO, U. Iniciação ao atletismo no Brasil: problemas e possibilidades didáticas. *In*: KIRSCH, A.; KOCH, K.; ORO, U. **Antologia do atletismo**: metodologia para iniciação em escolas e clubes. Rio de Janeiro: Ao Livro Técnico, 1983.

PIGEAUSSOU, C. The various forms of environmentalist thinking within the field of sports activities: From the utopic to the realistic. *In*: DA COSTA, L.P. **Environment and sport**: an international overview. Porto: Faculdade de Ciências do Desporto e Educação Física, Universidade do Porto, 1997.

TUBINO, M.J.G. **Dimensões sociais do esporte**. 2.ª ed. São Paulo: Cortez, 2001.

TUBINO, M.J.G. *et al.* **Telecurso 2000** – educação para o esporte. São Paulo: Globo, 2000.

Dança

Telma Cristiane Gaspari

Não é raro ouvirmos falar que o Brasil é o país das danças ou um país dançante. Esta nossa "fama" é bem pertinente, se levarmos em consideração a diversidade de manifestações rítmicas e expressivas existentes de norte a sul. Sem contar a imensa repercussão de nível internacional de algumas delas, como o Carnaval.

Contraditoriamente, o incentivo ao aprofundamento de estilos específicos de danças, com suas técnicas e aparatos necessários para performances de espetáculos é restrito. Talvez por ser limitada também a educação para a dança, o processo de formação artístico-cultural que acreditamos deva ter o seu lugar na escola desde a Educação Infantil.

Tal prática corporal pode estar na escola de acordo com os pressupostos educacionais e ser adaptada conforme as necessidades e características do contexto escolar. É justamente sobre essas questões que este capítulo tratará, ou seja, sobre as possibilidades da dança no contexto escolar.

12.1 Conceitos e classificações

A dança é considerada uma das formas mais antigas de manifestação do corpo. Nasceu e se desenvolveu à medida que o ser humano teve a necessidade de se comunicar e expressar, sendo as primeiras danças de cunho imitativo, nas quais os primitivos simulavam os acontecimentos desejando que se tornassem realidade.

Em todas as épocas e espaços geográficos, a dança desempenhou para os povos uma representação de suas manifestações, de seus "estados de espírito", de emoções, de expressão e comunicação de suas características culturais. Por meio de gestos e movimentos, a dança traduz as mais íntimas das emoções, acompanhada ou não da música e do canto ou de ritmos peculiares.

Nanni (1995) aponta que o ser humano utilizou a dança como linguagem corporal, simbolizando alegrias, tristezas, vida e morte, para celebrar o amor, a guerra, a paz, ou seja, ela representou diversos aspectos da vida humana.

As mulheres e os homens primitivos muito demonstraram essa forma de expressão. Foi possível conhecer seus vários costumes, representações míticas, lúdicas e religiosas por meio de registros nas paredes de cavernas, como rituais de guerra ou quando clamavam por chuva à natureza, pelo canto e pela dança.

Quando falamos em dança, cada um de nós pode pensar em vários tipos. Optamos por retratar a dança pelos dados históricos e, dessa forma, classificá-la em:[1]

1. *Étnicas*: manifestações expressivas de determinados povos, com seus atributos divinos e religiosos. Elas emitem algumas características que podem identificar uma nação ou região. Como exemplo, citamos a *tarantela,* na Itália, a *valsa,* em Viena (Áustria), o *tango*, na Argentina, e danças latinas como a *rumba,* o *mambo* e o *chá-chá-chá e a salsa*, que traduzem a identidade de determinados países. A *dança do ventre,* original do Oriente, pode ser considerada uma dança étnica, mas atualmente passa por uma ressignificação para espetáculo, obtendo cunho artístico e desenvolvimento técnico apurado.
2. *Folclóricas*: abordam as tradições e costumes de determinados povos ou regiões distintas da mesma nação e, muitas vezes, são desenvolvidas na coletividade, envolvidas por um sentido de partilha e hereditariedade. As danças dos camponeses festejando ora uma boa coleta, ora passagens consideradas importantes – as estações do ano, casamentos, nascimentos, morte – são exemplos de danças folclóricas. Atualmente, no Brasil citamos a *quadrilha*, as *rancheirinhas*, o *maxixe*, o *xote* e quantas outras danças representantes de determinadas regiões, com suas próprias histórias de exaltação.
3. *Danças de salão ou sociais*: das aldeias, as danças passaram a ser realizadas nos salões da nobreza real. Danças como *sarabandas, polcas, mazurkas* e *minuetos* eram dançadas

---

[1]Esta classificação não é um padrão universal, mas apenas baseada em estudos da autora, para fins de esclarecimentos do leitor, uma entre muitas outras possíveis.

pela nobreza, indicando diversão. Atualmente, citamos as danças das festas e danceterias, como o *funk*, o *axé*, o *pagode* e o *forró*, que são denominadas pelos próprios gêneros musicais, como exemplos de danças de salão/sociais.

4. *Dança teatral ou artística*: a partir do século XVII, ocorre principalmente na França o desenvolvimento artístico da dança – é a dança para espetáculo. A técnica possui relevância, e esta é toda sistematizada por meio de códigos e terminologias que vieram a se tornar universais. Surgiram vários estilos ou técnicas de dança: *balé clássico, dança moderna, sapateado, jazz, dança-teatro*, e tantas outras.

No fim do século XIX e começo do XX, começa a florescer um movimento contra a formalização da dança. As duas correntes, a moderna que surgia e a acadêmica tradicional, representada pelo balé, passam a possuir divergências estruturais em suas teorias filosóficas fundamentais, exigindo dos professores competências diferenciadas de ensino.

As artes plásticas deparam-se com o fim do impressionismo e novas tendências que culminam no expressionismo e surrealismo; da mesma forma, a literatura liberta-se do simbolismo e segue para o realismo, naturalismo e culmina no modernismo. A dança, que pouco a pouco se torna uma arte autônoma e livre dos bailados, também sofre mudanças: ocorre a libertação das técnicas acadêmicas e inovação pela mímica, pantomima, sendo o corpo explorado como um todo, com inúmeras possibilidades e combinações de formas de movimentos como meio de expressão e comunicação. Há uma maior exploração do movimento, do espaço e do tempo – é o prenúncio da dança criativa, da dança livre, que inspira muitos dos autores que pretendem levar a dança para a escola, denominando-a dança-educação ou dança na escola (SASPORTES, 1983; LABAN, 1990; CAMINADA, 1999; MARQUES, 2001).

12.1.1 Objetivos

Sabemos que, conforme o contexto, a dança pode adquirir diferentes objetivos. Para a dança desenvolvida como um conteúdo da Educação Física escolar, espera-se:

- possibilitar a exploração da criatividade pela descoberta e a busca de novas formas de movimentação corporal;
- viabilizar a educação rítmica pela diversificação na dinâmica das ações motoras e por utilizar a música, a percussão, o canto e outros recursos como instrumentos para aumentar a motivação;
- canalizar para a expressividade, por refletir sentimentos, pensamentos e emoções;
- ampliar o vocabulário motor e o senso perceptivo;
- ampliar os horizontes e formar pensamentos críticos, conduzindo a participação, compreensão, desfrute e reconstrução das atuais conjunturas das artes e também das condições de cidadania;

- levar a apreciação e valorização artísticas, dando ênfase às contribuições culturais e históricas contidas nos trabalhos de dança.

Para Marques (2001, p. 36), o maior objetivo das aulas que abordam o conteúdo dança se resume em "[...] transformar os alunos em melhores pensadores de arte, melhores consumidores, espectadores, almas". É considerar a dança como fonte de autoconhecimento, e não como técnica acabada.

Acrescentamos que a aula de Educação Física também pode privilegiar a orientação da exploração corporal do aluno como um todo. Ele vai conhecer as diversas manifestações dançantes da Cultura Corporal de Movimento, discuti-las e atentar para a criatividade de suas possibilidades de movimentação corporal, transformando-as em dança. Para chegar nesta finalidade, o aluno poderá reproduzir as manifestações já existentes, transformá-las conforme suas necessidades e apresentá-las em forma de espetáculo, e também passar a apreciar as diferentes modalidades de dança.

Logo, objetiva-se que o aluno aprenda a não somente reproduzir, mas também, e principalmente, transformar, produzir, apreciar e ser crítico das obras de produções coreográficas.

12.2 Conteúdos relacionados com a dança

Por meio das danças e brincadeiras, os alunos poderão conhecer as qualidades dos movimentos expressivos. São elas: a forma, o espaço e o tempo aliados à energia despendida para a realização dos movimentos (BRIKMAN, 1988). Poderão também conhecer algumas técnicas de execução do movimento e utilizar-se delas para o aprimoramento da realização de movimentos expressivos, com menor esforço e maior eficácia (LABAN, 1990).

Esses conteúdos, conforme Dunlop (*apud* MARQUES, 1997), podem ser definidos como as estruturas do movimento, ou ainda, conforme Laban (1990), correspondem aos aspectos coreológicos da dança (peso, espaço, tempo e fluência). Esses aspectos da dança conduzem o indivíduo a perceber e a experimentar com seu próprio corpo como, onde e quando o movimento acontece e em qual intensidade de realização do movimento, podendo haver o acréscimo de com quem e/ou com o quê.

É importante alertar que esses mesmos conteúdos podem ser incluídos nas aulas de Educação Física, mas também podem estar inseridos em outras áreas de conhecimento (como o componente curricular Arte), ou ainda ser trabalhados para atingir outras finalidades, como a interdisciplinaridade.

No entanto, conhecer as habilidades, capacidades e possibilidades corporais aliadas aos aspectos coreológicos/qualidades do movimento é imprescindível para o aluno descobrir com seu próprio corpo como se comunicar pela dança.

Um segundo grupo de conteúdos é o saber sobre a dança. Aqui estão incluídos os saberes sobre a história da dança, as danças particulares de cada cultura, a estética, os conhecimentos de anatomia, fisiologia e biomecânica, as implicações filosóficas, sociológicas e antropológicas e os conhecimentos de música.

Um terceiro grupo de conteúdos pode abordar a apreciação e a crítica, possibilitando que o aluno adote atitudes de valorização e apreciação dessas manifestações expressivas.

O ritmo também é um conteúdo valioso na dança. A palavra ritmo, do grego *rhytmós*, designa aquilo que flui, que se move, movimento regulado (ARTAXO e MONTEIRO, 2000). Muitas vezes é conceituado restringindo-se ao conceito musical, mas na verdade o ritmo faz parte da natureza e da vida, pois os batimentos cardíacos, o crescimento das plantas, o caminhar dos animais, a respiração, a alimentação, o sono, as ondas do mar, as águas da cachoeira, enfim, possuem ritmo (JOURDAIN, 1998). O mesmo autor afirma que o ritmo é comparado com as batidas de um relógio, sugerindo que ele envolve a medição de durações temporais. Logo, tempo e ritmo têm relações muito próximas.

As atividades corporais são trabalhadas ritmicamente, assim, as atividades rítmicas educacionais merecem atenção no programa de Educação Física. Indica-se aliar o trabalho de ritmo de uma forma mais didática, ao som musical, pois a receptividade à música é um fenômeno corporal e a motivação torna-se maior.

Artaxo e Monteiro (2000) afirmam que, para um indivíduo possuir uma boa percepção e atuação rítmica com precisão corporal, é necessário um funcionamento neuromuscular apurado. Logo, quando analisamos o ritmo do movimento, seja ele ligado a uma modalidade esportiva de rendimento, uma apresentação de dança, ou um jogo recreativo, falamos do ritmo como capacidade física coordenativa. A utilização de sinais visuais e auditivos pode contribuir para o aperfeiçoamento do sentido do ritmo. Exemplo:

- Dispor os alunos espalhados pelo espaço, movimentando-se livremente, e, ao ouvir o som de uma matraca (que é um instrumento como dois pedaços de madeira) utilizada pelo professor, realizar um salto.
- A mesma dinâmica, porém diversificar com modificações sonoras como bater duas vezes a matraca (ou outro instrumento) e realizar um saltito e uma palma.
- A mesma dinâmica, mas dispor também alguns papéis espalhados pelo chão com cores diferentes. Ao ouvir o som da matraca, se o aluno estiver perante um papel azul, bater uma palma, e se estiver diante do amarelo, estalar os dedos.

Pouco a pouco, por meio de estímulos à criatividade e com uma ampliação dos horizontes sobre as manifestações dançantes, os alunos podem adquirir a capacidade de improvisação, de construir coreografias simples ou composição coreográfica, o que podemos considerar como a efetivação de parte importante do processo de ensino-aprendizagem.

Todos os conteúdos podem e devem ser estimulados, vivenciados e praticados.

12.2.1 Passo

É comum ouvirmos os aprendizes de dança dizerem: "os passos são assim" ou "venha aprender os passos"ou ainda "como são os passos?" Na verdade, os passos a que eles se referem seriam os movimentos dançantes, com todas as qualidades do movimento expressivo.

Artaxo e Monteiro (2000) denominam o passo como a regularidade que possibilita o aprendizado da pulsação, cuja função em uma música é marcar o tempo a intervalos regulares e definir a estrutura rítmica. Portanto, para as autoras, a execução do passo está ligada à marcação rítmica ou ao compasso, que pode variar em binário, ternário ou quaternário (como a maioria dos ritmos brasileiros), mas existem compassos mais complexos.

Para exemplificar: ao som de uma música, executar a sua marcação rítmica, ou executar o passo com os pés. No caso de a música ter a métrica quaternária:

- dar um passo para a frente com o pé direito;
- trazer o esquerdo completando o deslocamento;
- dar outro passo para trás com o pé direito;
- trazer novamente o esquerdo.

Para aumentar a complexidade e enfatizar a marcação:

- bater palma ao realizar cada movimento de deslocamento com os pés;
- sentado, acompanhar a música com palmas;
- em vez de bater palmas, bater em alguma parte do corpo, como as coxas;
- batucar no chão, carteira, banco ou mesa;
- estalar os dedos;
- marcar com um pé no chão, ora elevando sua parte anterior, ora a posterior, de acordo com a métrica musical.

12.3 Metodologia

12.3.1 A dança e as dimensões conceituais, procedimentais e atitudinais dos conteúdos: como trabalhar?

Verificando o cenário histórico da Educação Física escolar, percebemos que a dança tem uma presença bastante reduzida nas aulas, devido à predominância de esportes. Quando observamos a dança na escola, em geral, ela é utilizada para dias especiais sem um trabalho sistematizado anterior. Muitas vezes, os alunos dançam o que veem na mídia ou apenas coreografias nas festas juninas, não exatamente como um tipo de dança teatral, com suas técnicas, códigos e terminologias, mas ao lado da Ginástica Rítmica e das reproduções coreográficas para os dias festivos.

O saber fazer sempre teve maior relevância, assim como também ocorreu com os demais conteúdos ministrados na Educação Física, em detrimento da compreensão do papel da dança na construção do patrimônio cultural e da apreciação do seu valor estético.

Atualmente, acreditamos em uma Educação Física que desenvolva o indivíduo como um todo, isto é, espera-se formá-lo criticamente sobre os diversos assuntos e particularmente, em se tratando deste componente curricular, que conheça o patrimônio da Cultura Corporal de Movimento, assim como o vivencie, saiba valorizá-lo e apreciá-lo.

12.3.2 Dimensão conceitual do conteúdo

Conforme a indicação dos PCNs (BRASIL, 1998) – e é bom frisar que esses documentos dão parâmetros para se poder trabalhar a dança ou atividades rítmicas e expressivas –, pode-se abordá-la segundo a dimensão conceitual do conteúdo, isto é, levar o aluno a conhecer as diversas manifestações dançantes pertencentes ao nosso patrimônio cultural e contextualizá-las. Para isso é necessário:

a) Informar as várias manifestações da cultura, nos diferentes contextos, em diferentes épocas (danças rituais, sagradas, comemorativas, circulares etc.). Exemplos: o professor poderá conversar com os alunos de forma informativa, ou levar até eles pessoas que vivem ou viveram situações de práticas dessas danças para falar de sua experiência, ou ainda mostrar-lhes filmes.
b) Cultivar a Cultura Corporal de Movimento por meio da cultura popular (regional, folclórica etc.). Exemplos: danças brasileiras, como samba, baião, quadrilha, catira, bumba-meu-boi, maracatu, xaxado, entre tantas outras, podem ser pesquisadas desde as suas origens e seus contextos de desenvolvimento, seja por meio de relatos, livros, figuras ou outras.
c) Discutir a questão de gênero e problematizar a ideia (em nossa cultura) de que homem não dança. Exemplos: a catira, comumente praticada no Sul; alguns grupos artísticos de danças eruditas (teatral/artística) que dão ênfase a movimentos que requerem força e impulsão; grupos de samba e pagode, nos quais os homens desenvolvem performances dançantes; tudo isso pode ser tratado por vídeos e programas de televisão.
d) Incentivar o hábito da leitura de jornais e revistas, nos quais é possível observar críticas de espetáculos de danças, assim como propagandas de apresentações e suas implicações, como os valores do ingresso.
e) A questão da inclusão pode ser conduzida nas aulas de dança sob estímulos bem orientados pelo professor, para tornar claro ao aluno que não há jeito certo ou

errado de dançar. Todos podem dançar, independente de biotipo, etnia ou nível de habilidade. É interessante verificar as diferenciações de estilo individual e quanto à energia que cada pessoa delega aos movimentos dançantes, ou seja, muitas vezes podemos dançar com a mesma forma e no mesmo tempo (qualidades do movimento), mas com estilos distintos.[2]

Se poucas pessoas dançam atualmente, isso se deve à padronização incutida na sociedade de determinados "modismos" de dança, apoiada pela cultura educacional de padronizar o ensino de produção igualitária (parecido com a produção industrial) e também da esportivização na Educação Física escolar, que encaixotou o trabalho de dança, assim como o predomínio das artes visuais abafou os conhecimentos, vivências e reflexões de dança no componente curricular arte. Isso favorece a concepção ingênua de que dançar é para poucos, ou seja, para quem possui determinadas características corporais favoráveis. Como exemplo, citamos o balé, que exige o padrão de mulher branca e magra.

f) A discussão sobre as danças expostas pela mídia pode ser um enfoque importante para a formação do senso crítico. O estilo *axé* tem grande presença na televisão (meio de comunicação de massa ao qual a criança e o adolescente estão expostos por muito tempo). Isso vem repercutindo a ideia de que só sabe dançar aquele que decora as coreografias específicas dos grupos musicais de axé. Atentar que em cada época houve um estilo de dança marcante, como o *rock n' roll* e o *twist* na década de 1960, ou a *lambada* no início dos anos 1990, por exemplo. Levá-los a perceber que dançar é mais do que copiar coreografias prontas, ou seja, é também se deixar conduzir pelos estímulos sonoros e "dar asas" à liberdade dos movimentos.

12.3.3 Dimensão procedimental do conteúdo

Também é importante trabalhar a dança sob a dimensão procedimental, ou seja, o aluno deve saber fazer, reproduzir movimentos ou coreografias simples, assim como transformar, modificar e criar os mesmos. Para tanto, sugerimos:

a) Utilizar-se de técnicas e da liberdade dos gestos espontâneos. Exemplos: propiciar a imitação de situações da natureza sob a imaginação do aluno, por meio de comandos estimuladores, como estórias fantasiosas. Por exemplo: imitar uma flor, uma abelha, um besouro ou uma aranha pousando em uma flor, a brisa soprando o jardim.

---

[2] Para um maior aprofundamento, ler Daolio (1995), que sabiamente ressalta que o que nos faz semelhantes é justamente a nossa capacidade de nos diferenciarmos uns dos outros.

b) Utilizar estratégias para a percepção do ritmo individual e grupal. Exemplos: a utilização da brincadeira de pular corda pode ser uma maneira de trabalhar o desenvolvimento do ritmo, pois, conforme seu componente tempo, o aluno poderá determinar o momento de saltar, ou ritmo em que deverá desencadear a sequência de saltos.

Aos professores que não dispuserem de materiais sonoros, a utilização de palmas para o acompanhamento musical pode ser uma estratégia. Se o professor dispuser de uma compreensão de teoria musical pode proporcionar aos alunos formas de se tirar sons rítmicos batucando em objetos diversos, assim como o próprio estalar dos dedos ou outras partes do corpo.

Outra sugestão é a brincadeira de "escravos de Jó", que pode ser desenvolvida com as modificações que professor/alunos sugerirem:

- jogar "escravos de Jó" sentados em círculo. Pode-se utilizar como instrumento o estojo de lápis, saquinhos de areia, bolinhas de meia, bolinhas de tênis ou qualquer outro objeto que acharem conveniente (é bastante interessante até mesmo confeccionar o instrumento para que a brincadeira se realize, preparando a atmosfera e aumentando a expectativa para a atividade, além de trabalhar com a criação);
- no início, cada vez que um errar, começar novamente, sem excluir ninguém;
- outra sugestão é jogar em pé, sem nenhum material: movimentar a perna esquerda (lado-frente) enquanto canta; ao dizer "*tira*", elevar a mesma perna; ao dizer "*põe*", retorná-la ao chão; ao dizer "*deixa ficar*", balançar o quadril; retornar os movimentos da perna esquerda (lado-frente) e ao dizer "*zá*" elevá-la do chão.

c) Explorar o desenvolvimento da noção espaço/tempo/forma, em relação a si mesmo e ao outro, aliado ao estímulo musical, ou ao silêncio. Exemplos de comandos sugeridos pelo professor:

- andar à vontade, explorando todo o espaço da sala em que estiver, movimentando-se conforme o desejo individual;
- andar explorando os calcanhares (tocar o chão apenas com os calcanhares);
- andar apenas com a lateral externa dos pés;
- andar sentindo cada parte do pé tocar o chão;
- andar firme, determinado, almejar chegar em um determinado lugar e só mudar a direção quando não der mais para continuar, sempre em linha reta;
- andar da mesma forma, porém em linhas interrompidas, quebradas, viradas repentinas;
- andar em linhas sinuosas (fazendo S);
- andar nos diferentes níveis do espaço (alto, médio e baixo);
- andar de costas, lado, frente, nos diferentes níveis;

- andar com passos tão pequenos quanto os de formiga;
- andar com passos tão grandes quanto os de dinossauro;
- andar conforme os números que o professor disser, que corresponderão ao número de pessoas a andar juntas (2, 3, 4, 5, dois grupos, três grupos, em quartetos fechados, em trios fazendo cadeirinha para um se sentar);
- criar uma forma diferente de andar, mas conforme o número de pessoas indicado pelo professor (unidos pelos ombros, pelas costas, pelas orelhas, saltitando, girando o quadril, fazendo ola, batendo um no quadril do outro com o quadril);
- andar de trenzinho (frente/lado/costas/abaixados);
- andar de túnel (movimentos semelhantes aos utilizados nas quadrilhas de festas juninas);
- andar a cavalo nas costas de alguém.

d) Aplicar os princípios básicos das qualidades do movimento ou estruturas coreológicas para a construção de desenhos coreográficos. Exemplos:

- *Espaço*: é o ambiente espacial onde o movimento de dança se processa. Possui comprimento, largura e altura. Os gestos e expressões se utilizam desses elementos indispensáveis para dar significado ao sentido expressivo do conteúdo. Os movimentos podem ser realizados sem deslocamento (onde as explorações espaciais estão restritas ao espaço individual); por meio de deslocamentos (onde o corpo se translada de um ponto a outro no espaço); utilizando o espaço aéreo, por meio de saltos e suspensões; ou ainda, o espaço relativo ao solo, por meio de quedas e rolamentos.
- *Forma*: é o desenho resultante da ação corporal que se projeta no espaço. A forma reflete a ação externa e perceptível de uma intenção subjetiva. Quando o aluno incorpora e assimila esses conceitos, ele se sente encorajado ao desafio, na perspectiva da busca e da descoberta de novas formas. Como exemplo, o aluno pode simular com seu corpo formas geométricas, formas de elementos da natureza e tantas outras.
- *Tempo*: pode ser entendido como a duração de um movimento em relação à lentidão ou à rapidez referente a cada indivíduo (seu próprio tempo ou tempo interno) e referente às fontes sonoras provenientes do ambiente externo (música, cachoeira, pássaros, trânsito, entre outros). Subentende-se o tempo referente ao ritmo inerente a todas as coisas do universo e está muito ligado ao tempo musical (BRIKMAN, 1988).

É importante que o professor se insira no grupo dos alunos, partilhando com eles o mesmo espaço, dirija verbalmente as atividades, sem que fique necessariamente em evidência, pois assim os alunos poderão se sentir mais encorajados a arriscar-se.

e) Exploração de gestos e códigos (técnicas) de outros movimentos corporais ou linhas metodológicas de estilos de dança. Exemplo: o professor que dispuser de conhecimentos de técnicas utilizadas na performance de danças eruditas (teatral/artística) poderá ensinar aos seus alunos ou, se não as tiver, convidar algum voluntário para ensinar a execução da mesma, podendo ser o próprio aluno ou um especialista. Exemplo: um conhecedor do estilo de dança sapateado.

f) Compreensão do processo expressivo partindo dos significados individuais para o coletivo (as mímicas, representações de cenas do cotidiano em grupo, danças individuais, pequenos desenhos coreográficos em grupos etc.). Exemplos: um trabalho no qual o professor se dirija aos alunos dando-lhes estímulos à manifestação corporal de movimentos individuais e grupais é essencial para efetivar tal meta. Tais estímulos podem ser dados como formas de comandos sugeridos:

- andar expressivo (triste, calmo, olhar de desdém, alegre, gargalhando, bravo, fazendo careta);
- ao passar pelo colega, oferecer-lhe o seu melhor sorriso;
- ao passar pelo colega, cumprimentá-lo somente com gestos (nenhuma manifestação verbal);
- andar pesado como hipopótamo;
- andar leve como pluma.

Outra sugestão para as séries iniciais é a brincadeira de "*Mocinhos da Europa*": desenvolvida com a turma dividida em dois grupos, seguindo os dizeres:

> *GRUPO A*: Nós somos os mocinhos da Europa. (Estes deverão estar posicionados espalhados de frente para o outro grupo e ir se aproximando dele.)
> *GRUPO B*: O que é que vocês querem? (Este grupo, também de frente para o GRUPO A, responderá, aproximando-se dele.)
> *GRUPO A*: Fazer contato.
> *GRUPO B*: Então, qual é a palavra?

Nesse momento, os integrantes do *GRUPO A* poderão fazer um gesto previamente combinado, que deverá ser um verbo ou uma frase. Os do outro grupo deverão adivinhar e, ao acertarem, correr atrás para pegá-los. Aqueles que forem pegos do GRUPO A deverão passar para o outro grupo.

Sugestões para modificar as formas de pegar o grupo oposto:

- ir saltando;
- saltitando;
- de costas;
- balançando os quadris;
- balançando os ombros;
- elevando e abaixando os braços como pássaros;

- inclinando a cabeça para um e outro lado;
- dançando dança do ventre;
- dançando samba;
- dançando dança de rua;
- girando;
- dançando balé.

Estipular um tempo antes de pegar o grupo oposto e, à ordem de comando do professor, pegadores e fugitivos percorrerão o caminho estipulado, formando desenhos geométricos (o grupo todo se locomove formando um triângulo, retângulo, círculo, losango ou outras formas).

g) Estimular a percepção dos limites corporais individuais e de parcerias, na vivência dos movimentos fluidos e alongados, criando a oportunidade de transcender as limitações. Exemplos: dança da fluidez: em círculo, de olhos fechados, os participantes deverão ir relaxando e atentando para cada parte do corpo (o professor irá conduzindo para que os alunos movimentem seus segmentos corporais). O aluno deverá ir ocupando seu próprio espaço, movimentando-se ao som de uma música suave. O professor poderá dar os seguintes estímulos:

- movimentar-se como se fosse uma "árvore plantada no chão";
- tirar apenas um pé do chão como se fosse uma "raiz" bem leve levantada (explorar o equilíbrio e possibilidades de movimentos);
- girar no lugar, ocupando seu próprio espaço;
- elevar um joelho ao girar;
- explorar movimentos de amplitudes tanto das pernas quanto dos braços;
- segurar algo bem pesado e deixar cair;
- o mesmo, tão leve quanto uma pena;
- virar-se para o colega ao lado e tentar sincronizar os movimentos de ambos;
- explorar os níveis alto, médio e baixo, porém, quando um estiver no alto, o outro deverá estar no médio ou no baixo;
- explorar possibilidades de contato físico;
- noções de *eutonia* (equilibrar os pesos corporais de um sobre o outro);
- ambos deverão fechar os olhos e dançar apenas com as mãos, na posição sentada ou em pé, sendo condição o toque das mãos.

h) Vivenciar danças folclóricas e regionais analisando seus contextos de manifestações. Exemplos: vaneirão, carnaval, escola de samba e seus integrantes, frevo, bumba-meu-boi, catira, chula, pau-de-fita, maracatu, cururu e outras.

12.3.4 Dimensão atitudinal do conteúdo

A dimensão atitudinal do conteúdo se constitui nos valores, normas, atitudes tomadas perante as situações, como a cooperação, solidariedade, inclusão, questões de gênero, ética, pluralidade cultural e resolução de conflitos. Vejamos algumas possibilidades para trabalhar:

a) Desenvolver atitudes não discriminatórias quanto à habilidade, ao sexo ou a outras questões que venham a ser motivo de exclusão durante a elaboração de uma coreografia. Exemplo:

- discutir tais questões contrastando com os esportes nos quais atualmente meninas e meninos já dividem o mesmo espaço, discutindo as questões de hábitos e educação cultural (a menina recebe uma boneca ao nascer, o menino recebe uma bola de futebol, o que muitas vezes determina a questão de maior ou menor nível de habilidade para determinadas atividades);
- discutir quanto às vestimentas apropriadas para cada atividade física e especificamente para a dança, ou seja, na Educação Física escolar, são necessárias apenas roupas confortáveis (malhas e tênis ou ficar descalço). Mas também discutir as vestimentas comumente utilizadas dependendo da técnica de dança praticada.

b) Valorizar e apreciar as danças populares como forma de lazer, integração social e parte do patrimônio cultural de cada comunidade. Estudar suas origens, verificar as semelhanças e diferenças em que as mesmas danças se apresentam em regiões distintas e conduzir o aluno a perceber que tais semelhanças ou diferenças podem estar relacionadas com o contexto de cada região.
c) É interessante utilizar a estratégia da problematização e a utilização de filmes e documentários que possam melhor ilustrar situações conflitantes para discussão. O filme *Billy Elliot* é uma sugestão para discutir as relações de gênero. Refere-se às concepções sociais que atribuem o rótulo de homossexual ao homem que dança balé clássico.
d) Enfatizar a dança da escola enquanto atividade não competitiva que objetiva preparar o educando a exercer a cidadania plena, incentivando-o a dançar conforme as suas possibilidades, ou seja, haverá o respeito às habilidades e capacidades físicas próprias e dos outros; portanto, as exigências atentam para as condições físicas individuais. Neste caso, haverá o incentivo à inclusão, mas, ao abordar a dança segundo uma concepção competitiva, poderá gerar exclusão.

12.3.5 Por onde começar o trabalho com a dança?

É importante observar que todas as culturas têm algum tipo de manifestação rítmica e expressiva. O Brasil, em especial, possui uma enorme riqueza dessas manifestações.

Danças trazidas pelos africanos escravizados, danças relativas aos mais diversos rituais, danças trazidas pelos imigrantes na colonização, danças aprendidas com os vizinhos de fronteira, danças que se veem pela televisão.

Elas foram criadas e são recriadas a todo instante: inúmeras influências são incorporadas, e as danças transformam-se, multiplicam-se. Algumas preservam suas características e pouco se transformaram com o passar do tempo, como os *forrós* em Minas Gerais, que acontecem sob a luz de um lampião, ao som da sanfona. Outras, ao contrário, recebem influências, incorporando-as e se transformando em novas manifestações, como os *forrós* do Nordeste que incorporaram os ritmos caribenhos, resultando na *lambada* (BRASIL, 1998).

Nos centros urbanos, existem danças como o *funk*, o *hip-hop* (como são difundidos pela mídia), as *danças de rua*, as *danças de salão*, entre outras, que se caracterizam por acontecerem em festas, clubes ou praças e ruas. Há também as danças eruditas ou teatrais, como o *balé*, a *dança contemporânea*, a *moderna*, o *jazz*, que podem ser apreciadas na televisão, em apresentações teatrais e são geralmente ensinadas em academias. Nas cidades do Nordeste, existem danças e coreografias associadas às manifestações musicais, como a *timbalada*, o *olodum* e o *axé*, por exemplo. O *Carnaval*, realizado em todo o país, também faz parte da nossa cultura, sendo fortemente manifestado pelas escolas de samba, principalmente na região Sudeste, e mais especificamente nas cidades de São Paulo e Rio de Janeiro, além do tradicional carnaval de rua que acontece em algumas cidades de Minas Gerais (Mariana, Ouro Preto) ou em Olinda, Pernambuco, com ênfase no *maracatu* e nos bonecos gigantes, ou ainda em Salvador, Bahia, com os carnavais de rua comandados pelos trios elétricos.

As *lengalengas* são geralmente conhecidas pelas crianças. Caracterizam-se por combinar gestos simples, ritmados e expressivos que acompanham uma música geralmente canônica. As *brincadeiras de roda* e as *cirandas* também se enquadram nessa fonte de atividades rítmicas e expressivas da Cultura Corporal de Movimento.

Uma sistematização dos conteúdos para o trabalho de dança pode variar muito de acordo com o local em que a escola está inserida. Mas por onde começar?

Resgatar as manifestações tradicionais da coletividade, principalmente dos mais idosos, é uma hipótese para se iniciar um trabalho de dança, ou uma das inúmeras possibilidades. A pesquisa sobre danças e brincadeiras cantadas de regiões distantes, com características diferentes das danças e brincadeiras locais, pode tornar o trabalho mais completo, pois é importante conhecê-las, situá-las, entender o que representam e o que significam do ponto de vista de quem dança e principalmente valorizá-las e revitalizá-las, como forma de cultivar o patrimônio da humanidade.

Outra hipótese, conforme Gaspari (2004), é começar com as manifestações rítmicas e expressivas que os alunos conhecem, ou ainda começar pela preferência musical dos alunos, pois o estímulo sonoro se constitui em uma importante motivação à dança. No entanto, é importante ressaltar que podemos ir além e aprofundar o tema estudando-o sob as dimensões conceituais, procedimentais e atitudinais do conteúdo (como já explicitado anteriormente).

Para melhor exemplificar uma forma de iniciar os estudos sobre a dança na Educação Física escolar, sugerimos o aprofundamento da tradicional festa junina, normalmente comemorada no mês de junho, conhecida por quase todos, mas tratada exclusivamente na sua dimensão mais procedimental, ou seja, falta aos alunos uma compreensão mais aprofundada dos sentidos e significados dessa importante manifestação cultural, senão vejamos:

1. Lembranças da festa junina

Preencha o seguinte quadro, destacando o que você lembra quando se fala em festa junina:

2. Vocês sabem como começou a festa junina?

Texto: A origem da festa junina no Brasil e suas influências

A festa junina é uma tradição muito antiga. Mas você sabe como ela começou?

Antes da era cristã, alguns povos antigos – persas, egípcios, celtas, sírios, bascos, sardenhos, bretões e sumérios – faziam rituais para invocar a fertilidade de suas plantações. Eles acendiam fogueiras para espantar os maus espíritos e desejavam obter uma boa safra. Isso acontecia em junho, época em que se inicia o verão no hemisfério norte. Esses festejos se perpetuaram. Mais tarde, passaram a ser seguidos não só pelos camponeses, mas também pelos homens da cidade na Europa.

No entanto, os rituais eram considerados pagãos pela Igreja Católica. Como não era possível dar fim a uma tradição tão antiga, a Igreja adaptou essa celebração a seu calendário de festividades no século IV. Estava iniciada a Festa Joanina, que recebeu este nome em homenagem a São João Batista, um dos santos mais importantes celebrados em junho – os outros são Santo Antônio (no dia 13) e São Pedro (no dia 29).

Segundo a religião, quando São João Batista nasceu, no dia 24 de junho, sua mãe, Isabel, queria dar a notícia à prima Maria. Como naquela época não existia telefone, ela combinou que acenderia uma fogueira logo após o parto. Assim que Maria visse o sinal de fumaça, saberia do nascimento. Essa seria a explicação católica para a fogueira de São João.

A festa junina no Brasil incorporou os costumes dos povos indígenas e negros. A influência brasileira na tradição da festa pode ser percebida na alimentação, quando foram introduzidos o aipim (mandioca), o milho, o jenipapo e o leite de coco, e também nos costumes, como o forró e o boi-bumbá.

Mas não foi somente a influência brasileira que permaneceu nas comemorações juninas. Os franceses, por exemplo, acrescentaram à quadrilha passos e marcações inspirados na dança da nobreza europeia.

Fontes

http://www/uol.com.br/ciencia/che/saojoao1.htm
http://www/terra/com.br/criancas/festajunina/historia.htm

3. Quadrilha

a) O professor poderá ensinar aos alunos uma das formas tradicionais da quadrilha. Todos poderão experimentar dançar.
b) Discutir sobre os termos de comandos utilizados na quadrilha, relacionando-os com as origens da mesma mencionadas no texto.
c) Existem outras possibilidades de dançar a quadrilha? Quais?
d) Elabore, em grupos, outras formas de dançar quadrilha.
e) Quais são os movimentos dançantes que você já conhecia e quais são novos?
f) Descreva as possibilidades dos elementos que constituem uma festa junina (alimentação, músicas, vestimentas, entretenimentos como barracas de pesca, subir no pau de sebo, fogueira etc.) e distribua funções para a realização da mesma.

4. Origem da quadrilha

A quadrilha é originária de velhas danças populares de áreas rurais da França e da Inglaterra. Inclusive, muitos comandos e passos denunciam a herança francesa, como: *vis a vis*, *anavantur*, *anarrié*, *balancê*, entre outros termos.

Aos poucos, a dança perdeu sua característica camponesa e rural para se tornar uma dança nobre, conquistando, primeiro, a corte francesa e, em seguida, todas as cortes europeias, incluindo a portuguesa.

No Brasil, a quadrilha foi introduzida por membros da elite imperial. Durante esse período, a quadrilha era a dança preferida para abrir bailes da Corte. Depois, popularizou-se, saindo dos salões palacianos para as ruas e clubes populares, com o povo assimilando a sua coreografia aristocrática e dando-lhe novas características e nomes regionais.

Fontes

http://www.fundaj.gov.br/docs/pe/pe0009.html
http://www.brasilfolclore.hpg.ig.com.br/quadrilha.htm
http://www.jangadabrasil.com.br/junho22/ca22060b.htm

5. Trabalho em grupos

a) Cada grupo deverá pesquisar e escolher uma música e em seguida propor uma sequência de movimentos para a quadrilha.
b) Todos os alunos experimentam a sequência proposta por todos os grupos.
c) A partir daí, o grupo todo escolhe o que achou mais interessante em cada grupo (música e movimentos) e constrói uma quadrilha para a turma que poderá ser dançada na festa da escola.

6. Pesquisa

a) Com o auxílio dos professores de História e de Arte e de outras disciplinas que gostariam de participar, procurem investigar as origens, tradições e produções artísticas ligadas à festa junina, também da sua região. Por exemplo, podem-se pesquisar a culinária, as músicas e as influências dos negros e índios na festa junina brasileira.

Sugestão: Aproveitem as produções dos grupos para realizar uma exposição dos trabalhos no dia da festa junina.

Para saber mais

http://www.uol.com.br/ciencia/che/saojoao1.htm
http://www.terra.com.br/criancas/festajunina/historia.htm
http://www.fundaj.gov.br/docs/pe/pe0009.html
http://www.brasilfolclore.hpg.ig.com.br/quadrilha.htm
http://www.jangadabrasil.com.br/junho22/ca22060b.htm

12.3.6 Possibilidades e exemplos de projetos interdisciplinares

Os professores de Educação Física poderão trabalhar temas associando-se a professores de outras matérias (Geografia, Português, Inglês, História, Ciências, Biologia, entre outras). Poderão basear-se em um assunto específico e buscar as relações com a dança.

Para exemplificar, citaremos um projeto em que a escola (alunos, professores e coordenação pedagógica) se unirá para investigar um tema específico: a cultura popular do brasileiro. Uma vez decidido o tema ou objeto de investigação, de forma coletiva, também terão que traçar os objetivos, as estratégias e as ações a serem desenvolvidas pelos alunos.

Suponhamos que todo o Ensino Fundamental se divida em regiões para especificar mais os estudos e que as sextas séries sejam responsabilizadas pela região Nordeste. Uma dessas turmas terá que estudar as manifestações folclóricas do estado do Maranhão.

Caberá aos alunos desenvolver o estudo mediante o seguinte processo:

a) Procurar informações sobre a região do Maranhão: localização, número de habitantes, origem da população, economia de subsistência, condições climáticas, vegetação, culinária, manifestações artísticas predominantes, manifestações folclóricas e outras informações que caracterizam tal região. Esta será uma investigação a ser desenvolvida basicamente nas aulas de Geografia e História, abordando o conteúdo na dimensão conceitual. Poderão ser feitos registros por meio de anotações no caderno e cartazes com mapas geográficos, desenhos e gravuras.

b) Poderão ser verificados e quantificados o número de negros, brancos, mulatos, cafuzos, mamelucos, caboclos ou outras descendências étnicas da região. O mesmo poderá ser verificado quanto ao índice de religiões e crendices populares. Para essa tarefa, a disciplina Matemática poderá abordar o conteúdo, construindo gráficos comparativos.
c) Os alunos poderão investigar as lendas, os mitos, os personagens, a linguagem da região. Nas aulas de Português, poderão estudar as correntes literárias e aprofundar os temas em forma de redações, jornais informativos com relação às grandes personagens que entraram para a história da região, interpretar as letras das músicas dos cancioneiros e das lendas e poesias mais conhecidas.
d) Quanto ao artesanato e às danças mais características, os componentes Arte e Educação Física poderão juntos explorar o canto para algumas manifestações dançantes e seus elementos rítmicos; alguns instrumentos musicais poderão ser confeccionados, assim como as vestimentas e os adereços.
e) A culinária da região poderá ser pesquisada e avaliada na disciplina de Biologia, de forma a dissociar a base de fontes proteicas, energéticas e de gorduras dos alimentos que compõem os pratos típicos da região. Isso implicará analisar também as possibilidades quanto ao balanço energético dos indivíduos a partir de uma alimentação calórica, hipercalórica ou hipocalórica (conforme a alimentação) e determinar as estruturas físicas possíveis (peso, sobrepeso e peso ideal), o que implicará refletir e questionar os aspectos de padrões de beleza.

É importante ressaltar que todas as áreas de conhecimentos poderão estudar isoladamente em suas aulas determinados assuntos e que todas as características de tal estudo comporão um só tema: a cultura popular da região Nordeste.

Para a área de Educação Física mais especificamente, podemos estudar a manifestação do bumba-meu-boi, por ser um grande exponencial rítmico e expressivo frequentemente difundido na região do Maranhão e mais conhecido na cidade de São Luís. Para tanto, é possível:

- Assistir a fitas de vídeo com gravações dessas manifestações dançantes.
- Verificar e discutir quem pode dançar: crianças, jovens, adultos, idosos? Mulheres e/ou homens?
- Discutir e confeccionar os figurinos, comparando-os com as vestimentas de outras manifestações dançantes da mesma região estudada, e estabelecer possíveis justificativas.
- Pesquisar as músicas e os instrumentos musicais utilizados na manifestação do bumba-meu-boi. Levá-los para a escola, se encontrados.
- Utilizar os instrumentos musicais.

- Aplicar os movimentos dançantes mais característicos ao som das músicas pesquisadas.
- Elaborar uma coreografia reunindo todos os elementos anteriormente estudados e atentar para as estruturas coreológicas (espaço, forma, tempo e energia), assim como para os demais conteúdos da dança (ritmo, criatividade e elementos estéticos).
- Apresentação da coreografia do bumba-meu-boi para a escola.
- Discussão sobre as sensações vividas no momento da apresentação, sobre a performance dos componentes, sobre a reação do público e sobre todo o processo de desenvolvimento do projeto.

Estas são apenas algumas sugestões, mas existem inúmeras. Gostaríamos de salientar a dimensão atitudinal do conteúdo presente em todas as etapas de investigação, discussão e vivência, quer pelo caráter coletivo de manter o respeito mútuo de ideias e aplicação das mesmas, quer pela cooperação existente para que se possa trabalhar em conjunto, aceitando e aprendendo a conviver com as diferenças, limitações e facilidades das pessoas.

12.3.7 Orientações didáticas

O professor de Educação Física, quando ministra o conteúdo dança, precisa estar atento para a diversidade quanto à aprendizagem, tal como quando trabalha os outros elementos na Educação Física escolar (ginástica, esporte, capoeira, jogo, luta).

A criança, inicialmente, aprende por meio da reprodução dos gestos dos adultos. Logo, a participação do professor nas atividades propostas ou sua demonstração pode ser importante, assim como dançar regularmente para sentir o que possivelmente poderá acontecer com seus alunos. Por outro lado, também é importante dar espaço para a própria liberdade de criação e improvisação do aluno, pois isso lhe possibilitará maior autoconfiança, autoestima, autonomia e criticidade.

Conforme Zabala (1998), as estratégias de ensino-aprendizagem precisam ser variadas, de acordo com as necessidades dos alunos. Exemplo: para que o aluno comece ou se aprofunde nos elementos estéticos da dança, é necessário, antes de tudo, desenvolver sua sensibilização. Para tanto, há pessoas que adquirem essa aprendizagem apenas com estímulos verbais, outras precisam também de estímulos audiovisuais, e ainda há aquelas que necessitam de estímulos táteis ou de contato. O mesmo pode acontecer no processo de ensino-aprendizagem do ritmo, pois há pessoas que apenas no exercício de escutar e acompanhar a música estalando os dedos ou batendo palmas vão desenvolvendo a percepção rítmica, enquanto outras precisam também da utilização de materiais sonoros para enfatizar a aprendizagem.

12.4 Dança: diálogos com a mídia

Neste ponto, reflete-se sobre a reprodução coreográfica e de movimentos.

Uma criança precisa previamente de estímulos e de modelos. Mas deve-se atentar para que as aulas de dança não se tornem somente repetições de modelos prontos, sobretudo aqueles que vêm da mídia; o professor também precisa oferecer novas possibilidades.

Sborquia e Gallardo (2002), ao percorrerem algumas escolas públicas observando aulas de Educação Física, perceberam que a dança pouco é trabalhada e, quando viabilizada, destina-se predominantemente a apresentações em dias festivos, utilizando o recurso da reprodução de passos estereotipados. Muitos deles frequentemente veiculados pela mídia, sem análise, contextualização e sem um critério seletivo. "(...) O problema é que a mídia compra um produto e o transforma em febre" (SBORQUIA e GALHARDO, 2002, p. 112).

A escola precisa levar a criança a pensar por si própria. Consideramos não necessariamente proibir a reprodução de movimentos em prol total da criatividade, mesmo porque, para criar, é necessário primeiro ter conhecimento. É melhor que as crianças construam outros parâmetros também, não só os expostos pelos meios de comunicação de massa.

Sugerimos a utilização da estratégia de modificar determinadas danças massificadas, e não apenas enfatizar o vocabulário de expressão não verbal do aluno a que ele já tem fácil acesso. Sendo estas muito divulgadas e de inevitável acesso, poderia o professor partir delas para outras formas e, quem sabe, até outras letras (a composição da letra exerce forte influência nos movimentos). Retirar a letra da música, construindo ou acompanhando a melodia da mesma, apenas ritmicamente, mediante sons corporais e instrumentais adaptados, pode ser um procedimento interessante, ou ainda rediscutir as letras, bem como seus significados e expressões.

Sugerimos, também, a utilização das músicas e coreografias massificadas pela mídia como estratégia para discussões, reflexões e conscientização dos alunos sobre os valores e relações do homem e da mulher enquanto seres humanos que vivem, convivem e, juntos, formam as sociedades.

Betti esclarece o papel da escola/professor frente à mídia:

> "(...) o professor, pela sua experiência e sabedoria, deve exercer um papel de mediador entre as mídias e os alunos. Não pode, portanto, ter uma posição de negação ou preconceito com relação a elas; pelo contrário, deve expor-se às mídias, possuir uma atitude de presença, e não de distância, no mundo das mídias, mas sem abrir mão da exigência de qualidade, recusando o que é muito superficial ou manipulador" (BETTI, 2001, p. 126).

12.4.1 Espaço e vestimenta adequada

A questão do espaço da aula de Educação Física parece ser uma polêmica. Em algumas escolas, restringe-se às quadras com suas linhas demarcatórias e, muitas vezes, o professor de Educação Física perde de vista sua turma de alunos, pois a mesma se mistura com outras turmas e outras pessoas que eventualmente se fazem presentes na aula de Educação Física.

A indicação para a aula do conteúdo dança é que seja realizada em uma sala. A dança expõe ainda mais as individualidades e personalidades, se a compararmos a outras atividades, por expressar as mais íntimas emoções e sentimentos. Trabalhar os movimentos dançantes criados espontaneamente em uma sala restringe o livre acesso de muitos olhares, pode amenizar as situações vexatórias e inibitórias e permitir maior fluência à expressividade, pelo menos no início.

Acrescente-se a isso a possibilidade de utilizar músicas e sons, de forma a amenizar o barulho que porventura venha a atrapalhar as outras atividades escolares. Ou ainda, quando da utilização de música em um local amplo e aberto, a mesma tende a ficar muito fraca, a menos que a escola possua uma aparelhagem de alto padrão de som.

Quanto à vestimenta, indica-se a utilização de malhas confortáveis de tecidos frescos, isto é, que não impeçam a movimentação corporal nem a transpiração, assim como em qualquer outra atividade física. Quanto ao calçado, indica-se ficar descalço, para possibilitar o contato dos pés com o chão, aumentando, dessa forma, a sensibilização corporal e a maior exploração dos movimentos dos pés.

Achamos conveniente discutir sobre as vestimentas de estilos distintos de danças, comparando com as vestimentas de esportes distintos, ginásticas, capoeira e lutas e também de grupos musicais a que eles assistem pela televisão, pois os alunos costumam chegar à escola impregnados de valores construídos socialmente, de maneira a possuírem um olhar reduzido e preconceituoso quanto às questões de gênero, sexualidade e religiosidade. A vestimenta pode ser um meio para reflexão sobre conceitos, preconceitos, valores, normas e atitudes.

12.5 Avaliação

12.5.1 O que, como e quando avaliar?

Essas questões, pertinentes ao sistema escolar como um todo, permeiam as atribuições das necessidades pedagógicas para a verificação da coerência do ensino-aprendizagem; isto é, professor e alunos têm que perceber se os objetivos estão sendo alcançados.

Conforme Marques (2001), é importante estar atento para que as técnicas e os procedimentos de ensino não sejam aplicáveis em "qualquer" indivíduo de "qualquer" cidade ou país, ou seja, é relevante observar a diversidade. O que para alguns alunos é um grande desafio, para outros pode ser uma tarefa muito simples. Retorno, neste ponto, à consideração de Daolio (1995), ao dizer que o que nos torna semelhantes é a capacidade de nos diferenciarmos uns dos outros.

O cuidado para não apenas atribuir conceitos (notas) de avaliação – o que comumente percebemos no senso comum – é um alerta que fazemos, assim como cuidar para não cair no reducionismo de julgar capacidades motoras ou, ainda, no subjetivismo quanto aos gostos e preferências pessoais.

Sugerimos uma avaliação em que o processo de ensino-aprendizagem do professor e do aluno possam ser evidenciados desde o início e, para isso, é interessante que se faça uma avaliação diagnóstica, seguida da formativa e, ainda, da somativa, como já anteriormente descritas no capítulo sobre avaliação. A seguir, sugerimos possibilidades para avaliação:

- Ao iniciar os estudos de um tema de dança, o professor pode perguntar aos alunos o que sabem sobre o assunto, buscar o que já trazem de "bagagem", pois eles possuem uma vida sociocultural extraescolar, portanto experiências muitas vezes distintas.
- Motivar o aluno para que ele auxilie no levantamento de materiais de seu próprio interesse (como levar músicas para a aula de Educação Física) ou faça anotações sobre o assunto para que o professor possa ler e ter um parâmetro sobre seus conhecimentos, interesses e dificuldades.

Nessa avaliação diagnóstica, podemos considerar os aspectos conceituais e atitudinais, pois o aluno comunica seus conceitos e conhecimentos e demonstra suas atitudes perante o colega que está se expondo enquanto fala (respeito e aceitação do outro, além da capacidade de valorização do conhecimento do outro).

Durante suas aulas de dança, o professor de Educação Física, de acordo com suas estratégias metodológicas de ensino, poderá observar cotidianamente o envolvimento do aluno durante o processo e fornecer-lhe dicas pessoais, pois existem formas de execução do movimento que, para alguns, podem ser fáceis e, para outros, complexas. O *feedback* é imprescindível ao aluno, ou seja, a correção ou indicação do professor ao aluno e seu retorno com modificações à primeira proposta podem contribuir para o avanço do aluno. Em outras palavras, devem-se observar as dificuldades e avanços dos alunos, e, nesse período, podemos considerar tal avaliação como formativa.

A coreografia pode ser a culminância de um trabalho de dança, pois, mediante sucessivas sequências de combinações de movimentos (passos), o aluno pode mostrar todas as suas habilidades e capacidades motoras, ritmo, as qualidades dos movimentos e a energia a ele atribuída (espaço, tempo e forma), sua capacidade de sociabilidade, seu respeito às suas limitações e às dos outros, sua criatividade, improvisação, expressividade; enfim, é o momento em que o aluno pode revelar e verificar se o ensino da dança está ou não lhe acrescentando liberdade de expressão mediante às reflexões e discussões anteriormente propostas e aos estímulos à produção artística de comunicação não verbal. Poderíamos, nesse ponto, aplicar uma avaliação somativa, sob as três dimensões do conteúdo estudadas (conceitual, procedimental e atitudinal).

As avaliações também poderão ser realizadas na forma escrita, de autoavaliação, de relatos, de entrevista feita pelo professor ao grupo ou de modo individual, ou ainda em forma de apreciação de algum evento de dança, seguido de reflexão e discussão.

Questões para debate

1. Quais são suas experiências com dança anteriores à sua formação inicial universitária? Você as considera importantes para a sua futura atuação docente? Por quê?
2. Em sua classe, homens e mulheres participam das atividades de dança sem resistências? Discuta por que você acha que isso acontece e amplie as discussões sobre as questões de gênero quanto às práticas corporais na Educação Física.
3. Partindo do pressuposto de que a educação prima por formar cidadãos críticos, criativos e autônomos, discuta com seus colegas a cultura de inserir a dança na aula de Educação Física apenas como ensaios de coreografias de repertórios de festas juninas ou outras comemorações.

Para saber mais

Filmes

Título: *No ritmo da dança: uma história sobre corações em movimento* (Cuba, 1998).

Direção: Randa Haines.

Elenco: Vanessa L. Williams, Chaianne, Kris Kristofferson.

Sinopse: Rafael, um cubano que tem a dança latina nas veias, deixa seu país para trabalhar no Texas. Lá é recebido por um professor de dança, proprietário de um estúdio, que é seu pai. Ele o emprega como faxineiro e decorador de sua academia. Nessa academia, alguns alunos de dança latina competem em nível internacional e também promovem e participam de festas dançantes semanais no próprio local, como uma forma de entretenimento e socialização, deixando evidente que dançar não restringe etnia, gênero ou idade. Pouco a pouco, Rafael vai percebendo diferenças da dança latina dançada no Texas em relação à de Cuba e também percebe que outros estilos de dança podem ajudar na performance competitiva, como o estudo da técnica do balé pode auxiliar nos movimentos sustentados, de equilíbrio, giros e impulsão. O filme mostra as características marcantes da dança latina e, dentre elas, a sensualidade.

Sugestões de questões a serem discutidas: De quantos modos se pode dançar?/Se você escolher um estilo específico de dança para aprender, existem finalidades para dançar? Quais?/Para dançar, existe restrição de gênero, etnia ou idade? Quais características você percebeu na dança latina? Experimente reproduzi-la.

Título: *No balanço do amor* (EUA, 2000).

Direção: Thomas Carter.

Elenco: Julia Stiles, Kerry Washington, Terry Kinney, Sean Patrick Thomas.

Sinopse: Sara vive em uma cidade pequena e tem um grande sonho: tornar-se bailarina de nível internacional. Mas, quando sua mãe morre de repente, ela precisa abandonar seus planos e morar com o pai na hostil região sul de Chicago. Uma garota branca em um lugar predominantemente habitado por negros. Sara sente-se deslocada, até que faz amizade com Chenille, uma colega de classe, e seu belo irmão, Derek. Surge uma atração entre Sara e Derek, e a paixão de ambos pela dança leva-os ao namoro. Mas, à medida que o relacionamento se fortalece, também a oposição dos parentes e amigos aumenta. Agora eles estão diante do maior desafio de suas jovens vidas: ser fiéis a seus sonhos e também um ao outro. Com o ritmo das mais pulsantes músicas do *hip-hop* atual, este filme é altamente dançante.

Sugestões de questões a serem discutidas: Qual a polêmica central abordada pelo filme?/ Você acredita que a dança pode unir pessoas de culturas distintas?/A partir desse filme, é possível fazer um paralelo com a pluralidade cultural dos temas transversais indicados pelos PCNs? De que maneira?/Os aspectos afetivos são fatores de influência para que se comece ou pare de praticar determinada prática corporal?/Você acredita que o incentivo proveniente de diversas instâncias pode fortalecer a determinação de uma pessoa a atingir seu objetivo, meta ou realizar seu sonho? Qual estilo de dança é mostrado com predomínio nesse filme e quais as suas principais características? Faça uma pesquisa de músicas conforme os estilos propostos no filme e experimente dançá-las.

Título: *Billy Elliot* (Inglaterra, 2000).

Direção: Stephen Daldry.

Elenco: Julie Walters, Gary Lews, Jamie Bell, Jame Draven.

Sinopse: O filme se passa na Inglaterra, na cidade de Durhan, em 1984. Mostra a cultura dessa cidade pequena que tem como base a mineração. Contrasta com o mundo artístico enfocado pela dança e, mais especificamente, o balé clássico. O referencial dos habitantes da cidade não era outro senão a mineração – base, subsistência, ideal e causa. No entanto, o conflito é travado quando um garoto de 11 anos, Billy Elliot, descobre a possibilidade de dançar e se encontra capaz, satisfeito e envolvido pela sensação de prazer, alívio e "válvula de escape" para os seus problemas quando se envolve com essa prática corporal. Vive, então, crises existenciais e pressões psicológicas e sociais, pois a aceitação do homem dançante não é boa socialmente e é agravada ainda mais pelo seu estilo de dança, balé, ser aceito socialmente apenas para meninas e pela cultura local de que todos os homens deveriam um dia ir trabalhar nas minas de carvão. Mas a presença na memória, no sangue e na personalidade que Billy guardava de sua mãe já falecida era uma marca muito profunda, como a seguinte frase escrita por ela em uma carta: "Meu filho, seja sempre você mesmo." O menino fez aulas de balé, escondido, apoiado pela sua professora, e se tornou um grande bailarino.

Sugestões de questões a serem discutidas: Há possibilidades de a aptidão física ser herança genética, visto que a avó e a mãe do menino eram bailarinas e Billy dotado de grande percepção rítmica?/Relacionar a perseverança de Billy em dançar balé com o apoio de sua professora e a desistência de escolares que não possuem incentivo à dança ou a outras prática corporais. /Você acha importante que a escola lhe ofereça diversidades de oportunidades de práticas corporais? Por quê?/Você acha que há restrição de sexo para dançar? Por quê?/Por que você acha que muitas vezes a mulher se sai melhor dançando do que o homem?/E por que muitas vezes o homem se sai melhor jogando futebol do que a mulher?

Título: *Vem Dançar* (EUA, 2006).

Direção: Liz Friedlander

Elenco: Antonio Banderas

Sinopse: O filme "Vem Dançar" é inspirado na história real de Pierre Dulaine e conta a trama de um professor que ensina dança de salão como voluntário a um grupo de alunos do Ensino Médio de uma região carente de Nova York.

É tão grande o comprometimento e a dedicação do Sr. Dulaine que, pouco a pouco, inspira a confiança nos alunos em abraçar o programa de dança de salão. Além disso, os alunos combinam a dança de salão com a dança de rua e o estilo de música proveniente do movimento *hip-hop*. Sr. Dulaine os motiva a aprimorar suas habilidades para uma competição de dança de salão e os desperta para valiosas lições sobre orgulho, respeito e honra.

Sugestões de questões a serem discutidas: Qual a problemática do filme?/Você acha oportuno ensinar dança de salão na escola e mais especificamente nas aulas de Educação Física? Por quê?/Em qual faixa etária?/Ao desenvolver a dança de salão privilegiando a dimensão atitudinal do conteúdo, quais características você acha que mais podem ser refletidas?

Textos

ANTUNES, A. *et al*. **Lições de dança, 2**. Rio de Janeiro: UniverCidade, 2000.

BARRETO, D. **Dança**: ensino, sentidos e possibilidades na escola. Campinas: Autores Associados, 2004.

BREGOLATO, R.A. **Cultura corporal da dança**. São Paulo: Ícone, 2000.

CAMPBELL, D. **O efeito Mozart**: explorando o poder da música para curar o corpo, fortalecer a mente e liberar a criatividade. Rio de Janeiro: Rocco, 2001.

CAMPEIZ, E.C.F.S. Ensino de dança: música e experiência de fluxo. **Dissertação** (Mestrado em Ciências da Motricidade) – Universidade Estadual Paulista. Rio Claro: Unesp, 2003.

CUNHA, M. **Dance aprendendo – aprenda dançando**. Porto Alegre: Editora da UFRGS, 1988.

FAHLBUSCH, H. **Dança**: moderna e contemporânea. Rio de Janeiro: Sprint, 1990.

FUX, M. **Dançaterapia**. São Paulo: Summus, 1988.

GEHRES, A. O que é que eu faço quando meus alunos e alunas só querem dançar como a Xuxa ou a Carla Perez? Ou das posturas pedagógicas e da construção da identidade da criança e do adolescente diante das danças das mídias? **Corporis**. Recife: n. 1, pp. 67-70, 1998.

HORTA, C.F. de M. (org.). **O grande livro do folclore**. Belo Horizonte: Leitura, 2000.

LARA, L.M. Danças de orixás e Educação Física: delineando perspectivas a partir dos rituais de candomblé. **Revista de Educação Física**. Maringá: UEM. v. 11, n. 1, pp. 59-67, 2000.

PENSAR A PRÁTICA: **Revista da Pós-Graduação da Faculdade de Educação Física**. Goiânia: Universidade Federal de Goiás, Faculdade de Educação Física. v. 6, pp. 1-159, 2003.

PEREIRA, R.; SOTER, S. (org.). **Lições de dança, 1**. Rio de Janeiro: UniverCidade, 1999.

RAMOS, R.C. de L. (org.). **Danças circulares sagradas**: uma proposta de educação e cura. São Paulo: Triom, 2002.

RANGEL, I.C.A. (Coord.). **Educação Física na Infância**. Rio de Janeiro: Guanabara Koogan, 2010.

SCARPATO, M.T. A formação do professor de Educação Física e suas experiências com a dança. *In*: MOREIRA, E.C. (org.). **Educação Física escolar**: desafios e propostas. Jundiaí: Fontoura, pp. 65-73, 2004.

SOARES, C.L. *et al*. **Metodologia do ensino de Educação Física**. São Paulo: Cortez, 1992.

VERDERI, E. **Dança na escola**. Rio de Janeiro: Sprint, 2009.

Sites

http://www.terra.com.br/crianças/festajunina/historia.htm
http://www.brasilfolclore.hpg.ig.com.br/quadrilha.htm
http://www.fundaj.gov.br/docs/pe/pe0009.html
http://www.jangadabrasil.com.br/junho22/ca22060b.htm
http://www.ceme.eefd.ufrj.br/dacedu/titulo.htm
http://www.conexaodanca.art.br
www.palavracantada.com.br

CDs

CORCIOLI. *Acreditando na vida*, 2001.

LABORARTE. *Cacuriá de Dona Teté*.

PALAVRA CANTADA. Pé com pé.

PROJETO MEMÓRIA VIVA GUARANI. *Nãnde Reko Arandu*, 2000.

SESC RIO PRETO. *Coral Curumim*, 2003.

THE LONDON STUDIO ORCHESTRA. *Sonhos de fantasia*, 2000.

TURMA DE SÃO JOÃO BATISTA. *Boi da Floresta*.

TURMINHA PERALTA. *Cantigas de roda*: para o seu filho aprender a cantar. v. 2, 1996.

WAKTI. 21. (Obra criada sob encomenda do *Grupo Corpo*), 1992

- Indicamos pesquisar músicas também em bancas de revistas e jornais, pois muitas editoras fazem lançamentos especiais de revistas acompanhadas de CDs. Exemplo: a revista **Nova Escola**.

12.6 Referências bibliográficas

ARTAXO, I.; MONTEIRO, G. **Ritmo e movimento**. Guarulhos: Phorte, 2000.

BETTI, M. Mídias: aliadas ou inimigas da Educação Física escolar? **Motriz**. Rio Claro: Universidade Estadual Paulista, n. 2, v. 7, pp. 125-129, 2001.

BRASIL. Secretaria de Educação Fundamental. **Parâmetros Curriculares Nacionais**: Educação Física, Terceiro e Quarto Ciclo, Brasília: MEC/SEF, 1998.

BRIKMAN, L. **A linguagem do movimento corporal**. São Paulo: Summus, 1988.

CAMINADA, E. **História da dança**: evolução cultural. Rio de Janeiro: Sprint, 1999.

DAOLIO, J. **Da cultura do corpo**. Campinas: Papirus, 1995.

GASPARI, T.C. Dança e preferência musical. *In*: **3.º Congresso Científico Latino-Americano de Educação Física e 1.º Simpósio Latino-Americano de Motricidade Humana**. Piracicaba: Unimep, 2004.

JOURDAIN, R. **Música, cérebro e êxtase** – como a música captura a nossa imaginação. Rio de Janeiro: Objetiva, 1998.

LABAN, R. **Dança educativa moderna**. São Paulo: Ícone, 1990.

MARQUES, I.A. Dançando na escola. **Motriz**. Rio Claro: Universidade Estadual Paulista, n. 1, v. 3, pp. 20-28, 1997.

MARQUES, I.A. **Ensino da dança hoje**: textos e contextos. São Paulo: Cortez, 2001.

NANNI, D. **Dança-educação**: Pré-escola à Universidade. Rio de Janeiro: Sprint, 1995.

SASPORTES, J. **Pensar a Dança**: a reflexão estética de Mallarmé a Cocteau. Imprensa Nacional: Casa da Moeda, 1983.

SBORQUIA, S.P.; GALLARDO, J.S.P. As danças na mídia e as danças na escola. **Revista Brasileira de Ciências do Esporte**. Campinas: Colégio Brasileiro de Ciências do Esporte, n. 2, pp. 105-118, 2002.

Ginástica

13

Luciana Venâncio
Eduardo Augusto Carreiro

13.1 Ginástica na escola

Neste capítulo, a ginástica enquanto conteúdo será apresentada como um conteúdo histórico que necessita ser recontextualizado e ressignificado na escola, pois tem nas suas origens a própria origem da Educação Física escolar. Buscaremos apresentar nestas páginas a história e conceito da ginástica, sua contextualização no cenário da educação brasileira e suas possibilidades enquanto conteúdo da Educação Física escolar, segundo as suas dimensões conceituais, atitudinais e procedimentais.

13.1.1 Ginástica: conceitos e significados das práticas corporais

Conceituar ginástica nos dias atuais torna-se uma tarefa um tanto quanto difícil, sem nos remetermos à história, pois ela se caracteriza como um conteúdo que teve seu conceito, característica e entendimento marcados por contextos que vão da expressão do corpo como arte até a busca da autossuperação.

Exercitar o corpo "nu", livre de qualquer vestimenta ou acessório trouxe na origem da palavra ginástica uma enorme possibilidade para as práticas corporais.

A palavra *ginástica* pertence ao gênero feminino, porém ficou caracterizada a partir de elementos associados ao gênero masculino, tais como força, agilidade, virilidade, energia etc. (MACHADO, 1977).

Os exercícios militares de preparação para a guerra, jogos populares e da nobreza, acrobacias, saltos, corridas, equitação, esgrima, danças e canto aparecem como as primeiras sistematizações da ginástica, no entendimento de Pereira (1999), Langlade e Langlade (1970) e Crespo (1990), antes dos chamados métodos ginásticos europeus.

O corpo sempre esteve no centro das atenções na história da humanidade, pois é através dele que o homem se manifesta e procura sua inserção na sociedade. No entanto, esse corpo, quando manifestado de maneira "não apropriada", precisa ser controlado, disciplinado, padronizado, ordenado, às vistas do poder controlador.

Segundo Vigarello (*apud* SOARES, 1998), os corpos que se desviam dos padrões de uma normalidade utilitária não interessam. Desde a infância, ou melhor, sobretudo nela, deve incidir uma educação que privilegie a retidão corporal, que mantenha os corpos aprumados, retos, em verticalidade.

O corpo reto e o porte rígido comparecem nas introduções dos estudos sobre a ginástica no século XIX (SOARES, 1998). A autora ressalta, deste modo, que o século XIX merece uma atenção especial para aqueles que desejam compreender o homem e a sociedade do Ocidente. É nesse período que se elaboram conceitos básicos sobre o corpo e sobre a sua utilização enquanto força de trabalho, e é particularmente importante para o entendimento da Educação Física enquanto sinônimo de ginástica e prática educacional (SOARES,1994).

A Europa, durante o século XVIII, é marcada por duas revoluções, a Francesa e a Industrial (Inglaterra), cujas consequências alteraram significativamente a estrutura social, econômica, cultural e educacional de outros países, inclusive fora da Europa. A Revolução Francesa, segundo Betti (1991), consolida as bases da nova educação nacional francesa, cujos preceitos se estenderam por toda Europa e América, inclusive o Brasil.

Nesse período, como nos aponta Soares (1998), a ginástica reformula seus preceitos a partir da ciência, da técnica e das condições políticas de uma Europa que, no século XIX, se consolida como centro do Ocidente, e que encontra na burguesia a classe que irá favorecer a constituição de uma educação utilitária, vinculada às necessidades comerciais e industriais.

Artística, aeróbica, caminhada, trampolim, saltos, corridas, rolamentos, alongamentos, arremessos, são termos comuns nos dias de hoje, mas que se apresentam impregnados de significados históricos, sociais, culturais, políticos e econômicos. Significados que compõem a história da humanidade e suas práticas corporais.

Ramos (1982), referindo-se aos documentos que registraram os exercícios físicos do homem ocidental, afirma que a idade contemporânea representa a sistematização dos exercícios físicos após o seu surgimento na Pré-história, sua afirmação na Antiguidade, passando pela estagnação na Idade Média e sua fundamentação na Idade Moderna.

A sistematização citada anteriormente parece representar *"os prazeres ambíguos do exercício"* destinado ao tempo de lazer (ou, muitas vezes, um pseudotempo de lazer), que formulou um controle através da *"indústria do músculo"* com o desenvolvimento de aparelhos e suplementos alimentares, vestuário e ornamentação, alimentando o consumo de massas e subsidiado pela mídia, através das revistas especializadas e dos programas dirigidos.

Neste conceito, a ginástica torna-se utilitária, em detrimento da harmonia, fugindo de suas origens. Explodiram as formas de treinamento e metodologias para tornar o corpo mais forte, mais "bonito", chamando a atenção de forma diferenciada daquela observada nos esportes. São as esculturas musculares, que, através da ginástica com pesos, tem dois objetivos: a estética e musculação e o halterofilismo. A estética, em tese, poderia ser alcançada por qualquer pessoa, basta se matricular numa academia.

Os atletas que praticam musculação transportaram para as passarelas e para as telas da televisão a demonstração de corpos esculturais, cheios de óleo, e que participam de competições. O halterofilismo retrata a competição, uma olímpica, herdada e posteriormente adaptada dos jogos da Antiguidade, com os "arranques" e os "arremessos", e, por outro lado, as competições mundiais disputadas através de movimentos como o supino, o levantamento terra e o agachamento.

Outra forma de ginástica é a ginástica laboral, praticada em empresas em pequenos espaços de tempo, com o objetivo de profilaxia. Alguns programas sérios não pensam na ginástica laboral como fim em si mesma, mas, com objetivos paralelos de incentivo à prática de atividade física fora do ambiente do trabalho.

Porém, poderíamos vislumbrar outras perspectivas para os praticantes de ginástica, talvez não fosse necessário incentivar pessoas que nunca praticaram algum tipo de atividade física, se colocássemos à disposição de todos, desde crianças, opções da ampla variedade da cultura corporal de movimento. E que maneira seria mais eficiente que a Educação Física escolar?

13.1.2 Ginástica na história

O termo ginástico, moderno, tem objetivo diferenciado das formas de aplicação da atividade física ao longo do tempo. A principal preocupação do homem na Pré-história era manter-se vivo. Os exercícios físicos nesse período assumem a característica utilitária, porém não deixaram de fazer parte dos momentos de festividades, onde os deuses eram reverenciados.

Na Antiguidade clássica ocidental, Grécia e Roma são os melhores exemplos a respeito dos exercícios físicos, destacando em momentos pontuais várias características e manifestações, desde a educação corporal, eficiência fisiológica, terapêutica, estética e moral, sem descuidar-se da preparação militar dos seus cidadãos (Atenas) ou os exercícios físicos que assumem características guerreiras de cunho militar, em que a disciplina, o fortalecimento do corpo e do espírito eram realizados tanto pelos homens como pelas mulheres (Esparta).

Na Roma antiga, os exercícios físicos apresentam três distintas características no tempo. Primeiro militar, depois guerreira e, por último, espetacular; este último período (declínio do Império Romano) foi marcado por sangrentos e violentos espetáculos público nos circos romanos. Exemplos desses espetáculos são os famosos gladiadores e as corridas de bigas. Roma não se importou com os exercícios físicos de caráter educacional, porém apresentou as tão famosas termas romanas (piscinas), o circo, o anfiteatro e o estádio, instalações para as práticas corporais.

A Idade Média (século V ao XV), considerada por muitos como o período das trevas, foi, no entanto, um período de conquistas significativas para a humanidade: as práticas corporais sem fins educativos foram ainda mais desprovidas nesse período, no entanto foram intensas suas manifestações, apesar de combatidas pela Igreja Cristã (responsável pela escolástica) e pelo regime feudal, pois questionavam o contexto da época. Porém, durante as Cruzadas (movimento religioso de expansão do Cristianismo), foi exigida dos cavaleiros uma preparação militar para adestramento físico, prática de esgrima e equitação, arco e flecha, luta e corrida.

Na Idade Moderna (séculos XV ao XVIII), com o Renascimento, inicia-se a preocupação com a educação, e os exercícios físicos assumem papel importante, aliados à educação moral e intelectual. É desse período a obra *Da Arte Ginástica*, de inspiração grega, que apresenta informações sistematizadas de exercícios físicos/ginástica. É também nesse período que surge a obra famosa do francês Rousseau, que escreveu *Emílio* ou da Educação. As obras da Idade Moderna destacavam a importância dos exercícios físicos naturais, ao ar livre, como forma de desenvolver as capacidades físicas e espirituais, constituindo a educação da criança e do jovem.

A Idade Contemporânea (início da segunda metade do século XVIII) é o período em que surgem as primeiras sistematizações dos exercícios físicos/ginástica, e com elas as bases fundamentais da Educação Física atual e também da educação pública estatal, principalmente a educação francesa, que mais tarde irá influenciar a organização escolar pública no Brasil.

13.1.3 Movimento ginástico europeu

Segundo Soares (1994), a ginástica foi uma das primeiras formas de encarar o exercício físico de forma diferenciada. Foram quatro "escolas" de origem europeia, que no século XVIII desenvolveram e disseminaram seus métodos e especificidades práticas. Apesar de cada escola apresentar suas particularidades, parece que tinham finalidades idênticas, como regenerar a raça (não nos esqueçamos do grande número de mortes e doenças); promover a saúde (sem alterar as condições de vida); desenvolver a vontade, a coragem, a força, a energia de viver (para servir à pátria nas guerras e na indústria) e, finalmente, desenvolver a moral (que nada mais é do que uma intervenção nas tradições e nos costumes dos povos).

No Quadro 13.1, estão representadas as principais escolas características e representantes do movimento ginástico europeu, e no Quadro 13.2, uma proposta de aplicabilidade desses fatores históricos.

Quadro 13.1 Movimentos ginásticos europeus

Escola	Características Principais	Representantes
Alemã	• Corridas, saltos, arremessos e lutas semelhantes aos da Antiga Grécia	**• Basedow (1723-1790) – influenciado por Rousseau**
	• Exercícios ginásticos, trabalhos manuais e jogos sociais – Ginástica natural; • Movimentos rítmicos	**• GuthsMuths (1759-1839) – influenciado por Rousseau**
	• Jogos e exercícios: correr, saltar, arremessar e lutar. Utilização de aparatos utilizados como barras para suspensão (*turnplatz-playground*)	**• Friedrich Jahn (1778-1852)**
	• Exercícios militares com fins pedagógicos integrados ao currículo escolar: eficiência corporal	**• Adolph Spiess (1810-1858)**
Dinamarquesa	**• Exercícios militares: a Dinamarca foi o primeiro país a considerar a Educação Física como matéria escolar**	**• Franz Nachtegall (1777-1847)**

(Continua)

Quadro 13.1 Movimentos ginásticos europeus *(Continuação)*

Escola	Características Principais	Representantes
Sueca	• **Ginástica e literatura: instigar a força e coragem do povo, para defesa da pátria;** • Ginástica dividida em quatro partes, com objetivos interdependentes: médico, militar, pedagógico e estético; • Tem como base o uso de aparelhos (exemplos: espaldar e banco sueco)	• **Henrik Ling (1776-1839)**
Francesa	• **Exercícios militares, que objetivavam aumentar as potencialidades dos jovens, uso de aros, escada de cordas, máquina para testar força e o trapézio**	• **Francisco Amoros (1770-1848)**
	• **Exercícios físicos de caráter médico-higienista** • Medir, experimentar e comparar – economizar energias – bases fisiológicas	• **Georges Demeny (1850-1917) e Etiene J. Marey (1830-1904)**
Inglesa	• **Ginástica pouco difundida, o esporte foi considerado o grande meio para promover a educação, através de jogos esportivos: organização, regras, técnicas e padrões de conduta**	

Quadro 13.2 Comparativo da ginástica

Ginástica Competitiva	Ginástica Escolar
Seletiva – para os mais aptos e habilidosos	Não seletiva – permite a coparticipação de todos
Competitiva	Participativa
Sequência de movimentos obrigatórios	Criação e elaboração de movimentos e sequências não oficiais – exploração da criatividade
Espaço específico para a realização dos movimentos	Livre utilização dos espaços alternativos: pátios, gramados, quadras, salas de aula
Movimentos e aparelhos específicos – masculino e feminino – objetivos específicos	Movimentos e aparelhos livres tanto para o masculino como para o feminino – objetivos em comum Aparelhos alternativos: p. ex., balangandã (substitui a fita)
Resultado – performance máxima	Resultado – performance possível Processo de aquisição de novos movimentos e conhecimentos. Permite a transformação e recriação

13.1.4 Ginástica e a Educação Física no Brasil

Os modelos ginásticos europeus influenciaram o contexto das práticas corporais no Brasil. Rui Barbosa considerou, na época, o método sueco o mais apropriado para ser implantado nas escolas brasileiras, devido ao seu caráter educacional. Porém, foi o método francês que mais se destacou, sendo oficialmente implantado nas escolas brasileiras. A França à época priorizou a racionalidade científica para sistematizar os saberes que visavam a ordem e disciplina metódica a serem implementadas nas instituições que exerceriam controle na sociedade, como o exército, a saúde e a educação, tendo o corpo como objeto de controle e responsabilidade do Estado.

Segundo Soares (1998), *os corpos que se desviam dos padrões de uma normalidade utilitária não interessam* (p. 18). A ginástica francesa, de caráter militar, constituiu-se e desenvolveu-se no ambiente escolar e fez parte da formação dos primeiros instrutores escolares (militares) das nossas escolas.

13.2 A ginástica e as dimensões dos conteúdos

As manifestações da Cultura Corporal de Movimento presentes na ginástica apresentam os mais diversos objetivos e campos de atuação, que, no nosso entender, deveriam ser considerados também no ambiente escolar:

Dimensão conceitual: permite aos alunos compreenderem a evolução da ginástica, sua história, origem, conceitos e contextos; os alunos aprendem a relacionar os conhecimentos da ginástica presentes em outras práticas da cultura corporal.

Dimensão procedimental: como forma do aluno vivenciar alguns elementos e aprender a executar os movimentos da ginástica. Inclui as habilidades e técnicas de aprendizagem, das mais simples às mais elaboradas, que são aprendidas conforme a característica de cada aluno. A dimensão procedimental relacionada ao fazer pode ser transformada em composições coreográficas simples e complexas; preparação e elaboração de festivais de ginástica; pesquisa com parentes, amigos, vizinhos da comunidade a respeito de como realizavam os exercícios ginásticos na escola; elaboração e criação de um acervo com recortes de jornais (hemeroteca sobre ginástica), revistas e ou fotos com os elementos da ginástica; elaboração de programas de atividades físicas.

Dimensão atitudinal: tende a desenvolver atitudes, valores e normas relacionados com as formas de conduta do aluno ou dos grupos. Possibilita ao aluno respeitar e valorizar tais manifestações corporais presentes na ginástica e aprender a assumir determinados comportamentos diante da ginástica: cooperação, participação, respeito às diferenças, aos limites dos outros e aos seus próprios, que podem ser manifestados em qualquer outro conteúdo.

13.3 Metodologia: possibilidades e sugestões

13.3.1 A ginástica na escola hoje

Se retomarmos os conceitos apresentados a respeito da ginástica, podemos perceber que ela está presente em quase todas as manifestações da Cultura Corporal de Movimento existente nas escolas. Os alunos correm, andam, saltam, lançam, arremessam etc. Os gregos utilizaram-se de todas essas habilidades também como forma de educação. Os métodos ginásticos sistematizam tais conhecimentos e estes tornam-se elementos de controle social. E hoje, como tratar essas habilidades na escola, de que maneira transformar as informações que o aluno já tem em conhecimento?

E quanto à apresentação dos conteúdos, continuaremos perguntando: Esporte na escola, mas é só isso, professor? (RANGEL BETTI, 1995). A ginástica, como a entendemos hoje, pouco espaço tem no ambiente escolar brasileiro, o esporte é o conteúdo mais desenvolvido e praticado.

13.3.2 O que os alunos devem saber sobre a ginástica como conteúdo da cultura de movimento

Se fizermos uma retrospectiva, muitas pessoas tiveram suas experiências na Educação Física escolar centrada em dois aspectos predominantes: a ginástica e os esportes. Assim, "fazer física" foi muitas vezes compartilhar uma partida de um esporte tradicional, como o futebol, o handebol, o vôlei ou o basquete; ou então participar de uma aula de ginástica onde os conteúdos principais foram as corridas (geralmente a de 12 minutos), os abdominais, os "polichinelos", as "barras" e, algumas vezes, as acrobacias, como os saltos sobre os plintos e os rolamentos sobre os colchões.

Com essa perspectiva de desenvolvimento de conteúdos, assistimos por muito tempo o desenrolar de uma Educação Física escolar esportivista, com objetivos de massificação esportiva, excludente e desvinculada de processos educacionais propositivos.

Daí surgiram as academias, com suas diversas modalidades de ginástica como a "avó" aeróbica e o *step* e os pós-modernos *"body's"*, nos quais o mesmo padrão rítmico, a mesma música, o mesmo "sorriso" e o mesmo movimento serão realizados em São Paulo, no Rio de Janeiro, em Brasília ou na Nova Guiné. Diante dessa variedade de temas e características, o "fazer ginástica" tornou-se sinônimo de saúde e extrapolou espaços tradicionais, como o da escola ou dos quartéis, passando a representar uma atividade física dirigida a públicos diferenciados, com apelos econômicos e sociais.

13.3.3 As representações da ginástica e das práticas corporais

Quais serão os limites do corpo? Esta pergunta foi levantada em uma matéria de um jornal de grande circulação em São Paulo, e não foi surpresa a seguinte sugestão da matéria: Resistência, Mobilidade, Longevidade, Crescimento e Percepção – o homem viverá mais, será mais rápido, mais alto, até o ponto que a medicina alcançar.

Ao longo da história, o corpo, quase sempre, esteve relegado aos domínios da biologia e da medicina, e, neste início de milênio, não poderia ser diferente: o corpo moldado, a busca de resultados, a performance, a resistência, o modismo – apesar de alguns movimentos contrários a estes argumentos.

Mesmo assim, seria muito simplista adotarmos uma postura puramente biológica, sem adentrar nas trajetórias sociais do corpo, seu forte conteúdo através dos séculos, das classes, das circunstâncias e da cultura (PORTER, 1992).

Com isto, é importante levantarmos algumas abordagens entre os saberes e as práticas corporais. As técnicas corporais, as vivências e outras formas de representação do corpo situam-se para além da herança moderna (métodos ginásticos europeus) e dos modismos do século XXI.

Várias mudanças ocorreram na concepção de corpo diante da história e da sociedade. Por certo são ainda pequenas, mas duradouras, e quebram velhas hierarquias, mudanças como a contracultura nos anos 1960, o feminismo dos anos 70, as culturas corporais alternativas dos anos 80 e 90 (ALBUQUERQUE, 1999), que buscam se distanciar das repressões e domínios modernos para os quais o corpo ainda é considerado útil e disciplinado e ainda pertence ao mesmo fenômeno disciplinador em se tratando de várias atividades do ser humano (SANTIN, 1999).

Mas, ainda assim, os movimentos das terapias corporais e das práticas corporais, elementos de uma cultura corporal alternativa, vêm alcançando espaço em busca de uma "vida alternativa àquela oferecida pela civilização industrial" (RUSSO, 1993).

Essas alternativas estão presentes como forma de enfrentamento à modernidade, assim *"o reencantamento do corpo, reintegrado com a mente, a alma e a natureza expressaria um indivíduo confiante, que escapa do desamparo a que estaria destinado pela imposição tecnocrática"* (ALBUQUERQUE, 1999).

Este tema se destaca da compreensão social e histórica do corpo ao longo do tempo, e ainda temos muito que aprender.

13.3.4 Ginástica e algumas de suas possibilidades

- *Ginástica de condicionamento ou de academia*: aquisição, melhora ou aprimoramento das condições física, estéticas, para atletas e não atletas (exemplos: musculação, hidroginástica, ginástica aeróbica e suas derivações "pós-modernas", *gap* – glúteos, abdominais e pernas etc.).

- *Ginástica terapêutica*: prevenção e/ou tratamento de doenças congênitas ou adquiridas (por exemplo: cardíacos e asmáticos).
- *Ginástica alternativa*: visa a percepção corporal, através de práticas corporais alternativas (exemplos: antiginástica, RPG, eutonia, bioenergética, biotonia etc.).
- *Ginástica competitiva*: reúne as modalidades competitivas (exemplos: artística, rítmica, aeróbica, trampolim acrobático, duplo-mini, minitrampi, *tumbling*, roda-ginástica).
- *Ginástica demonstrativa*: reúne elementos de todas as modalidades de ginástica; não tem como única característica a competição, objetiva também a interação social (exemplo: ginástica geral).
- *Ginástica laboral*: praticada no ambiente do trabalho, em um curto espaço de tempo (10 a 15 minutos em média), com a intenção profilática em primeiro plano.

Quadro 13.3 Capacidades físicas presentes na ginástica

Velocidade • reação • deslocamento • dos membros	Resistência • aeróbica • anaeróbica • muscular localizada (RML)	Força • dinâmica • estática • explosiva
Equilíbrio • dinâmico • estático • recuperado	Descontração • total • diferencial	Coordenação
Ritmo	Agilidade	Flexibilidade

Fonte: Adaptado de Tubino, 1979, p. 181.

13.3.5 Materiais alternativos

Possibilidade de criar aparelhos e materiais não oficiais para serem utilizados nas aulas. Tamanho, peso, cor que possam permitir a criatividade das crianças e jovens ao realizarem movimentos espontâneos e criativos.

Propiciar às crianças vivências as mais variadas, possibilitando movimentos acrobáticos: parada de mão – plantar bananeira, roda – estrelinha, rodante, rolamento para frente – cambalhota – e para trás. Comparar os movimentos realizados com os movimentos feitos no circo pelos palhaços e acrobatas. Aproveitar as ideias trazidas pelas próprias crianças.

A ginástica e seus movimentos, presentes em várias modalidades esportivas, podem oferecer a oportunidade de todos os alunos participarem com motivação das atividades propostas pelo professor. Isto em função da facilidade de combinação de movimentos, como, por exemplo, correr e saltar.

13.3.5.1 Exemplo de utilização de materiais alternativos nas aulas

O lenço é um material de fácil aquisição (pedaço de pano de vários tamanhos e cores) e pode ser utilizado para iniciar alguns exercícios de ginástica rítmica, como forma de adaptação da fita.

Atividades:

- correr segurando o lenço em uma das mãos;
- correr lançando e recuperando o lenço com as mãos;
- em dupla lançar o lenço com uma das mãos e recuperar o lenço do companheiro;
- em dupla, brincar de espelho com o lenço;
- exercícios de equilíbrio com o lenço nas diferentes partes do corpo;
- corrida, saltitos, saltos, giros, circunduções, balanceamentos utilizando o lenço.

Casca de coco: é também um material de fácil aquisição; com duas metades da casca de um coco, há possibilidades de variações de movimentos. O trabalho com ritmo também pode ser facilitado utilizando esse material, pois pode ser percebido com as batidas do coco.

13.3.5.2 Materiais oficiais da ginástica rítmica

Os alunos devem conhecer os materiais oficiais da ginástica rítmica e também executar alguns movimentos com os mesmos, como forma de vivência do conteúdo.

Possibilitar a criação e execução de pequenas coreografias entre os alunos. Pode-se conjuntamente estabelecer quais movimentos serão considerados "obrigatórios" na elaboração de uma coreografia individual ou coletiva. Caberá aos alunos e professores estabelecerem quais serão os elementos a serem avaliados; por exemplo, execução e criatividade na realização dos movimentos.

Adaptação dos materiais oficiais – maça, corda, bola, arco, fita

Maça: pode ser substituída por garrafas plásticas pequenas, sendo também necessário vareta de madeira, fita adesiva e um pouco de areia (para dar peso), para assemelhar-se ao material oficial. Cabe ressaltar que, mesmo utilizando materiais alternativos/adaptados, o professor não deve deixar de solicitar a compra dos materiais oficiais.

Corda: a grande vantagem da corda é sua familiarização com as brincadeiras populares de rua – "pular-corda", onde se pode brincar individual, em dupla ou coletivamente. É um material encontrado com facilidade nas escolas. A corda possibilita também uma melhora na condição física: impulsão, resistência aeróbica e anaeróbica, aprimoramento da coordenação motora etc. Os alunos devem vivenciar as mais diversas formas de pular corda: sozinhos, em dupla, em trios ou em grupos. Isso cria possibilidades de perceberem as diferenças entre as atividades propostas pelo professor. Permite ampla discussão segundo as três dimensões dos conteúdos.

A elaboração de coreografias simples e complexas que podem ser construídas e executadas pelos alunos individualmente ou em grupos.

O zerinho é uma brincadeira popular muito conhecida pelas crianças e que pode ser utilizada durante as aulas.

Arco: é muito difícil encontrarmos escolas que não tenham os famosos "bambolês", que podem ser utilizados durante as aulas de ginástica. Tal material permite ampla exploração por parte dos alunos e do professor: lançamentos, circunduções, recepções, giros. Podem ser realizados diversos movimentos e brincadeiras que, além de serem executados, podem ser conceituados pelo grupo.

Fita: esse material não é muito comum nas escolas, porém pode ser adaptado pelo balangandã (brinquedo popular utilizado como réu na brincadeira de pipa). Para confeccionar tal brinquedo, necessita-se de uma folha de jornal, barbante e papel crepom. O brinquedo permite a execução de movimentos próximos aos executados com a fita utilizada na GR. Por ser um brinquedo de fácil confecção, atrai muito a curiosidade das crianças para a realização dos movimentos, inclusive a dos meninos. Outra possibilidade a partir da confecção de tal material é resgatar a origem de um brinquedo popular; nesse caso, pode-se começar pelo próprio nome do brinquedo, que vem de "balangar", ou seja, balançar, permitindo ao professor conceituar o jogo ou brincadeira com os elementos da ginástica.

Como montar o balangandã: dobra-se a folha de jornal várias vezes, até que fique mais ou menos do tamanho da palma da mão, cortam-se três tiras de papel crepom, colocam-se as pontas dentro da folha de jornal dobrada e amarra-se com o barbante.

13.3.6 Proposta de aplicação

As práticas corporais e os métodos ginásticos apresentados anteriormente constituem-se de movimentos naturais do homem: andar, correr, saltar, rolar, lançar, arremessar, jogos individuais e coletivos, com regras, que foram evoluindo ao longo dos tempos.

A ginástica como conteúdo da Educação Física escolar muitas vezes serviu (ou serve) como "castigo" (10 abdominais ou algumas voltas correndo em volta da quadra etc.) pela não realização de outras atividades. O abandono da prática de ginástica na escola foi (ou é?) uma realidade; desta forma, a ginástica deve ser recontextualizada, levando em consideração a busca da autonomia, e as relações entre relaxamento, sensibilidade e respiração.

Quadro 13.4 Proposta de aplicação

Exemplos	**Atitudes**	**Conceitos**	**Procedimentos**
Ginástica Alemã	Perceber, diante das vivências, as possibilidades de práticas corporais de escolas tradicionais e traçar alguns paralelos/comparações com os modelos existentes atualmente	Análise conceitual da forma de aplicação da ginástica de acordo com a "escola"	Montar uma aula de ginástica envolvendo saltos e corridas; utilizando aparatos como as barras de suspensão. Poderá ser utilizado o espaço dos "parquinhos" (*playground*)
Ginástica Dinamarquesa			Vivenciar uma sequência de ginástica aplicada em quartéis (TAF)
Ginástica Sueca			Explorar as possibilidades de execução de exercícios ginásticos utilizando o banco sueco e o espaldar
Ginástica Francesa			A mesma proposta da ginástica sueca, utilizando aros e escada de cordas em forma de circuito
"CRIAÇÃO"	Ousadia e harmonia na criação de uma ginástica	A criação se enquadra em alguma "escola"? Ou tem seus conteúdos próximos aos modelos atuais de ginástica?	Espaço destinado à "invenção" de uma ginástica pelo grupo

Como proposta de aplicação, o Quadro 13.4 mostra algumas possibilidades de aplicação, buscando outras atividades partindo de ginásticas conceitualmente tradicionais.

Outras propostas podem ser caracterizadas e vivenciadas através de três temas principais para debate, analisando a ginástica sob o prisma da saúde e da estética, pelas atividades físicas e exercícios gerais e pelas práticas corporais alternativas.

13.3.7 Ginástica e inclusão

Com a ginástica ocorreu o que podemos chamar de "inversão histórica", na qual o esporte passa a ser peça de propaganda política de muitos países com variadas consequências históricas, e a ginástica passa a ser representada pelos modismos e vinculada diretamente à estética corporal (BETTI, 1991).

Neste contexto, o desafio é grande para que possamos ter uma ginástica realmente inclusiva. A "ginástica de academia" não é para todos, e muitos são os fatores: poder aquisitivo; padronização de movimentos; corpos atléticos; priorização da estética; dentre outros.

Neste contexto, segundo Cunha (1999), a proliferação das academias, bem como seu significado, refere-se ao contexto sociocultural onde estão estabelecidas. O espaço da academia representa a afirmação social do grupo de pessoas ali contido, bem como aponta para uma percepção das condições reais de vida e certa consciência do papel desempenhado na sociedade.

Assim, a ginástica escolar, como um dos conteúdos da Educação Física escolar, deve oportunizar o conhecimento de movimentos que possam até mesmo servir como suporte para a compreensão do modelo de ginástica atual. A busca da autonomia, a utilização de espaços públicos (como parques, por exemplo), simplificando as formas de aplicação da ginástica, buscando alternativas de "se movimentar", sem a preocupação com a estética, porém com consciência e segurança.

13.3.8 A questão de gênero na ginástica

O homem sempre ocupou lugar privilegiado, tanto na prática esportiva como na gímnica, sendo a mulher colocada em um plano inferior, onde tais experiências não lhes eram reservadas.

A discriminação contra a mulher no esporte data dos Jogos Olímpicos da Antiga Grécia, nos quais a mulher não tinha a permissão sequer de assistir às provas. No século XIX, era Moderna, a mulher não teve participação significativa. Na década de 1920, com o aumento da participação esportiva, a mulher consegue contrariar os princípios do Barão de Coubertain, que não cogitava a presença feminina no mundo olímpico esportivo. Com isso surgem modalidades esportivas específicas para a mulher, como o nado sincronizado e a ginástica rítmica desportiva (GAIO, 1996).

De acordo com Gaio (1996), o surgimento da ginástica foi caracterizado pelos fatores mencionados anteriormente, e acompanhou cada etapa do desenvolvimento social e, consequentemente, se estabeleceu em estreita relação com a posição da mulher na sociedade.

A questão de gênero que envolve a prática da ginástica possibilita atualmente uma ampla discussão da presença feminina não só em esportes até então considerados exclusivamente femininos, citados anteriormente, como também a participação da mulher nos cenários esportivo, social, econômico etc. No início deste capítulo, dissemos que, historicamente, os movimentos da ginástica estavam associados a elementos masculinos como força, potência, agilidade, energia, os quais passam atualmente a ser associados também às mulheres.

13.3.9 Ginástica presente na mídia

Como abordamos anteriormente, o esporte é a prática da cultura corporal de movimento mais destacada nos ambientes escolares. Porém, acreditamos que a ginástica e seus elementos poderiam servir para uma retomada dos conhecimentos a partir dela criados e transformados pelo homem.

A ginástica pode não estar sendo contextualizada de maneira "consciente" por educadores e alunos; no entanto, ela tem influenciado as diversas mudanças no comportamento de jovens adolescentes, que, diante da mídia, passam a consumir diversos produtos que oferecem poções mágicas de beleza corporal e estética; como exemplos, os famosos equipamentos de ginástica, exercícios físicos que não alertam os praticantes a tomar certos cuidados antes de iniciar a prática, vendidos diariamente na TV. Basta apenas um telefonema e a "ginástica" está na sua casa. Por que não "levar" essa ginástica para dentro da escola e ressignificá-la?

13.4 Avaliação

A avaliação só terá sentido se o professor conseguir estabelecer, em conjunto com os alunos, o que realmente desejam com o conteúdo de ginástica, ou seja, os objetivos. As situações vivenciadas no processo de aprendizagem poderão ser debatidas de diferentes maneiras, conforme as características de cada grupo.

13.4.1 O que avaliar

As dimensões dos conteúdos de ginástica devem ser considerados para que os alunos percebam a integração dos conhecimentos aprendidos.

13.4.2 Como avaliar

Um bom exemplo de como avaliar é a avaliação em grupo, na qual cada grupo expõe o que aprendeu, o que faltou aprender, qual a importância do que foi aprendido, e a relação com a vida cotidiana – o sentido da avaliação.

13.4.3 Quando avaliar

Estabelecer uma rotina de observação diante das ações desenvolvidas e vivenciadas durante as aulas permite ao professor e ao aluno realizar uma avaliação durante todo o processo. Por isso, cabe ao professor deixar bem claro ao aluno que ele está sendo constantemente avaliado segundo as dimensões procedimentais, conceituais e atitudinais.

Questões para debate

a) Propor aos alunos que pesquisem as diferentes modalidades de ginástica presentes nas academias.
b) Por que os adolescentes procuram as academias de ginástica? Estética, saúde ou inserção social?
c) O que se deve saber antes de procurar uma academia de ginástica?
d) Solicitar que os alunos comparem as diferentes exigências para a prática da ginástica artística feminina e masculina. Existe ginástica feminina e/ou masculina?
e) Quais alternativas devem ser encontradas para sua prática na escola?
f) Agendar uma visita a uma academia ou centro de treinamento para que os alunos conheçam e discutam sua organização e possibilidades de uso.
g) Pesquisa com pessoas de mais idade a respeito de como era a sua prática da ginástica na escola.
h) A ginástica laboral pode ser realizada na escola?

Para saber mais

Sites

www.cbginastica.com.br
www.ginasticas.com
www.culturismo.com.br

Observação: Na atualidade, a *internet* é uma ferramenta essencial no fornecimento de informações. Para localizar outras fontes e colher outras informações, indicamos o *site* de busca: www.google.com.br

13.5 Referências bibliográficas

ALBUQUERQUE, L.M.B. Comunidade e sociedade: conceito e utopia. **Raízes**: n. 20, pp. 50-53, 1999.

BETTI, M. **Educação Física e sociedade**. São Paulo: Movimento, 1991.

CRESPO, J. **A história do corpo**. Lisboa: Difel, 1990.

CUNHA, A.C. Os conteúdos físico-esportivos no lazer em academias: atividades ou passividade? *In*: MARCELLINO, N.C. **Lúdico, educação e Educação Física**, Ijuí: Unijuí, 1999.

GAIO, R. **Ginástica rítmica desportiva "popular"**: uma proposta educacional. São Paulo: Robe Editorial, 1996.

LANGLADE, A.; LANGLADE, N.R. **Teoría general de la gimnasia**. Buenos Aires: Editorial Stadium, 1970.

MACHADO, J.P. **Dicionário etimológico da língua portuguesa**. Lisboa: Livros Horizonte, 1977.

PEREIRA, S.A.M. **Ginástica rítmica desportiva**: aprendendo passo a passo. Rio de Janeiro: Shape, 1999.

PORTER, R. História do corpo. *In*: BURKER, P. **A escrita da História**. São Paulo: Editora da Unesp, 1992.

RAMOS, J.J. **Os exercícios físicos na história e na arte**: do homem primitivo aos nossos dias. São Paulo: Ibrasa, 1982.

RANGEL-BETTI, I.C. Esporte na escola: mas é só isso professor? **Revista Motriz**, v. 1, n. 1, jun/1995.

RUSSO, J. O movimento das terapias corporais. *In*: RUSSO, J. **O corpo contra a palavra**. Rio de Janeiro: Editora da UFRJ, 1993.

SANTIN, S. Filosofia do corpo. **Anais do II Simpósio Paulista de Educação Física Unesp/RC**, 1999.

SOARES, C.L. **Educação Física**: raízes europeias e Brasil. Campinas: Autores Associados, 1994.

SOARES, C.L. **Imagens da educação no corpo**: estudo a partir da ginástica francesa no século XIX. Campinas: Autores Associados, 1998.

TUBINO, M.J.G. **Metodologia científica do treinamento esportivo**. São Paulo: Lisa, 1979.

Lutas

EDUARDO AUGUSTO CARREIRO

14.1 Lutas na escola

Dentre os conteúdos que podem ser apresentados na Educação Física escolar, as lutas são um dos que possivelmente encontram mais resistência, levantados geralmente os argumentos de que há falta de espaço, falta de material, falta de roupa adequada e, sobretudo, pela associação às questões de violência.

Certamente, o professor não pode sempre improvisar pela falta de situações "ideais" para as aulas, a "luta" deve ser sempre pelas melhores condições de aula, melhores materiais, porém, o outro extremo é igualmente inadequado, ou seja, o argumento de que "isso é simplesmente impossível fazer". Ao mesmo tempo, o professor deve saber esclarecer que esse conteúdo não significa necessariamente violência e, assim, deve ter argumentos para essa discussão.

Assim, neste capítulo, procuraremos oferecer informações, ou "dicas", que permitam vislumbrar algumas possibilidades para que o conteúdo "lutas" possa, de fato, ocorrer na escola. Mais especificamente, trataremos de alguns conceitos e conteúdos que possam ser utilizados no contexto escolar, e mostraremos algumas estratégias de aplicação da construção de espaços, aplicação de alguns fundamentos básicos, como golpes, quedas e outras inserções, como o papel da mídia, tendo como referência a dimensão dos conteúdos: conceituais, atitudinais e procedimentais.

14.1.1 Conceitos e importância das lutas

Antes de se tornar um esporte, as lutas ou as artes marciais tiveram duas conotações principais: eram praticadas com o objetivo guerreiro ou tinham um apelo filosófico como concepção de vida bastante significativo.

De modo geral, as artes marciais, independente do país de que se originaram, possuem uma menção filosófica em sua origem. Com seu desenvolvimento, a técnica superou a filosofia, surgindo a necessidade, moderna, de se montar as federações, as confederações, agregando um *status* de esporte às artes marciais. Algumas delas subjugaram a questão filosófica, em função dos princípios esportivos, outras destacaram a dualidade de objetivos (como o Judô, o Karatê, o Kung Fu etc.), onde existem objetivos esportivos (competição) e filosóficos (concentração), e outras, ainda, se concentram mais na vivência das atividades e no desenvolvimento pessoal (por exemplo, o Aikidô).

Atualmente, nos deparamos com a grande expansão das artes marciais em nível mundial. As raízes orientais foram se disseminando, ora pela necessidade de luta pela sobrevivência ou para a "defesa pessoal", ora pela possibilidade de ter as artes marciais como própria filosofia de vida. Com a influência do mundo ocidental, principalmente no início do século XX, a expansão das artes marciais deu-se principalmente através de modelos competitivos, atribuindo às lutas características distintas das originais. No que tange à participação das lutas como conteúdo da Educação Física escolar, existe a necessidade de se refletir sobre sua aprendizagem e filosofia.

Além de ser um conteúdo importante a ser oportunizado a todos os alunos, as lutas podem servir de ponto de partida para muitos debates sociais. Por exemplo, pode ser discutida a questão da violência que está presente principalmente nos grandes centros, as brigas e os enfrentamentos de torcidas organizadas, a formação de gangues, que, muitas vezes, se apropriam de gestos das lutas para levar vantagem no desafio insensato de outras pessoas.

Com isso, as dimensões dos conteúdos situam-se perfeitamente para uma análise global das lutas. Desde as discussões dos **conceitos**, como equilíbrio/desequilíbrio, imobilizações, luta com formato esportivo, história, passando pelos **procedimentos** de aprendizagem dos movimentos, que podem ser mais formais, como os apresentados nas artes marciais mais tradicionais como o Judô, o Karatê, o Kung Fu, entre outros, ou menos formais, como as brincadeiras de equilíbrio, como as "brigas de galo", os "cabos de guerra" etc. E, complementando, as **atitudes**, que podem ser vistas, por exemplo, pelo respeito ao outro, pela disciplina interna e formação do caráter.

14.1.2 Apresentação de algumas manifestações de lutas

De quantas lutas já ouvimos falar? Ao longo da história, muitas foram construídas, e algumas até mesmo mudaram o foco de atuação, passando a ser reconhecidas no mundo moderno como prática esportiva. O quadro que se segue mostra uma síntese de algumas lutas presentes na obra *Corpo, prazer e movimento*, editada pelo SESC/SP, no capítulo "Guia de práticas corporais", onde as lutas são uma possibilidade diante de outras práticas, tais como esportes coletivos, esportes diferenciados, atividades aquáticas, ginásticas, dança e expressão, técnicas alternativas.

Luta	Surgimento	Características
AIKIDÔ	Criada por *Morihei Ueshiba* no Japão – final do século XIX, início do século XX	Dominar vários atacantes ao mesmo tempo.
BOXE	Surgido com o nome de *pugilato*, início na Grécia nos jogos Pan-helênicos (776 a.C.)	Praticado nas categorias Amador – utilização de luvas, capacetes e protetores e uma luta no máximo em 3 rounds – e Profissional – menor proteção (apenas luvas) e a luta pode durar até 12 rounds de 3 minutos cada.
ESGRIMA	A esgrima moderna teve como modelo os duelos dos cavaleiros do século XVI. Presente nas Olimpíadas desde 1896	Utilização de três tipos de armas: espada, florete e sabre; existe um processo de pontuação especial, dependendo da região do corpo em que a arma encosta.
JIU-JITSU	Surgiu nos mosteiros hindus da Idade Média no Japão	Segundo os dogmas do budismo, tem-se que deter o adversário sem lhe causar danos físicos.
JUDÔ	Idealizado em 1882 por *Jigoro Kano* no Japão	Fundamentar a prática em princípios filosóficos que aprimorem o físico, o intelecto e o caráter.
KARATÊ	Arte marcial inspirada nas técnicas de defesa sem armas, de Okinawa – Japão	Segue a filosofia do judô japonês – busca constante do aperfeiçoamento, do autocontrole e na contribuição pessoal para a harmonização do meio em que se vive.

(Continua)

Luta	Surgimento	Características
KENDÔ	"Caminho da espada", se originou nos séculos VII ou VIII	Recebeu fortes influências budistas, confucionistas e xintoístas. É uma das artes marciais que carrega mais puramente os ideais samurais de honra, retidão de caráter e disciplina. No Japão, faz parte do currículo escolar, onde as crianças aprendem desde cedo a manipular o *shinai* (espada de bambu).
KUNG FU	Arte marcial de origem chinesa que teve como berço o templo Shaolin	Ênfase na harmonia e no equilíbrio, representados pelo antigo símbolo taoísta do "Yin" e "Yang". Técnica baseada no movimento dos animais e da natureza.
LUTA GRECO-ROMANA	Originada da "luta esportiva" praticada no antigo Egito há 3 mil anos	A intenção principal é colocar as costas do adversário no chão.
SUMO	Na versão mítica, surgiu da luta entre dois deuses. Outra versão afirma que foi inspirado em uma luta de ursos. Foi desenvolvido como esporte no século VI no Japão	Não é permitido chutar, socar ou bater, o objetivo da luta é empurrar o adversário para fora de uma área circular de 4,55 m de diâmetro.
TAE KWON DO	Arte marcial coreana que foi inspirada na conduta de uma tropa de elite do século VII	Significa o caminho dos pés e das mãos, e existem algumas diferenças entre a luta praticada nas duas Coreias (divisão política).

Extraído e adaptado do livro: *Corpo, prazer e movimento*, do SESC/SP, 2002.

14.1.2.1 O que os alunos "ganham" praticando lutas

Independente da modalidade de luta, algumas características são comuns aos praticantes, como, por exemplo, o envolvimento com a disciplina e o respeito pelo adversário. Na escola, principalmente, o professor deve estar atento a estes itens, inclusive incentivando os alunos a tomarem posturas de confraternização, respeito às diferenças e ao adversário, entre outros valores. Além disso, outras características, como o desenvolvimento de habilidades motoras e capacidades físicas, como agilidade, flexibilidade e força também são importantes. Outras possibilidades de trabalho corporal podem ser atingidas com a prática das atividades de luta, como: o trabalho de respiração e concentração, a percepção e a utilização mais detalhada de "outros sentidos", como a audição e o tato, e o trabalho postural, dentre outros.

14.2 O que os alunos devem saber sobre lutas

Porrada – Arnaldo Antunes/Sérgio Britto – Titãs

Nota dez para as meninas da torcida adversária
Parabéns aos acadêmicos da associação
Saudações para os formandos da cadeira de direito
A todas as senhoras muita consideração

Porrada
Nos caras que não fazem nada

Medalhinhas para o presidente
Condecorações aos veteranos
Bonificações para os bancários
Congratulações para os banqueiros

Porrada
Nos caras que não fazem nada

Distribuição de panfletos
Reivindicação dos direitos
Associação de pais e mestres
Proliferação das pestes

Porrada
Nos caras que não fazem nada

Porrada! Será esta a função das lutas? Onde classificá-las? E como defini-las dentro dos conteúdos apresentados na Educação Física escolar? Será a luta um conteúdo a ser aplicado na Educação Física escolar? Sempre será necessário um tatame e um quimono para sua realização? O desenvolvimento dos conteúdos sempre recairá sobre a luta de "dois a dois", com vencedores e perdedores? É claro que não queremos idealizar um formato único na apresentação do conteúdo lutas. Se tivermos a disposição ou a condição de uma sala específica, um tatame, roupas apropriadas, ganharemos em qualidade, porém outras alternativas podem ser apreciadas no desenvolvimento deste conteúdo.

Espera-se que o aluno aprenda, não apenas a apreciar uma luta, distinguindo sua origem, história, os golpes e a forma de pontuação, como também aprenda alguns golpes, equilíbrios e desequilíbrios e saiba diferenciar uma luta organizada a partir de uma fonte histórica de uma briga entre torcidas ou a violência gratuita.

14.2.1 O que se espera que o professor saiba?

É esperado inicialmente que o professor sinta-se capacitado a apresentar mais uma forma de expressão da Cultura Corporal de Movimento. Não existe a exigência de formarmos lutadores, não é este o objetivo. Construir alguns conhecimentos básicos, diante das questões conceituais, procedimentais e atitudinais seria um bom começo.

Buscando espaços apropriados, criar novas possibilidades de deslocamentos, trabalhar com o equilíbrio/desequilíbrio, apresentar formas simples do *kata* (formas de apresentação dos movimentos das lutas, sem contato com outras pessoas), criar interesses, esta é a principal intenção.

Propõe-se a apresentação de vídeos, experiências de vida, traçando paralelos com o próprio cotidiano, a violência, a agressividade, a briga de gangues. E assuntos como o respeito, o asseio e a própria filosofia apresentada pelas lutas, a concentração, a respiração, o "fazer pensar" nas atitudes com os oponentes (colegas/amigos) são possibilidades reais e que não se pode deixar passar.

Enfim, o professor que nunca conheceu o conteúdo luta pode também aprender sobre ele, não apenas em livros, manuais, *internet*, discussões com seus pares, mas também com seus alunos, se houver essa possibilidade. Ao propor este conteúdo, o professor deve saber resolver problemas e, ao mesmo tempo, formulá-los, questionando seus alunos e auxiliando nas respostas.

14.3 As dimensões dos conteúdos e as lutas nas aulas de Educação Física escolar

As lutas estiveram sempre presentes na história da humanidade e foram identificadas por atitudes ligadas às técnicas de ataque e defesa, com objetivo de autoproteção ou militar. No seu desenvolvimento, valores foram atrelados a seu contexto, oriundos ora de religiões (budismo, taoísmo, xintoísmo etc.), ora do movimento esportivo e olímpico.

Apesar disso, esse elemento da Cultura Corporal de Movimento tem sido pouco explorado, principalmente no Brasil, no âmbito escolar, tanto no que diz respeito às possibilidades de sua aplicação, como quanto à seleção e aprendizagem dos conteúdos. Apresentaremos algumas possibilidades de utilização das lutas enquanto conteúdo da Educação Física na escola nas três dimensões: conceituais, atitudinais e procedimentais.

Em geral, as lutas tiveram ao longo da história um desenvolvimento independente do contexto da Educação Física escolar. Assim, é necessário ressignificar as lutas para que elas possam contribuir com os objetivos do componente escolar.

A partir de uma análise documental e de nossa própria experiência, foi possível identificar os conteúdos que se seguem.

Na dimensão procedimental, podem ser praticados diversos tipos de equilíbrios e desequilíbrios, alguns golpes tidos como principais nas lutas mais conhecidas, quedas seguras e rolamentos.

Na dimensão conceitual, podem ser estudadas as lutas de origem japonesa, entre elas, o Judô, o Karatê, o Aikidô e o Kendô, as chinesas, como o Tai Chi Chuan, o Wu-Shu (Kung Fu), e os seus desdobramentos pelo Oriente, o Tae Kwon Do, o Hapkido, e o Quaw Ki Do, as ocidentais, como o Boxe, o Kickboxing, o Savate, a Luta Olímpica (modalidades greco-romana e livre) e as brasileiras, Capoeira e Jiu-jitsu brasileiro.

Podem ainda ser incluídos os seguintes aspectos: as transformações das lutas, bem como o seu contexto histórico-cultural e sua filosofia, as transformações necessárias das lutas ao contexto esportivo e também ao contexto escolar, reconhecer e discutir a influência da mídia sobre o imaginário social.

Na dimensão atitudinal, ligada a valores, espera-se que haja uma intervenção ativa dos professores no sentido de ressignificar o papel das lutas no contexto educacional, valorizando atitudes de não violência, respeito aos companheiros, resolução dos problemas através do diálogo, a busca da justiça e da solidariedade.

A aprendizagem de tais conteúdos pode ser alcançada através de debates, discussões e reflexões, além de vivências, que constituem os conteúdos procedimentais. Desta forma, as lutas poderão contribuir para a formação dos cidadãos, integrando-os na esfera da cultura corporal.

14.4 Algumas estratégias possíveis

14.4.1 "Construindo" espaços apropriados

Construindo um espaço para a prática das lutas

Para que possamos vivenciar alguns movimentos e condutas nas lutas, a escola deve apresentar algumas condições importantes para tais práticas. Um local adequado seria o primeiro passo.

A ideia é "construir" um dojô (local de lutas). Para isso, existem algumas alternativas. O importante é a construção coletiva desse espaço.

Primeira possibilidade

A escola pode adquirir placas de EVA, que é um material parecido com borracha, de fácil transporte e adquirido no tamanho que o espaço destinado à atividade permitir, não é um material muito barato, porém tem excelente durabilidade e pode servir para vários tipos de aula.

Segunda possibilidade

a) Determine um espaço na escola para a construção do dojô, pode ser um ginásio, salão, sala de aula, pátio ou outros.

b) Providencie quatro madeiras ("ripas") de 4 m cada uma. Cada ripa deve ter 15 cm de altura por 5 cm de espessura (para uma boa sustentação). Forme um quadrado de 16 m^2, unindo as extremidades com tiras de borracha. As madeiras servirão de suporte para o material de dentro. Esta é uma sugestão, a sala pode ser montada em uma estrutura de acordo com o tamanho do espaço que se tenha na escola.

c) Dentro do espaço das madeiras, temos algumas opções de materiais a serem utilizados:

Pode-se colocar colchões que a escola possua. O ideal é que fique com pelo menos 20 cm de altura e a superfície fique relativamente plana; cubra com uma lona.

Outra possibilidade é colocar entre as madeiras "raspas de borracha" (algumas empresas doam esse tipo de material) e cobri-las com uma lona.

Outra opção seria preencher o espaço entre as madeiras com tapetes que os próprios alunos poderiam trazer de casa, ou até mesmo conseguir algumas doações e, ao final, cobrir com uma lona.

É sempre importante lembrar que a higiene deve prevalecer em todos os momentos. Neste caso, deve-se preservar o local sempre limpo, não pisando com tênis, meias ou trajes inadequados. Os alunos devem ser incentivados a olhar este local como uma sala de aula a ser preservada.

Outra questão importante é que, na real impossibilidade de construção de um espaço, este fator não seja o motivo para não utilizar os elementos das lutas. As possibilidades são inúmeras e devem ser adequadas a cada realidade.

14.4.2 As quedas e os golpes

Conteúdo	**Atitudes**	**Conceitos**	**Procedimentos**
Quedas	Se uma pessoa "cair" de qualquer jeito, o que poderá ocorrer?	Para que servem as quedas? Todas são iguais?	Vivenciar tipos de quedas utilizando materiais alternativos, como bolas grandes, de forma lúdica
Golpes	Aplicar o golpe sem a intenção de "ferir" o oponente. Aplicá-lo com segurança	Todas as lutas são iguais? Qual a importância de aprendermos uma luta?	Vivenciar golpes básicos de lutas diferentes

Em algumas lutas, os "primeiros passos" acabam virando as "primeiras quedas". A aprendizagem dos golpes é muito importante, porém é preciso aprender a "cair" antes. Seguem-se alguns exemplos de atividades que podemos utilizar com nossos alunos.

14.4.2.1 As quedas

a) Procure realizar rolamentos (cambalhotas) de frente, costas e lado.

b) Procure rolar também de planos mais altos para planos mais baixos.

c) Aproveitando os mesmos rolamentos, tente agora, ao "sair" (ao cair no chão) dos rolamentos (frente e costas), bater as mãos no chão (com as palmas das mãos para baixo) antes de levantar, para que sua queda se torne mais "suave".

d) Agora, um rolamento que é bastante praticado no judô: avance sua perna esquerda à frente e coloque a mão direita no chão. O braço esquerdo irá passar no "vão" formado entre a perna e o braço. Olhando para o lado direito role sobre o ombro esquerdo e, no final do movimento, bata a mão direita no solo para "suavizar" a queda.

14.4.3 Sugestões de atividades alternativas

Nesta parte, abordaremos algumas atividades "alternativas" que poderão ser aplicadas como conteúdo lutas, na Educação Física escolar. O importante é contextualizar os movimentos ou exercícios sugeridos como aplicáveis ao conteúdo lutas no contexto da Educação Física escolar.

Com o enfoque na dimensão dos conteúdos, as atividades propostas dividem-se apropriadamente nas três dimensões. A dimensão atitudinal vislumbra despertar as relações de segurança, honestidade e do jogo de parceria que se faz com o companheiro, onde o objetivo não é "destruir" o outro, e, sim, jogar com o outro, pois assim se faz necessário.

Na dimensão procedimental, as atividades são apresentadas em um formato lúdico, sem o rigor metodológico, mas que visa alguns objetivos comuns, que talvez possam despertar interesses futuros.

E a dimensão conceitual se faz presente quando podemos discutir quais as relações entre equilíbrio/desequilíbrio, entre força e habilidade (nem sempre o mais forte tem a vantagem. Por quê?), trazendo para o contexto de vida de cada participante as relações que possam existir entre as atividades alternativas e o conteúdo lutas.

14.4.3.1 Equilíbrio/desequilíbrio

Em duplas, ombro com ombro, tente empurrar o colega até desequilibrá-lo.

Variações: Varie as partes do corpo para o contato; utilize, por exemplo, as costas para empurrar, as mãos etc.

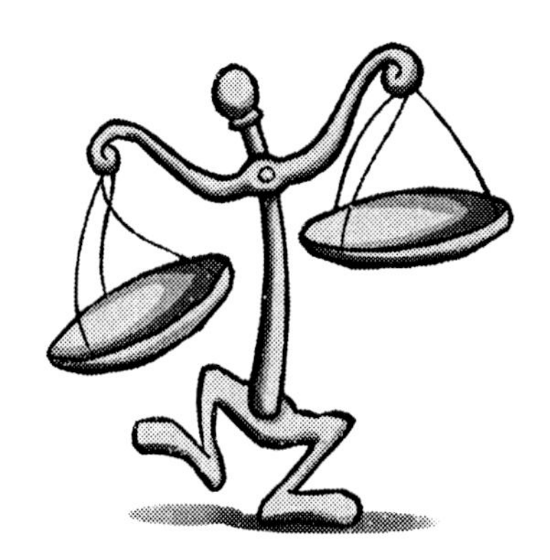

Fig. 14.1

Produção em grupo

Divida a turma em quatro grupos. Cada um elabora um exercício – como o proposto anteriormente – para tentar "desequilibrar" o colega.

Cada grupo apresenta a sua proposta de atividade, e todos os demais procuram realizar.

Observação: Lembre-se apenas que o item "SEGURANÇA" deve sempre estar presente.

Em duplas

a) Divida a turma em duplas. Procure formar duplas que se equilibrem no peso e na altura.

b) Os dois membros da dupla iniciam a atividade sentados, frente a frente, e de mãos dadas.

c) Ao mesmo tempo, a dupla tentará ficar em pé.

Variações: Inicie a atividade em duplas, só que agora um estará de costas para o outro e deverão levantar-se ao mesmo tempo, ficando em pé.

Em trios, em quádruplos até a turma toda

a) Realize as mesmas atividades descritas anteriormente, procurando sempre aumentar o número de participantes do grupo.

b) Na última atividade, a turma toda deverá estar sentada e tentará se levantar ao mesmo tempo, primeiramente de frente e depois de costas.

Desequilibrando o colega de cócoras – briga de galo

a) Divida a turma em duplas. Procure formar duplas que se equilibrem no peso e na altura.

b) Frente a frente, de cócoras (agachados), cada um da dupla deve tentar desequilibrar o colega, até que um dos dois membros caia no chão.

Variações: Varie a atividade com os alunos de cócoras utilizando apenas a mão direita, a esquerda, o ombro direito ou o esquerdo.

Varie também o número de participantes no grupo. Experimente realizar em grupos de 3, 4 etc.

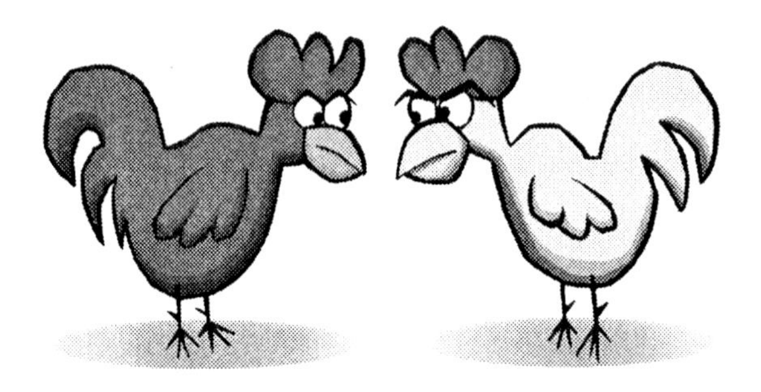

Fig. 14.2

14.4.3.2 Força e resistência

Cabo de guerra

a) Divida grupos iguais em relação a peso, altura e quantidade de meninos e meninas.

b) Nesta atividade, a proposta é montar dois grupos com o mesmo número de componentes, que segurarão uma corda e tentarão deslocar o outro grupo.

c) O trabalho pode ser desenvolvido em uma quadra, preferencialmente na grama ou na areia. O importante é que o terreno seja plano. A corda deve ter a extensão igual para ambos os grupos e o objetivo é puxar ou deslocar o grupo de seu lugar original para outro ponto demarcado à frente.

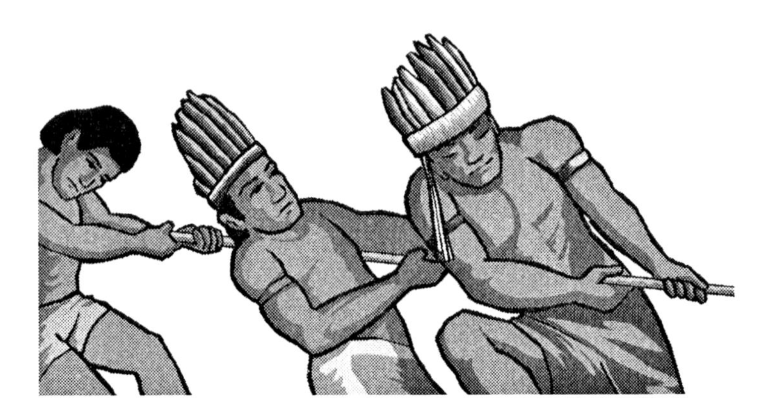

Fig. 14.3

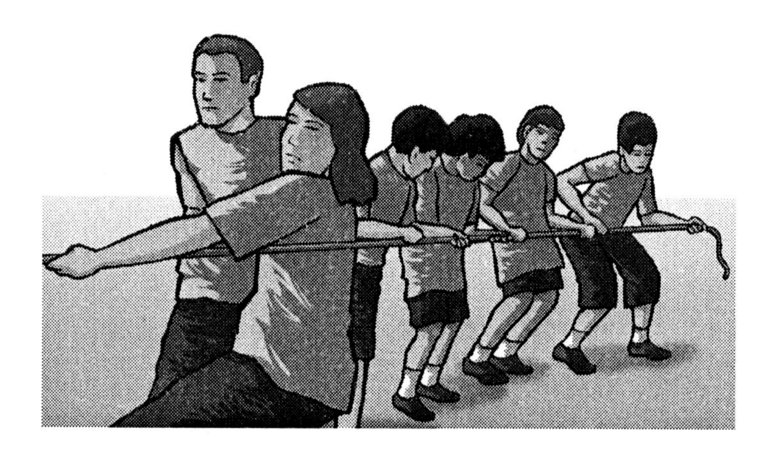

Fig. 14.4

14.5 Um exemplo de luta "formal" – o judô em destaque

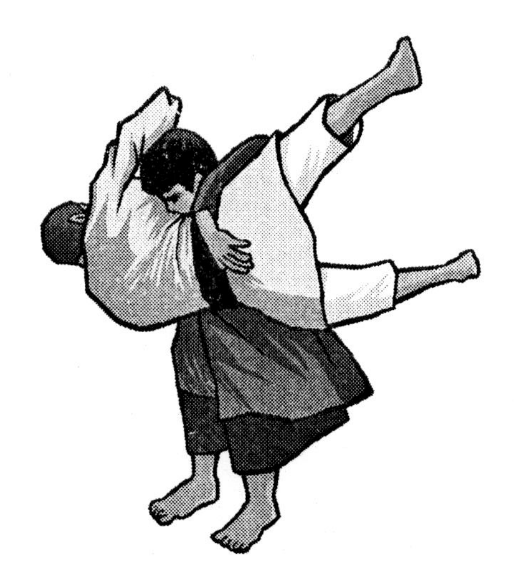

Fig. 14.5

Como exemplo de luta "formal", apresentaremos, dentre outras possibilidades, o judô, talvez uma das lutas mais difundidas no Brasil, como em outras partes do mundo, com aceitação social e destaque como esporte. O destaque pelo judô não tem nenhuma razão especial, é apenas uma escolha. Entendemos que várias são as possibilidades, e outras experiências podem ser exploradas e inseridas no contexto escolar.

14.5.1 Os golpes

Exemplos:

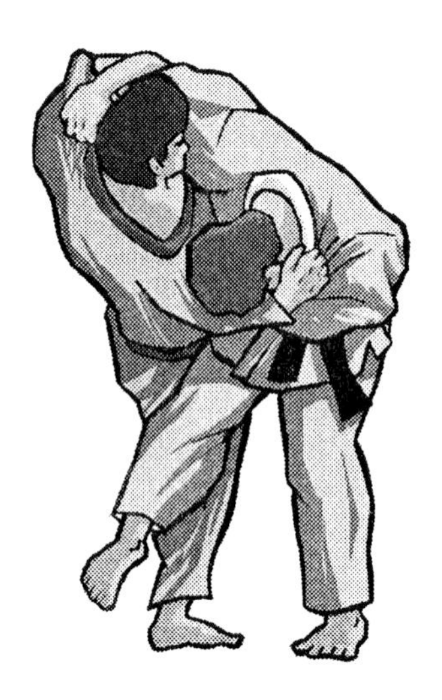

Fig. 14.6

O-SOTO-GARI
(Fonte: www.geocites.com/judoclubemogi/golpes2.html)

a) A primeira lição é NUNCA soltar o companheiro com quem está praticando, para que não ocorram acidentes.

b) O ideal seria usar o uniforme do judô (*kimono*), mas, caso contrário, a prática ocorrerá da mesma maneira. Assim, seria importante que as duas pessoas estivessem com blusas de manga comprida e, de preferência, de "malha grossa", para que os alunos possam agarrar com mais segurança.

c) Com a mão direita, segura-se a blusa na altura do ombro do companheiro. Com a outra, segura-se a manga da camisa do lado oposto.

d) Agora é só colocar o pé direito atrás do joelho do companheiro e "forçá-lo para trás". A ideia é tentar desequilibrá-lo, mas, não podemos esquecer, NÃO O SOLTE.

e) Tente fazer do outro lado e depois troque as funções da dupla.

f) Neste exercício, seria interessante que os praticantes tivessem o peso e a altura parecida, para que a "luta" se torne mais atrativa para a dupla que a está praticando.

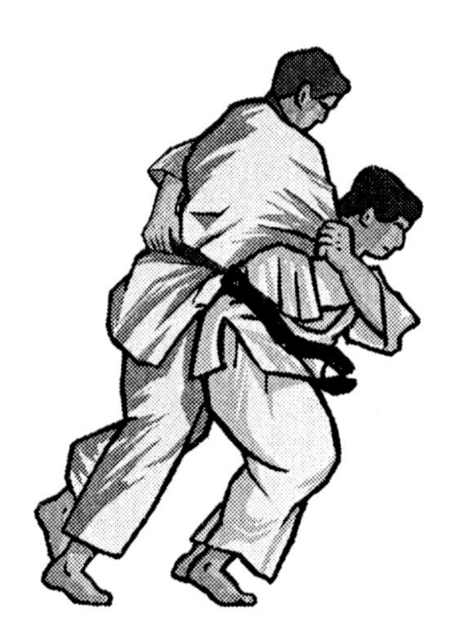

Fig. 14.7

O-GOSHI
(Fonte: www.geocites.com/judoclubemogi/golpes2.html)

a) Obedecendo às mesmas regras do exercício anterior, vire-se de costas para o companheiro e "encaixe o seu quadril" no quadril dele. Fique na ponta dos pés e tente tirá-lo do chão.

b) Procure fazer com um companheiro que tenha aproximadamente o mesmo peso e altura.

14.5.2 Concentração e filosofia

Se observarmos o quadro apresentado no item 14.1.2, veremos que a maioria das lutas possui uma "crença", um "costume", um "lado espiritual" de respeito, baseado na cultura onde a luta surgiu e se disseminou. A proposta seria conhecermos melhor esse "lado mágico" das lutas, com pesquisas como proposto a seguir.

Proposta de atividade

Nesta proposta, os alunos poderão ser divididos em grupos e montar um roteiro de visitas a locais que ofereçam tais práticas (clubes, academias etc.). Também podem ser montadas entrevistas com os alunos da própria escola (praticantes de alguma luta), para identificar que luta praticam, como são as aulas, como são os professores, quais os objetivos de cada luta etc.

Um roteiro prévio de questões deverá ser montado, para levantar perguntas importantes a serem analisadas: a violência nas lutas, os golpes principais, as regras, a hierarquia, as mudanças de faixas, o respeito, o asseio, a concentração, se existe ou não competição etc.

Os resultados poderão ser apresentados para os demais membros da turma e também uma vivência do que foi visto seria muito satisfatório.

14.6 Lutas e mídia

Neste item, as discussões podem ser fortemente aproveitadas. A violência, a agressividade, as brigas de gangue, isso muitas vezes tem a conotação de "briga" que, sabemos, é totalmente diferente de uma "luta", pois na briga não existe respeito pelo ser humano, não existem limites, nem tampouco convivência, prazer e satisfação pela prática. Assim, quais os aspectos que deveríamos abordar para diferenciar tais práticas? Para refletirmos sobre o assunto, apresentamos a seguir um texto do jornalista Gilberto Dimenstein, que pode servir como impulso para novas discussões:

A Organização das Nações Unidas gravou todos os dias durante uma semana, em agosto de 2002, os supostamente inocentes desenhos animados transmitidos na televisão brasileira. O objetivo era medir a quantidade de violência destilada para as crianças.

Analisados todos os desenhos de seis emissoras de canal aberto, os pesquisadores coletaram uma montanha de 196 fitas, somando 1.667 horas.

Cada cena foi catalogada, a partir de determinado tipo de violência, envolvendo de assalto a estupro, numa investigação acompanhada por sociólogos, juristas e educadores.

O levantamento detectou 1.432 cenas de crimes durante aquela semana.

É uma média de 20 crimes por hora de desenho.

Uma criança que assista a duas horas diárias de desenho animado (o que já está subestimado) será exposta a 40 cenas de violência. Num mês, a estatística sobe para 1.200; num ano, 14.400.

Dos tipos de violência, está em primeiro lugar lesão corporal (57%) e, em segundo, homicídio (30%). Notem que a pesquisa se limita aos desenhos, sequer estamos falando dos filmes ou dos programas de auditório, onde a baixaria é o ponto alto.

Até que ponto essa pancadaria influencia o comportamento dos telespectadores?

Ao decidir coletar esses dados, o Ilanud, entidade da ONU dedicada a prevenir violência, está atrás de uma resposta para esta questão.

É uma questão especial no dia de hoje, onde a segurança se tornou um dos temas prioritários dos candidatos pelo Brasil, a começar de São Paulo.

É fato que a violência está disseminada nos meios de comunicação – e o desenho animado é apenas um pálido sinal.

Mas é motivo de intensa polêmica até onde esse bombardeio determina a atitude.

"Temos sólidas suspeitas de que uma programação violenta reforça atitudes antissociais, especialmente em ambientes mais conturbados", afirma o sociólogo Túlio Khan, responsável pela metodologia da pesquisa.

Improvável, de fato, que um cena de violência gere impacto semelhante em um telespectador vivendo confortavelmente numa família estruturada em Genebra, Paris e Londres, do que num bairro periférico de São Paulo, Rio ou Belo Horizonte, contaminados pela delinquência.

Improvável também imaginar que os meios de comunicação não exerçam influência.

Se não tivessem força, as empresas não gastariam milhões em publicidade; sabem que suas mensagens comerciais têm algum tipo de retorno.

Há uma instigante experiência realizada em Curitiba, divulgada no ano passado, pela psicóloga Paula Cunha Gomide, da Universidade Federal do Paraná, e, ali, o impacto foi notável.

Com idades entre 14 e 16 anos, 160 adolescentes foram divididos em três grupos; cada qual assistiu a um determinado filme.

Um deles viu Kids, *onde transbordam cenas de violência sexual e drogas; outro,* Time Cop, *com lutas marciais; um terceiro,* Águas Perigosas, *sem nenhuma cena de violência.*

Depois das sessões, a professora promoveu um campeonato de futebol.

Os estudantes que viram os filmes pesados demonstraram uma atitude mais agressiva em campo, propensos a chutes, cuspes, xingamentos e empurrões.

Os pesquisadores da ONU perceberam um detalhe dos desenhos animados que reforça um dos males nacionais: a impunidade.

A justiça dos cartoons *é na base do "olho-por-olho", e não existe punição ao delito.*

Claro que o desenho animado não é culpado pela violência das cidades.

Mas também é claro que as televisões, especialmente abertas, estão desconectadas do propósito de educar e fazem da programação infantil um lixo pedagógico.

Tolice imaginar que vamos melhorar o comportamento agressivo da população apenas com a mudança dos meios de comunicação, como é tolice imaginar que vai se mudar a segurança sem passar pelos meios de comunicação.

Esse é um tema que, obrigatoriamente, vai fazer parte da nova agenda do país.

(Fonte: Adaptado de www.uol.com.br/aprendiz/coluna/gilberto-dimenstein/index64.html)

Questões para debate

A partir do texto, podemos propor alguns debates, dentro das aulas de Educação Física, ou como **projetos** interdisciplinares, desenvolvidos pelas escolas.

Proposta de atividade

a) Analisar o texto e propor a mesma experiência proposta pela psicóloga Paula Cunha Gomide, da Universidade Federal do Paraná, com as turmas assistindo filmes variados e a observação das atitudes geradas no desenvolvimento de atividades posteriores.

b) Outra sugestão seria debater o texto com o corpo docente, demais funcionários e representantes do corpo discente e montar um projeto para a escola que discuta questões como violência, agressividade e a influência da mídia.

Ainda neste item, podemos selecionar outros temas importantes para discussão sobre a influência da mídia:

a) O boxe é violento?

b) A prática da luta no Ocidente e no Oriente.

c) Os campeões olímpicos.

d) Assistir a filmes antigos, como os de Bruce Lee (kung fu), e a outros mais novos, como *Mortal Kombat* (karatê) e *O Último Samurai* (kendô), desenhos animados, dentre outros, para abrir uma discussão sobre questões como violência e agressividade.

Para saber mais

Vídeos

O Último Samurai (*The Last Samurai*, EUA, Nova Zelândia, Japão, 2003).

Diretor: Edward Swick.

Elenco: Ken Watanabe, Tom Cruise, Willian Athernon, Chad Lindberg, Ray Godshall, Billy Connolly, Tony Goldwyn, Masato Harada.

Sinopse: Militar da Guerra Civil americana vai para o Japão feudal e auxilia o imperador a deter os últimos samurais renegados, mas acaba se apaixonando pela cultura dos guerreiros.

Como trabalhar o filme: Estipular um roteiro de estudos e, preferencialmente, trabalhar em conjunto com outras disciplinas, identificando a cultura, o estilo da luta, e montar uma pequena "peça" sobre os "valores" apresentados no filme.

Cidade de Deus

Direção: Fernando Meirelles e Kátia Lund.

Elenco: Matheus Nachtergaele, Alexandre Rodrigues, Leandro Firmino da Hora, Jonathan Haagensen, Seu Jorge, Douglas Silva, Luís Otávio, Roberta Rodrigues, Alice Braga.

Sinopse: O filme conta várias histórias, com destaque especial para as trajetórias de dois, entre os vários meninos de uma "cidade" erguida na periferia do Rio de Janeiro onde se concentram pessoas humildes, de poucas possibilidades e instrução.

Como trabalhar o filme: Discutir a relação entre lutas, armas, consumo de drogas e a própria convivência na periferia das cidades.

O Tigre e o Dragão (*Wo hu zang long*).

Diretor: Ang Lee.

Elenco: Chow Yun-Fat, Michelle Yeoh, Zhang Ziyi, Chang Chen, Lung Sihung, Cheng Pei Pei, Fazeng Li, Gao Zian, Hai Yan, Wang Deming.

Sinopse: A história de duas mulheres, ambas exímias lutadoras, cujos destinos se tocam em meio à Dinastia Ching. Uma tenta se ver livre do constrangimento imposto pela sociedade local, mesmo que isso a obrigue a deixar uma vida aristocrática por outra de crimes e paixão.

Como trabalhar o filme: Estipular um roteiro de estudos e trabalhar as questões históricas e de gênero.

Sites

www.judobrasil.com.br
www.cbj.com.br
www.aikido.ufsc.br
www.aikidomaruyama.com.br

Observação: Na atualidade, a *internet* é uma ferramenta essencial no fornecimento de informações. Para localizar outras fontes e colher outras informações, indicamos o *site* de busca: www.google.com.br

14.7 Referências bibliográficas

BAPTISTA, L.F.S. **Judô:** da escola à competição. Rio de Janeiro: Sprint, 1999.
READY, T. **Guia prático de judô**. Lisboa: Presença, 1991.
SAUDI, A. **El judo al alcance de todos**. Barcelona: Sintes, 1968.
SESC/SÃO PAULO. **Corpo, prazer e movimento**. São Paulo: SESC/SP, 2002.

Capoeira

15

Laércio Schwantes Iório
Suraya Cristina Darido

Neste capítulo, conheceremos mais de perto uma manifestação afro-brasileira, a Capoeira. Estudaremos as suas origens, seus desdobramentos em Capoeira Angola e Capoeira Regional, o que é Capoeira, seus principais rituais e instrumentos, bem como as implicações destas informações no contexto escolar. Além disso, discutiremos as possibilidades de a Capoeira ser introduzida na escola visando a perspectiva do não preconceito e da pluralidade cultural.

15.1 Capoeira na escola

15.1.1 As origens da Capoeira

Existem diversas versões a respeito da origem da Capoeira. A mais comum acredita que ela vem da dança *N'golo*, ou dança da zebra. Na África, em Angola, segundo a descrição do Mestre Bola Sete (1997), "[...] existia um ritual bastante violento chamado 'jogo da zebra' (*N'golo*), onde os negros lutavam aplicando cabeçadas e pontapés e os vencedores tinham como prêmio as meninas da tribo que ficavam moças" (p. 19). Essa dança é praticada em Angola por rapazes que se desafiam em uma competição atlética para ver quem fica com a jovem que já atingiu a idade de casar. Rego (1968) ressalta que essa dança era praticada no Brasil como divertimento entre os escravos em dias de domingo e feriados.

Outras manifestações que lembram a Capoeira podem ter origem em diferentes manifestações corporais distintas da África. Por exemplo, a *Bassula*, a *Cabangula* ou mesmo o *Umundinhú* (SOARES, 1995).

Na verdade, a Capoeira pode ter como ponto de partida muitas dessas manifestações; no entanto, é diferente de todas elas. Capoeira (1986) afirma que: "Temos, agora, uma ideia de como nasceu, de quais as origens da Capoeira: síntese, mistura de danças, lutas e instrumentos musicais de diferentes culturas, de diferentes nações africanas" (p. 13).

Da mesma maneira Conde (2003) afirma que: "[...] era consensual a ideia de ter sido criada no Brasil, a partir de uma fusão de lutas e rituais de diversas tribos africanas que formaram, aqui, um caldeirão cultural" (p. 38). A pluralidade de manifestações africanas pode ter sido, desta maneira, a origem da Capoeira.

A Capoeira praticada no Brasil não existe na África. A roda, com as músicas, os instrumentos, os golpes e defesas. O que se pode afirmar é que a Capoeira foi criada por africanos no Brasil, ou seja, ela é uma manifestação afro-brasileira. Tal afirmação ressalta a importância dos negros na construção da cultura brasileira.

15.1.2 Desdobramentos da Capoeira: Angola e Regional

A partir da década de 1930, no Brasil, existiam dois tipos de Capoeira: a Angola e a Regional. A Capoeira Angola é a Capoeira que era praticada pelos escravos, só que com algumas ressignificações, estas representadas pela inserção de instrumentos musicais (durante o seu trajeto histórico), como o berimbau, o pandeiro, o agogô, o reco-reco, e o uso da vestimenta branca.

Tem por características: a tradição dos mestres da antiga; a música mais lenta; a formação da bateria, ou seja, a disposição dos instrumentos na roda com: três berimbaus (Gunga, Médio e Viola), pandeiro, agogô, reco-reco e atabaque; a movimentação rasteira; e a brincadeira, dissimulação e malícia.

A Capoeira Regional, criada na década de 1930 por Mestre Bimba, tem outras características: a incorporação de golpes de outras lutas (Jiu-jitsu, Karatê...), a movimentação rápida, a criação de um método pedagógico de sequências de golpes, a formação da bateria (berimbau e pandeiro), a música mais rápida e a combatividade (prenúncio da transformação em esporte).

15.1.2.1 Capoeira Angola

Na sua origem, a Capoeira de Angola era apenas chamada de Capoeira (que também quer dizer, entre muitos significados propostos, *mato rasteiro,* em Tupi). A Capoeira era realizada pelos escravos em momentos de descanso. Também era utilizada pelos escravos que fugiam para o mato, e, quando o capitão do mato vinha pegá-los, aplicavam-lhe um golpe e fugiam. Quando o capitão do mato voltava para a casa do senhor de engenho, este perguntava: "E o escravo?" E o capitão do mato respondia: Pegou-me na capoeira (mato rasteiro).

Como muitos dos escravos vindos para o Brasil eram de Angola (pelo menos é o que se pode evidenciar), Areias (1984) acredita que os senhores de engenho chamavam aquela manifestação de dança de Angola, ou Capoeira de Angola, por serem feitas por negros, supostamente, de Angola.

Com o passar do tempo, no século XVIII, a Capoeira começa a ser reprimida pelos senhores de engenho, que percebem nessa manifestação uma possibilidade de fuga ou insurreição. A partir do século XIX, começam a perceber que aquela manifestação poderia ser, também, "perigosa para a sociedade". Reis (1996) comenta que a Capoeira era considerada uma ameaça física (e até chamada de doença moral) para os cidadãos, por causa das arruaças e desordens realizadas pelos capoeiras. Muitos arruaceiros e bandidos da época praticavam a Capoeira e usufruíam desta para assaltar, bater e depois fugir da polícia. O que houve foi a associação equivocada da Capoeira com a marginalidade da época.

A prática da Capoeira, no século XVIII, começa a ser considerada crime, vindo a ser reprimida em diversos códigos e portarias. Araújo (1997) comenta que: "[...] através da Portaria do Intendente de Polícia em 11/03/1826, foi identificado oficialmente pela primeira vez o 'Jogar Capoeira' como uma expressão, assim como tantas outras emanadas dos escravos capoeira, que atentavam contra a segurança e integridade física e patrimonial dos cidadãos" (pp. 136-137).

Após a libertação dos escravos, em 1888, os negros livres, por muitas vezes, eram considerados bandidos, ladrões (vale lembrar que muitos escravos conseguiram comprar sua liberdade, já antes da Lei Áurea). Os negros libertos tinham uma escolha difícil a fazer após sua libertação: ou continuavam trabalhando para seus senhores (continuando a ser escravos, os chamados "escravos de ganho", por trabalharem fora das fazendas, na cidade, voltando ao fim do dia e repassando o dinheiro ganho para o senhor de engenho), ou iriam para as ruas (trabalhar por conta própria), como os barbeiros ambulantes (pintados por Jean Baptiste Debret em 1834).

Alguns escravos libertos se tornaram "artistas de rua", e exibiam-se, com a música do berimbau, para ganharem algum dinheiro, como registrou Debret em 1834.

Pelo contexto social vivido, alguns ex-escravos se tornaram bandidos. Essa característica criminosa aparece nas famosas "maltas". As maltas eram grupos de homens que contestavam o sistema (ainda com características escravagistas) em que viviam, só que de forma violenta. Enfrentavam a polícia, faziam badernas em festas de largo. Eram compostas por ex-escravos e imigrantes marginalizados que usavam também a Capoeira, dentre muitas possibilidades de violência, para cometer crimes.

Esse estigma da Capoeira violenta e criminosa e os diversos enfrentamentos com a polícia, além do suposto envolvimento com políticos, tornaram a "arte" crime. Para evitar a "violência que a Capoeira trouxe para sociedade", o Marechal Deodoro da Fonseca instaura no Código Penal o Decreto n.º 487, no dia 11 de outubro de 1890, incluindo o capítulo: "Vadios e Capoeiras", no artigo 402, proibindo qualquer manifestação relacionada à Capoeira.

Alguns autores, como Areias (1984, p. 43) e Araújo (1997, p. 178), citam este código. Um dos trechos afirmava que "[...] fazer nas ruas e praças públicas exercícios de agilidade e destreza corporal conhecidos pela denominação capoeiragem; será o autuado punido com dois a seis meses de prisão. É considerada circunstância agravante pertencer o capoeira a alguma banda ou malta" (REGO, 1968, p. 292).

Percebemos que existiu uma certa relação entre a Capoeira e o crime, contudo não se pode generalizar. Achou-se que, eliminando a Capoeira, o banditismo acabaria. Engano. A resistência da Capoeira se mostrou forte. Durante o período em que foi proibida, a Capoeira continuou sendo realizada e passada adiante dos capoeiras mais velhos para os mais novos. A Capoeira sobreviveu, escondida, em quintais de casas e em festas de largo.

Esta Capoeira "proibida", que mesmo assim resiste por quatro décadas, é chamada de Capoeira Angola ou Capoeira de Angola. Areias (1984) afirma que, neste período: "Embora totalmente reprimida e perseguida, a Capoeira, através do instinto de sobrevivência dos seus praticantes, continuou a fazer o seu percurso... às escondidas, os capoeiras, nos quintais, nos terreiros e nos arredores da cidade, exercitavam a sua prática e transmitiam os seus ensinamentos às gerações futuras" (pp. 60-61).

Muitos desses capoeiras se enfrentavam com a polícia e ficaram famosos pelos embates que tinham com os policiais. Segundo Areias (1984), Besouro Mangangá foi um desses capoeiras famosos. Besouro enfrentou a polícia diversas vezes e em uma delas tirou as armas de todos os policiais e as levou de volta para o delegado. Dizia-se que em Besouro "faca não furava e bala não entrava". Outros capoeiras famosos foram Manduca da Praia, Ciríaco, Aberrê, entre outros.

Após a liberação da prática da Capoeira (em 1937), a Capoeira Angola é representada por mestres que deram continuidade aos ex-escravos, como Mestre Pastinha, Mestre Valdemar, Mestre Canjiquinha, Mestre Bobó, e outros, formando grupos e academias para o ensino da Capoeira Angola.

Deste modo, a Capoeira Angola se ressignifica, acrescentando à prática novas características. De praticada/ensinada em épocas de outrora de maneira muito mais informal (na roda, dentro de casa ou em quintais), passou para locais fechados (academias), com o uso de uniformes, com a inserção de novos instrumentos (como o agogô e o reco-reco), saudações...

Vale lembrar que esses Mestres, que fizeram tanto pela transmissão dos ensinamentos da Capoeira, acabaram morrendo em situações precárias, sem nenhum apoio de órgãos públicos ou privados (Vídeo: *Pastinha uma vida pela Capoeira*, 1999).

15.1.2.2 Capoeira Regional

Em 1932, Getúlio Vargas, com a revolução "Nacionalista", libera a prática de todos os tipos de manifestações populares, inclusive a Capoeira, para assim ter o apoio das massas. Tal liberação visava a produzir nas elites e no povo uma convicção compartilhada de nacionalidade. Mas a elite intelectual brasileira tinha o objetivo de embranquecer simbolicamente as manifestações negras.

Assim, na mesma época, um Mestre chamado Manoel dos Reis Machado (Mestre Bimba), que influenciado, também, pela onda nacionalista, cria a Luta Regional Baiana, considerada por ele a "evolução" da Capoeira Angola, futura Capoeira Regional. Esta seria mais aceita pela "sociedade branca" por possuir características diferentes da Capoeira Angola. Mestre Bimba realizou uma revolução na Capoeira ao "inventar" a Capoeira Regional, que tinha por objetivo tirar a Capoeira da marginalidade, a partir da ressignificação parcial da Capoeira Angola.

Economicamente, também era muito mais interessante, pois, a partir disso, começaram a surgir as academias de Capoeira. A Capoeira Regional é muito difundida na sociedade atual, aparecendo em clubes, escolas, televisão, e outros espaços. Essas transformações, ou ressignificações, são criticadas por alguns autores, como Frigerio (1989), Nestor Capoeira (1986) e Areias (1984).

A Capoeira sofreu muitas transformações com o decorrer do tempo; já foi elemento de resistência do escravo, já foi crime e, com a criação da Capoeira Regional, aproxima-se da condição de esporte nacional. A Capoeira Angola, por outro lado, tenta preservar as tradições dos Mestres da antiga, assim como suas características de resistência. A criação da Capoeira Regional, juntamente com interesses políticos, é responsável por algumas mudanças que, para alguns autores (como FRIGERIO, 1989), "embranqueceram" a Capoeira.

Com a liberação das manifestações culturais por Getúlio Vargas em 1937, a Capoeira é liberada, porém, com algumas restrições. Estas controlam a manifestação de maneira sutil. Os exemplos são citados por Frigerio (1989): "Sua prática diminui no ambiente que lhe deu origem, a rua e as festas de largo, para evitar associações com o meio popular, com seu passado turvo, e passa-se a praticá-la em recintos fechados, escolas..." (p. 91).

Outro exemplo é a obrigatoriedade, em algumas academias, de comprovação de estudante ou registro de trabalho, para poder aprender a Capoeira, aumentando, assim, a possibilidade para o branco e dificultando o acesso do negro. Segundo Areias (1984): "(...) com o surgimento do Mestre Bimba e da criação de sua escola como centro de cultura física e defesa pessoal, elementos de uma camada social mais abastada, dentre estes estudantes, políticos, intelectuais, profissionais liberais, e até militares, começam a praticá-la e, naturalmente, a interferir na sua filosofia, em função de dissociá-la do seu 'negro passado', até então ligado à malandragem e à marginalidade" (pp. 68-69).

Nestor Capoeira (1986) tem a seguinte opinião: "Até que ponto podemos dizer que, a partir do momento em que a Capoeira ficou enclausurada, seus fundamentos não ficaram abandonados, principalmente se considerarmos que os alunos desta nova etapa acadêmica eram, (...), advindos da classe média branca, distanciada e preconceituosa diante dos elementos fundantes da Capoeira, que são da própria epistemologia africana?" (p. 70).

A tentativa de transformação da Capoeira em esporte que aparece na Capoeira Regional é a maior evidência do embranquecimento desta, que nasceu na senzala e que está sendo cogitada a se tornar esporte olímpico. Alguns podem argumentar que seria bom para a divulgação e a valorização da Capoeira, mas existem outras visões mais críticas que contestam essas afirmações.

Frigerio (1989) cita a burocratização, a interferência de outras artes marciais, a interferência política e ideológica, e as concepções evolucionistas como exemplos deste embranquecimento. A burocratização vem ao encontro do interesse em tornar a Capoeira um esporte. Daí a criação de federações, a organização de campeonatos, a regularização dos praticantes, a criação de regras, a implantação de juízes... nos mostram quantas modificações e consequentes descaracterizações ocorreram para a transformação de uma manifestação cultural em esporte.

A interferência de outras artes marciais aparece com Mestre Bimba, o qual acrescenta novas movimentações à Capoeira, vindas do judô, jiu-jítsu, do batuque (luta praticada por seu pai) e outras, com o argumento de que a Capoeira Angola não era tão combativa quanto deveria ser, nem fazia tão bem para o corpo quanto a Capoeira Regional. Rego (1968) afirma: "Num dos diálogos que tive com o Mestre Bimba, perguntei-lhe por que inventou a capoeira regional, ao que me respondeu que achava a Capoeira Angola muito fraca (...)" (pp. 32-33).

A visão de cultura evolucionista tem o discurso que a Capoeira é ressignificada com o passar do tempo, portanto essa transformação seria previsível. Reis (1993) afirma que: "A Capoeira Regional deseja levantar o negro e, para tanto, apropria-se, à sua maneira, da tese da mestiçagem, embranquecendo a Capoeira mas conservando-a negra" (p. 136). É difícil imaginarmos como conseguiríamos embranquecer e conservar negra a Capoeira. Essas transformações não dão conta de manter certos significados importantes, e acabam por modificar a essência da Capoeira.

Há que se ter cuidados ao querer interferir em uma cultura tão rica e que conseguiu resistir a muitas "batalhas". Nota-se, assim, que as transformações que a Capoeira sofreu ao longo da história são decorrentes de forças internas e externas, tornando-a um interessante meio de conhecermos o processo histórico brasileiro.

Todo este processo social e político enfrentado pela Capoeira faz dela o que é hoje. Uma Capoeira com várias vertentes (dentre elas a Angola, a Regional, a Contemporânea e a Esportiva) que têm algumas características semelhantes e outras nem tanto.

Hoje, a Capoeira está espalhada por quase todo o mundo. Os mestres estão abrindo novas academias e conseguindo novos adeptos, sendo valorizados no exterior. Temos o exemplo do Mestre João Grande (aluno de Pastinha da Capoeira Angola) que está em Nova Iorque, onde lhe foi dado o título de Doutor em uma universidade americana (ver depoimento no Vídeo *Pastinha uma vida pela Capoeira*, 1999). As grandes produções do cinema (como o filme *Mulher Gato*) apresentam movimentações de Capoeira, fazendo com que os astros tenham que aprender os movimentos para a encenação (BERGAMO, 2004).

15.1.3 Capoeira: luta, jogo, dança ou esporte?

Decidimos abordar a Capoeira isoladamente neste capítulo por acreditarmos que ela apresenta características peculiares, que a aproximam ora do jogo, ora da luta, ora do esporte, ora da dança. Essas características se apresentam de maneiras diferenciadas, conforme o período histórico considerado.

Para caracterizar a Capoeira como um tipo de produção cultural que mistura elementos de diversas manifestações, utilizaremos as reflexões já realizadas por Iório (2004) a respeito deste tema.

15.1.3.1 Capoeira como luta

A Capoeira nos seus primórdios (durante a escravidão) e no período logo após a libertação dos escravos apresentava algumas características muito próximas da luta. Podemos utilizar como exemplos: a luta dos escravos fugidos e dos Quilombos e os combates entre as maltas e a polícia. Esse caráter combativo é característico especialmente do período inicial da Capoeira.

Os PCNs (BRASIL, 1998) classificaram a Capoeira como um exemplo de conteúdo das lutas por considerar que: "As lutas são disputas em que o(s) oponente(s) deve(m) ser subjugado(s), através de técnicas e estratégias de desequilíbrio, contusão, imobilização ou exclusão de um determinado espaço na combinação de ações de ataque e defesa. Caracterizam-se por uma regulamentação específica a fim de punir atitudes de violência e de deslealdade. Podem ser citados como exemplo de lutas desde brincadeiras de cabo de guerra e braço de ferro até as práticas mais complexas da Capoeira, do judô, do karatê" (p. 27).

Notadamente, a Capoeira possui estas características, porém não é só nelas que podemos nos embasar para "classificar" a Capoeira enquanto luta. Estão presentes outras características como a música, que não fazem parte das lutas.

Rugendas (1972) descreve em sua obra *Viagem Pitoresca através do Brasil* (1940) a Capoeira, e, segundo ele: "Os negros têm ainda outro folguedo guerreiro, muito mais *violento*, a 'Capoeira': dois campeões se precipitam um contra o outro, procurando dar com a cabeça no peito do adversário que desejam derrubar. Evita-se o ataque com saltos de lado e paradas igualmente hábeis; mas lançando-se um contra o outro mais ou menos como bodes, acontece-lhes *chocarem-se fortemente cabeça contra cabeça*, o que faz com que a brincadeira não raro degenere em *briga* e que as *facas* entrem em jogo *ensanguentando-a*" (p. 155, grifos nossos).

Apesar da característica "agressiva" da descrição de Rugendas, aparece na mesma citação a palavra "brincadeira", que aproxima a Capoeira, agora, do jogo.

15.1.3.2 Capoeira como jogo

Araújo (1997) aponta que a Capoeira sofreu diversas transformações e acredita que a atividade era guerreira primeiramente, passando a agregar características lúdicas com o passar do tempo. Essa transformação ocorre, sobretudo, na década de 1930, não subitamente, mas gradualmente, veiculada ao processo de valorização da cultura brasileira. A Capoeira já não mais acontecia esporadicamente, e sim em datas e locais estabelecidos, distantes da marginalidade e consequentemente da violência contida na Capoeira-luta, agora mais próximo da categoria Capoeira-jogo.

Reis (1996) faz uma análise interessante sobre o caráter lúdico adotado pela Capoeira: "No passado, o aspecto lúdico representava, sobretudo, uma estratégia política para ocultar o aspecto combativo, proeminente na capoeira da sociedade escravista" (p. 38). A Capoeira não sobreviveria se continuasse com suas características essencialmente de luta.

Outra veiculação da Capoeira com o lúdico aparece em Araújo (1997) no momento em que menciona a introdução da musicalidade (a incorporação de instrumentos musicais como o berimbau e o pandeiro), a ritualidade e a gestualidade corporal como sendo fatores que determinariam a ludicidade da Capoeira. Deste modo, a música e os movimentos corporais fazem com que exista uma aproximação, agora, da Capoeira com a dança.

15.1.3.3 Capoeira/dança/ritual religioso

No momento em que se toca no assunto música e gestualidade corporal, a ligação com a dança aparece. Da dança podemos citar a ginga como sendo um ponto que a aproxima da Capoeira. Reis (1993) aponta para a aproximação da ginga com a dança quando afirma que: "A ginga é ritmada pelo som do berimbau. Por intermédio dela, o corpo dos capoeiristas descreve círculos no espaço circular da roda, o corpo dança, aproximando a Capoeira do lúdico (...)" (p. 129).

Marinho (1956) comenta que a Capoeira era originalmente uma dança religiosa e que posteriormente, nas "rodas", o início da luta entre os capoeiras "(...) é precedido de um verdadeiro ritual, com cânticos e música de berimbaus, chocalhos e pandeiros. No seu misticismo religioso, rezando ou esperando o santo, o Angola ia exacerbando os seus movimentos, sua ginga, seus saltos, seu bamboleio, até atingir a verdadeiros paroxismos" (p. 8).

Sobre as características ritualísticas/religiosas, temos o relato de Rego (1968), no qual mostra alguma relação da Capoeira com o candomblé. No texto, o autor relata uma história sobre mandingas e trabalhos feitos por capoeiras para outros rivais. Neste caso, poderíamos relacionar o misticismo religioso imerso na Capoeira, uma vez que muitos de seus praticantes (na época) tinham relação com o candomblé. Atualmente, existem capoeiras de todas as denominações religiosas.

15.1.3.4 Capoeira/esporte

A esportivização da Capoeira é citada por Ribeiro (1992), que afirma que esta foi considerada "(...) como modalidade esportiva, institucionalizada em 1972, pelo Conselho Nacional de Desportos, ela mesma deverá ter um enfoque especial para a competição, estabelecendo-se treinamentos físicos, técnicos e táticos" (pp. 27-28).

O modelo esportivo que impregnou a Educação Física também contagiou a Capoeira, sobretudo a Capoeira Regional. Essa característica da Capoeira enquanto esporte traz bastante discussão entre os adeptos dessa transformação (presidentes de federações, donos de academias, promotores de eventos...) e os adeptos da manutenção da tradição da Capoeira que tentam se manter fora dessa atmosfera.

Assim, os praticantes de Capoeira que se adaptaram a esta nova visão procuram esportivizar a Capoeira com a introdução de competições e regras. Esse movimento é defendido por alguns e criticado por muitos, porque ocasiona, segundo os seus críticos, um grande desvio da Capoeira como instrumento de manifestação e expressão do indivíduo. Há nessa proposta a tentativa de enquadrar a Capoeira Regional nos processos burocráticos de outras modalidades, tais como a formação de federações, filiações etc.

É importante ressaltar que, mesmo com a tentativa de esportivizar a Capoeira, ela se manteve distante da Educação Física escolar.

15.1.3.5 Afinal, o que é Capoeira?

Talvez a principal conclusão é a de que a Capoeira tenha características que se aproximam um pouco de cada manifestação (dança, luta, esporte, jogo, ritual...) e depende muito do que se faz dela. Na verdade, acreditamos que essa prática corporal deve, também, estar na escola de acordo com os pressupostos educacionais, transformada conforme as necessidades do contexto escolar.

15.1.4 O ritual do jogo da Capoeira

A roda de Capoeira é composta de diversas características que podem ser explicadas, basicamente, através de algumas "etapas". Nesta breve explanação, iremos caracterizar a roda de Capoeira Angola, por ser mais minuciosa do que a Capoeira Regional.

De acordo com Iório (2004), a roda começa com todos os tocadores a postos, e o restante dos capoeiristas permanece em círculo a partir do Gunga e do Atabaque. Dois jogadores se posicionam "no pé do Berimbau". Normalmente, quem fica no Gunga é o capoeirista mais "graduado", um Mestre ou aluno mais antigo. O Gunga inicia tocando, depois o Médio, depois o Viola e depois o Pandeiro. Os outros instrumentos não tocam, ainda. O tocador do Gunga puxa uma Ladainha. Quando ele termina a Ladainha e começa a cantar "Iê é hora é hora", ou "Iê viva meu Deus", ou outras chamadas "louvações", o resto da bateria começa a tocar.

O jogo: Quando o cantador começa a cantar um canto corrido (depois da Ladainha), os dois jogadores se cumprimentam e saem para o jogo. A partir daí, o que se aprendeu se põe em prática, lembrando do respeito, da não violência, da música e da atenção no companheiro de jogo.

O fim de um jogo (quando a dupla sai para a entrada da próxima dupla): Podem ocorrer dois tipos de fim de jogo. Um é quando um jogador se cansa ou não quer mais jogar; este se agacha no pé do berimbau e chama o companheiro para cumprimentá-lo pelo jogo. O outro fim é quando o tocador do Gunga acha que o jogo deve acabar por algum motivo (tempo, violência, dar a oportunidade para os próximos); este começa a tocar somente uma nota do Gunga, chamando os jogadores para o Berimbau. Daí os próximos dois jogadores entram para jogar.

O coro: É um elemento primordial na roda. Sem ele, a roda fica sem energia, sem a música cantada e respondida. Quem está tocando ou assistindo deve, sempre que possível, responder o coro. Quem puxa os cantos corridos pode passar a vez para outro tocador da bateria, assim todos podem se expressar com a música.

O fim da roda: Quando o tocador do Gunga começa a cantar o corrido "adeus, adeus... Boa viagem... eu vou me embora... Boa viagem... eu vou com Deus... Boa viagem..." é que vai acabar a roda. A partir daí se espera o Iê do Mestre, e os instrumentos param de tocar.

Este ritual acontece na maioria das rodas de Capoeira Angola. Na Capoeira Regional, mudam algumas características, como a ausência de alguns instrumentos, como o Atabaque, o Reco-reco e o Agogô, além de não haver necessidade dos três Berimbaus, basta um. Outras diferenças acontecem durante os cantos, que são diferentes, as palmas são permitidas o tempo todo da roda, os jogos duram menos tempo e a velocidade dos jogos é mais rápida. Deve-se lembrar que, na Regional, também existe um ritual comum com início, meio e fim. Na Capoeira Regional, esse ritual começa a diminuir quando começam a existir o vínculo entre a Capoeira e a conceituação desta como esporte.

15.1.4.1 Instrumentos musicais utilizados na Capoeira

O ritual da roda é a manifestação da Capoeira mais importante. Mas, para o ritual da roda acontecer, são necessários alguns elementos primordiais. Antigamente, as rodas dependiam apenas de ter pelo menos um berimbau e um pandeiro como instrumentos, mas se houvesse três berimbaus, um pandeiro, um atabaque , um reco-reco e um agogô, ficava melhor. O berimbau é o principal instrumento da Capoeira. Diz a lenda que uma menina saiu a passeio; ao atravessar o córrego de um rio, abaixou-se para beber a água com as mãos. No momento em que saciava sua sede, um homem deu-lhe uma pancada na nuca. Ao morrer, seu corpo se converteu na madeira; seus membros, na corda; sua cabeça, na caixa de ressonância e seu espírito, na música dolente e sentimental. (Lenda existente no nordeste da África.) É talvez um dos instrumentos musicais mais primitivos de que se tem informação. Considerado instrumento de corda e encontrado em várias culturas do mundo, inclusive no Novo México (EUA), Patagônia, África Central, África do Sul e Brasil.

Em geral, o berimbau é constituído de um pedaço de madeira roliço (pau-pereira, mamoninha, bambu, beriba etc.), tensionado por um arame de aço (retirado de pneu de carro) bem esticado, que lhe dá a forma de um arco; contém um tipo de caixa de ressonância que, na verdade, é uma cabaça, cortada no fundo e raspada por dentro para ficar oca, adquirindo um som bem puro. Mais vaqueta (baqueta), caxixi e dobrão (moeda antiga de cobre).

No Brasil, o berimbau chegou pelas mãos dos escravos africanos que vieram para cá traficados para serviços pesados nos engenhos, isto por volta do ano de 1538, século XVI, portanto. O berimbau que conhecemos mais popularmente é normalmente feito de beriba ou bambu e é composto de seis partes distintas, ou seja: verga (madeira),

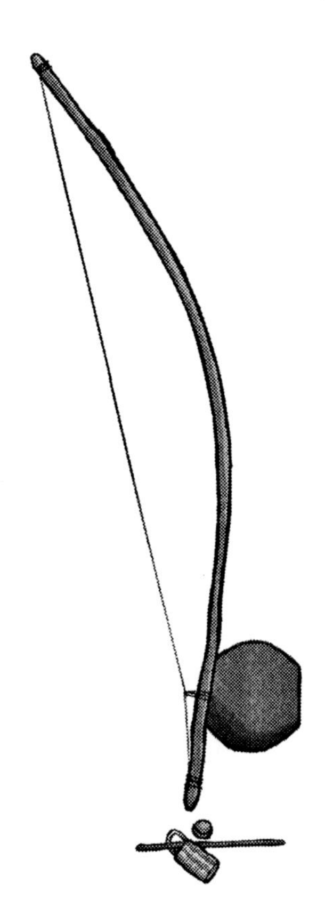

Fig. 15.1 Berimbau.

cabaça, arame, caxixi, dobrão, baqueta (chamada de "vaqueta" pelos Mestres mais antigos).

Na Capoeira, existem três tipos de Berimbau: um Gunga ou Berra Boi – berimbau de cabaça grande e som grave, cuja função é marcar o toque base de todos os instrumentos, além de coordenar o ritmo da bateria e do jogo dos capoeiras. Seu toque é o toque de Angola; um Médio ou Berimbau – berimbau de cabaça de tamanho médio, pouco menor que a do Gunga. Produz som médio grave e tem o toque inverso do toque do Gunga. Seu toque é o São Bento Pequeno; um Viola – berimbau de cabaça menor, produz som agudo e tem a função de solo e improviso. Seu toque é o de São Bento Grande.

Existem outros toques, que são variações dos toques mais tradicionais. São eles: O toque de Yuna, o toque de Benguela, o toque de Cavalaria, o toque de Põe a Laranja no chão Tico-tico e outros.

15.1.4.2 Os outros instrumentos que compõem a roda de Capoeira Angola

O pandeiro: Instrumento de percussão, de origem indiana, feito de couro de cabra e madeira, de forma arredondada, foi introduzido no Brasil pelos portugueses, que o usavam para acompanhar as suas procissões religiosas. É o som cadenciado do pandeiro que acompanha o som do caxixi do berimbau, dando "molejo" ao som da roda.

O atabaque: Instrumento de origem árabe, que foi introduzido na África por mercadores que entravam no continente através dos países do norte, como o Egito. É geralmente feito de madeira de lei, como o jacarandá, cedro ou mogno, cortada em ripas largas e presas umas às outras com arcos de ferro de diferentes diâmetros que, de baixo para cima, dão forma ao instrumento; na parte superior, a mais larga, são colocadas "travas" que prendem um pedaço de couro de boi bem curtido e muito bem esticado.

O caxixi: Faz parte do berimbau. Serve para dar o compasso da batida dos outros instrumentos, além do efeito sonoro muito bonito. Instrumento em forma de pequena cesta de vime com alça, usado como chocalho pelo tocador de berimbau, o qual segura a peça com a mão direita, juntamente com a vaqueta, executando o toque e marcando o ritmo.

A vaqueta (baqueta): Serve para bater no arame do berimbau, e produz o som deste. É feita do mesmo material da verga de madeira do berimbau (ver Fig. 15.1).

O agogô. Instrumento de origem africana composto de um pequeno arco, uma alça de metal com um cone metálico em cada uma das pontas; estes cones são de tamanhos diferentes, portanto produzindo sons diferentes, com o auxílio de um pedaço de ferro ou madeira, que é batido nos cones.

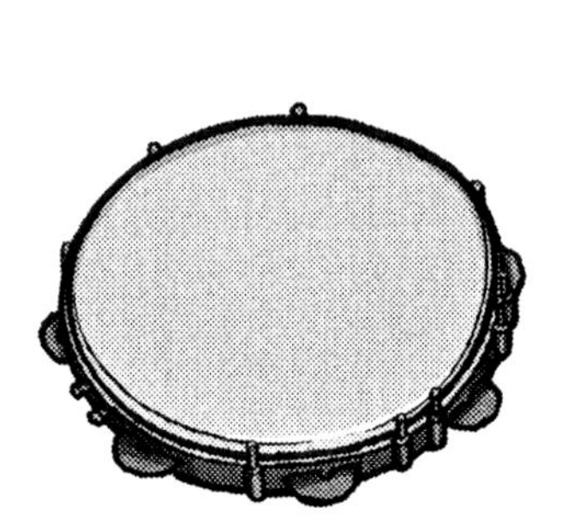

Fig. 15.2 Pandeiro.

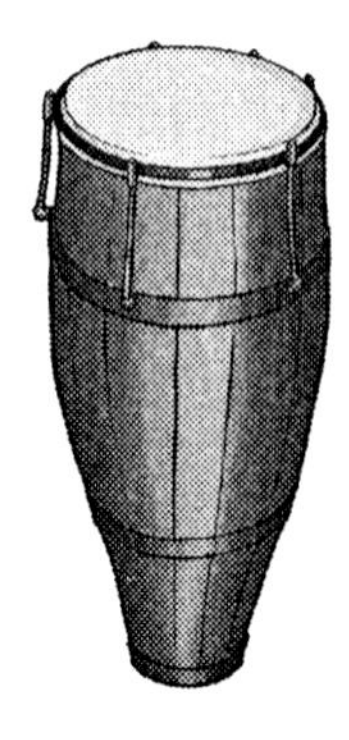

Fig. 15.3 Atabaque.

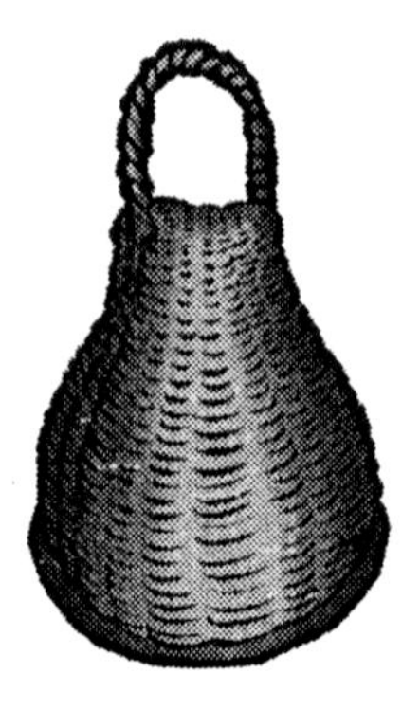

Fig. 15.4 Caxixi.

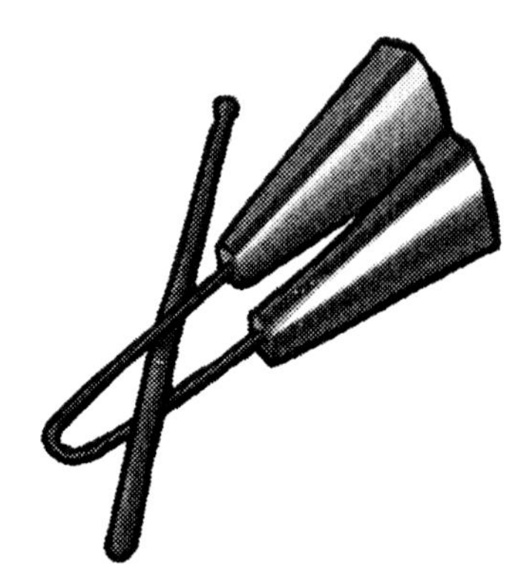

Fig. 15.5 Agogô.

O reco-reco: Instrumento de percussão composto de uma espécie de cano de madeira serrilhado que é friccionado por um "palito" comprido de madeira ou um ferrinho para produzir o som.

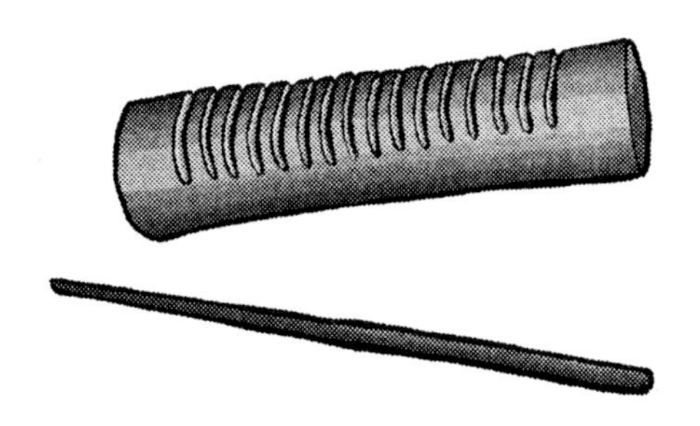

Fig. 15.6 Reco-reco.

As formações com todos esses instrumentos são provenientes, como vimos, principalmente da formação da Capoeira Angola. Quando começaram a surgir as academias, tornou-se mais comum a utilização de todos os instrumentos. A ordem dos instrumentos é, da esquerda para a direita ou o inverso, o Gunga, o Médio (Berimbau), a Viola, o Pandeiro, o Agogô, o Reco-reco e o Atabaque. Existem variações, dependendo do mestre, mas os instrumentos continuam os mesmos.

15.1.5 O papel da escola para o não preconceito e a Capoeira

Destacaremos, aqui, o tema Pluralidade Cultural. Este termo tem um significado próximo ao multiculturalismo (pluri = multi/cultural = culturalismo), por se tratar do respeito às diversas culturas imersas na sociedade e das relações (neste trabalho) de respeito e entendimento entre as mesmas. Essa aproximação pode ser representada em um dos objetivos gerais do Ensino Fundamental, propostos pelos PCNs (BRASIL, 1998), que aponta para o aprendizado dos alunos em: "[...] conhecer, valorizar, respeitar e desfrutar da pluralidade de manifestações de cultura corporal do Brasil e do mundo, percebendo-as como recurso valioso para a integração entre pessoas e entre diferentes grupos sociais e étnicos" (p. 63).

Este objetivo mostra a importância do conhecimento e do reconhecimento do outro, valorizando o diálogo entre as culturas, não contrapondo, e, sim, convivendo com a diversidade.

Os PCNs (BRASIL, 1998) dividem sua análise sobre o tema Pluralidade Cultural da seguinte maneira: fundamentos éticos, conhecimentos jurídicos, históricos e geográficos, sociológicos, antropológicos, linguagens e representações, conhecimentos populacionais, psicológicos e pedagógicos. Outros temas de muita importância também são destacados, como: pluralidade cultural na formação do Brasil, o ser humano como agente social e produtor de cultura e outros temas relacionados ao preconceito e direitos.

Nos objetivos referentes ao tema Pluralidade Cultural, destacaremos, aqui, dois de maior relevância, dentro da temática deste estudo.

O primeiro diz respeito à valorização da diferença entre culturas e a consequente valorização da formação multicultural da sociedade brasileira. E afirma: "(...) valorizar as diversas culturas presentes na constituição do Brasil como nação, reconhecendo sua contribuição no processo de constituição da identidade brasileira" (BRASIL, 1998, p. 143).

O outro objetivo diz respeito ao repúdio à discriminação e ao preconceito em questões de gênero, de etnia, de religião... Ressaltando que se deve "(...) repudiar toda discriminação baseada em diferenças de raça/etnia, classe social, crença religiosa, sexo e outras características individuais e sociais" (BRASIL, 1998, p. 143).

Deste modo, notamos a importância da discussão em torno das diferenças culturais que atravessam as questões de preconceito, desigualdades, injustiças e outras atrocidades que passam diante de nossos olhos todos os dias, como a fome, a guerra, as doenças, o desemprego... Em cima das diferenças, temos que construir um conhecimento para uma transformação do futuro, e não podemos deixar a cultura da "elite" sobrepujar outras culturas ditas "inferiores". A discussão, a reflexão, a contestação e os movimentos sociais podem vir a ser meios de transformação social. A escola pode assim contribuir com esta reflexão e a formação crítica dos alunos.

Dentro dos PCNs da disciplina Educação Física (1998), encontramos alguns objetivos relativos à pluralidade cultural, ao não preconceito e a aceitação de outras culturas. Dois desses objetivos são:

- "Conhecer, valorizar, respeitar e desfrutar de algumas das diferentes manifestações da cultura corporal, adotando uma postura despojada de preconceitos ou discriminações por razões sociais, sexuais ou culturais... Relacionar a diversidade de manifestações da cultura corporal de seu ambiente e de outros, com o contexto em que são produzidas e valorizadas" (p. 89).
- "Conhecer a diversidade de padrões de saúde, beleza e estética corporal que existem nos diferentes grupos sociais, compreendendo sua inserção dentro da cultura em que são produzidos, analisando criticamente os padrões divulgados pela mídia e evitando o consumismo e o preconceito" (p. 63).

Assim, a Educação Física, como as outras disciplinas, deve, também, enfocar questões que tratam das diferenças entre culturas. A exclusão dos menos habilidosos em algumas práticas esportivas, os alunos obesos, os deficientes físicos e as meninas, são exemplos de "classes" que são discriminadas em muitas aulas de Educação Física. Em todos os conteúdos da Educação Física (os conhecimentos sobre o corpo, os esportes, os jogos, as lutas, as ginásticas, as atividades rítmicas e expressivas), o tema pluralidade deve estar inserido para a discussão e reflexão sobre a exclusão/inclusão.

A Capoeira, desta maneira, pode contribuir para o desenvolvimento desses temas. A pluralidade de manifestações que deram origem à Capoeira, a diversidade da origem de seus instrumentos musicais, a pluralidade étnica de seus praticantes, suas mudanças sociais, a imposição de uma cultura dominante sobre outra na escravidão, na proibição da Capoeira, na queima de arquivos sobre os negros no Brasil...

Esses temas podem ser abordados a partir de vivências e reflexões sobre Capoeira. Para tanto, o professor de Educação Física, assim como os outros professores de outras disciplinas, deve estar convicto de seu papel que é: "(...) romper com a cultura oficial, mudar a mentalidade em direção a uma consciência de classe para que a professora ou o professor possa compreender-se como ser social, para que supere o senso comum e, concomitantemente, altere tanto suas relações de trabalho quanto as condições objetivas da prática educativa. Mas, para isso, é preciso saber ouvir e se dispor a ouvir o que seu aluno tem a dizer a respeito de si mesmo e do outro que com ele partilha a vida, partilha o dia a dia, incluindo o próprio professor" (Quintero, citado por GUSMÃO, 2003, pp. 98-99).

15.2 Capoeira numa dimensão conceitual, atitudinal e procedimental e alguns aspectos metodológicos

15.2.1 Implicações para a prática pedagógica: as origens da Capoeira

Todas estas informações a respeito da origem da Capoeira podem ser trabalhadas na escola, de diversas maneiras. A partir da visão dos PCNs (1998), pode-se abordar a Capoeira nas dimensões conceituais, procedimentais e atitudinais do conteúdo, levando o aluno a conhecer essa manifestação pertencente à nossa cultura.

As informações referentes à origem da Capoeira podem ser discutidas pelos alunos, descobrindo-se as diversas manifestações e suas características, que podem ter sido ressignificadas na construção da Capoeira, considerando o processo histórico-social, assim como as modificações sofridas desde sua criação até os dias de hoje.

Essas discussões permeiam a dimensão conceitual do conteúdo, levando os alunos a conhecerem, refletirem, discutirem e argumentarem sobre o conteúdo Capoeira. Desta maneira, de acordo com o Soares *et al.* (1992), "a Educação Física brasileira precisa, assim, resgatar a Capoeira enquanto manifestação cultural, ou seja, trabalhar com a sua historicidade, não desencarná-la do movimento cultural e político que a gerou" (p. 76).

A dimensão procedimental do conteúdo está relacionada ao "fazer"; sendo assim, as discussões sobre a origem da Capoeira devem ser, também, vivenciadas. Um exemplo de atividade proposta para o tema "Origem da Capoeira" pode ser visto da seguinte maneira:

- O professor pesquisa juntamente com os alunos as diversas manifestações que podem ter dado origem à Capoeira (*Bassula, N'golo, Cabangula* e *Umundinhú*), considerando suas principais características (dança, ritual, brincadeira...).
- A partir dessas experiências, os alunos podem vivenciar cada uma dessas manifestações, tentando identificar características da Capoeira em cada uma delas (o jogo em duplas, a roda, a dança, os movimentos...).
- Por fim, os alunos podem realizar um teatro, ou dramatização, sobre a construção da Capoeira, considerando as influências de cada manifestação envolvida.

A dimensão atitudinal também pode ser trabalhada a partir do conteúdo Capoeira, aparecendo, durante as discussões e vivências, as relações entre as diversas culturas que podem ter dado origem à Capoeira.

Deste modo, a origem dessa manifestação pode ser incluída pelos professores de Educação Física na escola, propiciando aos alunos os conhecimentos, as vivências e a aquisição de valores referentes à diversidade cultural.

15.2.2 Implicações para a prática pedagógica: Capoeira Angola e Capoeira Regional

O processo histórico-social sofrido pela Capoeira pode ser outro ponto marcante no tratamento desses conteúdos nas aulas de Educação Física. A Capoeira Regional e a Capoeira Angola são duas vertentes que têm características peculiares, assim o professor de Educação Física poderá utilizar-se, novamente, das três dimensões dos conteúdos. Senão vejamos:

Dimensão conceitual:

- O professor pode solicitar aos alunos uma pesquisa sobre as duas vertentes da Capoeira, possibilitando a discussão sobre as modificações ocorridas com ela em seu trajeto histórico-social.
- Posteriormente, os alunos apresentarão seus trabalhos para os outros alunos, contribuindo com a aquisição de conceitos e fatos relativos à Capoeira Angola e Regional.

Dimensão procedimental:

- A dimensão procedimental pode vir a ser a vivência nas duas vertentes da Capoeira. Assim, o professor tem a possibilidade de convidar algum aluno que já tenha alguma experiência, ou um professor de Capoeira Angola e de Regional para ensinar alguns movimentos básicos, toques dos instrumentos e cantos.
- O professor pode, também, passar vídeos, antes da vivência, sobre a Capoeira Angola e Regional, nos quais as diferenças podem ficar mais evidentes.

Dimensão atitudinal:

- A dimensão atitudinal pode ser tratada através das discussões geradas pelas vivências, vídeos e pesquisas que possibilitam a reflexão sobre as ressignificações da Capoeira, assim como as questões relativas às interferências políticas sofridas por esta.

15.2.3 Implicações para a prática escolar: Capoeira como luta, jogo, esporte ou dança?

As discussões geradas por estas questões referentes à Capoeira ser jogo, luta, esporte, dança... são ótimos motes para o professor inserir novos conhecimentos e vivências, assim como para a aquisição de valores. A seguir vamos elencar algumas possibilidades para o tratamento na escola.

- O professor pode dividir a classe em grupos e solicitar que elaborem uma defesa escrita e oral. Cada grupo irá defender um visão sobre o que é Capoeira (por exemplo, grupo 1, luta; grupo 2, jogo...). Podemos, ainda, lembrar da possibilidade da teatralização dessa defesa, possibilitando aos alunos usarem recursos corporais para ilustrarem suas apresentações.
- Os alunos podem, também, realizar uma pesquisa com Mestres, professores e alunos de Capoeira para saberem suas opiniões a respeito do tema, possibilitando verificar as visões dos praticantes sobre o que é a Capoeira.
- Realizar uma roda, ou assistir a uma fita, e solicitar que os alunos identifiquem as características de jogo, luta, esporte, dança durante a roda.

Nestes exemplos, podemos identificar as três dimensões dos conteúdos; por exemplo, na dimensão conceitual pode ser tratada a conceituação de jogo, luta, esporte, dança, na elaboração de questionários e análises, e discussões propostas em aula. A dimensão procedimental aparece nas vivências em Capoeira-dança-esporte-luta-jogo, na teatralização e na pesquisa de campo. A dimensão atitudinal fica caracterizada pela visão dos capoeiras e do que fazem com a Capoeira.

15.2.4 Implicações para a prática pedagógica: o ritual do jogo da Capoeira

O ritual da roda de Capoeira pode ser mais um meio de inserirmos novos conhecimentos e práticas para nossos alunos, nas aulas de Educação Física escolar. Vamos apresentar, a seguir, uma proposta de trabalho com o tema "o ritual da roda". Senão vejamos:

- O professor pode iniciar a abordagem do tema questionando os alunos, se estes já tiveram a oportunidade de observar uma roda de Capoeira.
- A partir disso, o professor pode propor um trabalho em grupo, no qual cada um destes deve apresentar uma roda de Capoeira da maneira como imaginam. Após a apresentação, o professor pode propor uma discussão sobre as características das rodas apresentadas.
- Todo esse movimento pode gerar dúvidas, inquietações a respeito do tema. Assim, o professor pode solicitar aos alunos que consigam vídeos, imagens ou fotos, ilustrando de maneira mais detalhada a roda. Pode, também, solicitar uma entrevista com mestres ou professores de Capoeira para explicarem o "funcionamento" da roda.
- Posteriormente, o professor pode realizar, com os alunos, um ritual da roda da Capoeira Angola e da Regional, possibilitando aos alunos a oportunidade de vivenciar os dois modos de roda, além de poder compreender melhor as diferenças entre elas.

Desta maneira, o professor pode possibilitar a abordagem da roda de Capoeira de maneira mais aprofundada, considerando as três dimensões dos conteúdos. Notamos os conceitos na busca de informações, nas entrevistas, nas pesquisas. Os procedimentos aparecem nas vivências, na realização da pesquisa e na busca de informações. As atitudes podem ser representadas pelas reflexões, trocas de conhecimentos, respeito às diferentes maneiras de expressão na roda de Capoeira.

15.2.5 Implicações para a prática pedagógica: os instrumentos musicais

Os instrumentos musicais que fazem parte da Capoeira podem ser conhecidos e vivenciados nas aulas de Educação Física de uma maneira mais aprofundada do que somente a execução dos toques e músicas que fazem parte dessa manifestação. Assim, cabe ao professor ampliar essa prática, indo ao encontro de novas possibilidades de intervenção. Deste modo, vamos ilustrar algumas possibilidades de trabalho com os instrumentos da Capoeira.

- Primeiramente, o professor pode solicitar aos alunos uma pesquisa referente aos instrumentos da Capoeira. Pode, também, dividir a classe em grupos, para que cada grupo fique responsável pela pesquisa de um único instrumento, possibilitando a troca de informações.
- Essa troca de informações pode ser feita através de seminários, apresentações e palestras realizados pelos grupos.

A construção de cada instrumento também pode ser vivenciada na escola. Cabe ao professor conseguir junto a seus alunos ou Mestres de Capoeira os materiais e os procedimentos necessários. A aproximação do Mestre de Capoeira com a escola pode dar bons frutos ao ensino da Capoeira nas aulas de Educação Física escolar. O momento da construção de instrumentos pode ser muito válido.

O procedimento da construção do berimbau pode ser explicado de maneira simplificada (ver Fig. 15.4). Senão vejamos:

a) O arame é retirado das bordas internas do pneu de carro. Basta descascar a borracha e retirar em torno de 2 metros de arame. Depois, lixa-se o arame com uma lixa para aço. Por fim, faz-se a "voltinha" nas duas pontas do arame para prender a cordinha em uma extremidade e o "pé do berimbau" na outra.
b) A cabaça pode ser encontrada em feiras, "Casa do Nordeste", ou casa de música. Basta cortar o bico (extremidade superior) da cabaça, limpar por dentro, lixar e fazer dois furos para prender a cordinha que a une ao berimbau.
c) A madeira pode ser comprada em lojas de instrumentos musicais, ou pode ser cortada. Os tipos de madeira variam. Deve ser feita a retirada da casca da madeira. Depois, passa-se um caco de vidro na madeira para "alisar" e, por fim, a lixa. Deve-se fazer um "pé" no berimbau (como um pedaço mais fino do que a madeira) para fixação do arame. Também se deve colocar um pedaço de couro para fixar na ponta do berimbau, no local onde passa o arame.
d) A vaqueta pode ser feita da mesma madeira do berimbau.
e) O dobrão pode ser uma chapa de cobre, uma moeda grande, ou uma pedra de rio (arredondada).
f) O caxixi é feito com uma técnica de trançado. Normalmente, os Mestres de Capoeira conhecem tal técnica.

- A vivência em cada instrumento pode ser realizada de diversas maneiras. Cabe ao professor reconhecer as possibilidades das classes, descobrindo, por exemplo, os alunos que sabem um pouco para auxiliar os colegas, trazer um mestre ou professor de Capoeira para demonstrar/ensinar, ou criando alternativas de aprendizagem, como: (1) somente marcar o ritmo com as palmas; (2) marcar o ritmo nos instrumentos; (3) inserir partes dos toques no ritmo; (4) realizar o toque.
- Pode-se deixar que os alunos descubram os sons e maneiras de se tocarem os instrumentos de maneira livre, deixando-os à vontade.
- O uso das músicas de Capoeira junto com o ensino dos instrumentos pode favorecer o envolvimento dos alunos, pois dificilmente o professor poderá contar com 30 a 40 instrumentos. Possibilita, assim, a formação da roda com os alunos que não estão tocando, podendo estes jogar e cantar, aproximando-os da roda de Capoeira.
- A construção dos instrumentos pode ser aprendida pelos alunos, pois muitos desses instrumentos são artesanais, como o berimbau e o caxixi. O berimbau pode ser explorado em sua construção: a verga, o arame tirado do pneu, a cabaça e as amarras. O caxixi também pode ser explorado pela sua riqueza artesanal.

- Materiais alternativos também podem ser a solução para a falta de instrumentos. Materiais como latões de lixo, papelão, arame, barbante, canos de ferro, tampinhas de garrafa... podem ser facilmente adquiridos. Cabe à criatividade de alunos e professores a construção de pandeiros, agogôs (com pedaços de escapamento de carro soldados), reco-reco (com garrafas pet serrilhadas)...

15.2.6 Implicações para a prática pedagógica: as músicas

As músicas na Capoeira são elementos fundamentais para o acontecimento desta. Não se sabe ao certo quando essa ligação ocorreu, porém, desde épocas remotas, em seu trajeto histórico, a Capoeira e a música estão ligadas.

As letras das músicas são baseadas em histórias da escravidão, sobre a natureza, sobre o jogo que está acontecendo, entre outros. Alguns exemplos podem ser:

a) *Navio Negreiro*
Navio negreiro,
de Angola chegou
Cheio de Nego
Trazendo o Rei Nagô.

Coro: *Navio negreiro,*
de Angola chegou
Cheio de Nego
Trazendo o Rei Nagô.

Quando eu for à Bahia
Na senzala do Senhô
Eu vou lá em Cachoeira
Só prá ver o Rei Nagô.

Coro: *Navio negreiro,*
de Angola chegou
Cheio de Nego
Trazendo o Rei Nagô...

b) *Berimbau*
Berimbau, berimbau, berimbau

Coro: *A cabaça o arame e um pedaço de pau.*

Olha como é gostoso tocar berimbau.

Coro: *A cabaça o arame e um pedaço de pau.*

O que é o berimbau

Coro: *A cabaça o arame e um pedaço de pau.*

c) *Cativeiro*
No tempo do cativeiro
Quando o Sinhô me batia
Eu rezava prá Nossa Senhora, ai meu Deus
Como a pancada doía.

Coro: *No tempo do cativeiro*
Quando o Sinhô me batia
Eu rezava prá Nossa Senhora, aí meu Deus
Como a pancada doía.

Por favor não machuque esse nego
Esse nego foi que me ensinou
Esse nego da calça rasgada
Camisa furada, ele é meu professor.

Coro: *No tempo do cativeiro*
Quando o Sinhô me batia
Eu rezava prá Nossa Senhora, ai meu Deus
Como a pancada doía..."

Desta maneira, o professor poderá trabalhar com as músicas da Capoeira nas suas aulas nas três dimensões dos conteúdos.

- Primeiramente, o professor pode sugerir aos alunos que cantem as músicas que eles conhecem de Capoeira.
- O professor pode, também, solicitar que os alunos pesquisem sobre as músicas, trazendo na aula seguinte.
- Depois que os alunos já tiveram contato com essas músicas, o professor pode propor que eles criem músicas de Capoeira com letras relacionadas a alguns temas, como: intolerância, preconceito, cotidiano, juventude...
- Pode também fazer uma discussão com os alunos a respeito das letras da Capoeira e das letras inventadas, para futura reflexão sobre os contextos sociais vividos pela Capoeira e pelos alunos.
- Por fim, o professor pode solicitar que os alunos montem uma "Mostra de Músicas de Capoeira", com as letras criadas.

As dimensões dos conteúdos novamente aparecem nestes exemplos. A dimensão procedimental fica mais declarada, sendo destacada nas vivências com os instrumentos, nas realizações de pesquisas e seminários, na construção dos instrumentos e nas vivências com os cantos. A dimensão conceitual pode ser explicitada nos conceitos relativos à história e construção dos instrumentos, à elaboração de textos, seminários e palestras. A dimensão atitudinal pode se referir às questões da pluralidade de culturas imersas nesse conjunto de instrumentos musicais, valorizando-se a diversidade cultural na Capoeira e na sociedade.

Questões para debate

No tratamento do conteúdo Capoeira, pode-se levar em consideração a grande bagagem de discussões que permeiam a história social/econômica/cultural dessa manifestação. Assim, as reflexões sobre as relações sociais existentes entre o negro e o senhor de engenho, acerca da criação da Capoeira e outros exemplos, são pontos que podem ser inseridos dentro de discussões, debates e reflexões. Alguns temas podem ser levados para discussão, como:

1. Discuta a escravidão no Brasil e suas consequências/reflexos nos dias atuais.
2. Analise a questão da diversidade cultural, focalizando a origem da Capoeira.
3. O que você acha da presença da Capoeira na escola? Quais as possibilidades e dificuldades?

Vídeo

Quanto vale ou é por quilo (Brasil, s. d.).

Direção: Sérgio Bianchi.
Este vídeo estabelece relações entre o período escravocrata no Brasil e situações do cotidiano contemporâneo, numa proposta de refletirmos sobre "o valor do ser humano", ou seja, o valor que se dava para o escravo e o valor que hoje o pobre, o idoso e os portadores de necessidades especiais representam para as camadas sociais mais privilegiadas.

Pastinha uma vida pela Capoeira (Brasil, 1999).

Direção: Antônio Carlos Muricy.
Este vídeo traz a possibilidade de se discutir o processo histórico da Capoeira entre o fim do século XIX e o início do XX. Além de contribuir para o entendimento sobre a criação da Capoeira Regional e a discussão sobre a desvalorização dos "Mestres da

Antiga". Podemos encontrar, também, depoimentos de alguns Mestres e historiadores da Capoeira, e a visualização de algumas rodas de Capoeira Angola.

Esporte sangrento (EUA, 1993).

Direção: Sheldon Lettich.
Este vídeo pode ser utilizado como meio de discussão sobre a violência na prática da Capoeira. Há que se lembrar que é uma produção americana e que traz consigo a "visão americanizada" da Capoeira. Pode ser útil para identificar "erros" sobre a prática da Capoeira.

Sites

www.nzinga.org.br (acesso 01/09/04)
www.berimbrasil.com.br (acesso 01/09/04)
www.softline.com.br/capoeira (acesso 01/09/04)

Para saber mais

CANEN, A. Universos culturais e representações docentes: subsídios para a formação de professores para a diversidade cultural. **Educação & Sociedade**. Ano XXII, n. 77, pp. 207-227, dez. 2001.

CAPOEIRA, Nestor. **Capoeira**: os fundamentos da malícia. Rio de Janeiro: Record, 1992.

COUTINHO, D. **O ABC da capoeira angola:** os manuscritos do mestre Noronha. Brasília: DEFER, Centro de Informação e Documentação sobre a Capoeira, 1993.

FREIRE, G. **Casa-grande & senzala**. 5. ed. v. 1. São Paulo – Rio de Janeiro: José Olympio, 1946.

GONÇALVES, L.A. O. **O jogo das diferenças**: o multiculturalismo e seus contextos. Belo Horizonte: Autêntica, 1998.

McLAREN, P. **Multiculturalismo crítico**. São Paulo: Cortez, 1997.

MESTRE JOÃO PEQUENO. **Uma vida de Capoeira**. Salvador, 2000.

NETO, L.S.; OYAMA, E.R. Da escravidão negra à "escravidão econômica" contemporânea: implicações para a educação física do Brasil. **Discorpo**. n. 9, pp. 45-71, 2.º sem. 1999.

REIS, L.V.S. **O mundo de pernas para o ar: a capoeira no Brasil**. São Paulo: Publisher Brasil, 1997.

RUGENDAS, J.M. *Viagem pitoresca através do Brasil*. São Paulo: Livraria Martins, 1940.

SHAFFER, K. **O berimbau-de-barriga e seus toques**. Monografias Folclóricas 2. Rio de Janeiro: Funarte, 1977.

SILVA, P.C.C. Capoeira e Educação Física – uma história que dá jogo... Primeiros apontamentos sobre suas inter-relações. **Revista Brasileira de Ciências do Esporte**. v. 23, n. 1, pp.131-145, set. 2001.

SOUZA, M.T.; CELANTE, A.R.; IÓRIO, L.S. O contexto da cultura corporal como componente "não visível" do comportamento manifestado por crianças na aprendizagem da Capoeira. *In*: **II Conferência do Imaginário e das Representações Sociais em Educação Física**. Rio de Janeiro: Universidade Gama Filho, Anais..., nov. 2003.

VENTURA, N.C. **Negro:** reconstruindo nossa história. São Paulo: Nova América, 2003.

VIEIRA, L.R.; ASSUNÇÃO, M.R. Mitos, controvérsias e fatos: construindo a história da capoeira. **Centro de Estudos Afro-asiáticos/CEA.** Rio de Janeiro, n. 34, pp. 81-121, dez. 1998.

ZURARA, G.E. **Crónica dos feitos da Guiné**. Lisboa: Publicações Alfa, 1989.

15.3 Referências bibliográficas

ARAÚJO, P. C. **Abordagens sócio-antropológicas da luta/jogo da capoeira**. Porto: PUBLISMAI – Departamento de publicações do Instituto Superior da Maia, 1997.

AREIAS, A. **O que é Capoeira**. 2. ed. São Paulo: Brasiliense, 1984.

BERGAMO, G. Roda de gringo. **Revista Veja**. Ano 37, n. 5, fev. 2004.

BOLA SETE, Mestre. **A capoeira angola na Bahia**. Salvador. EGBA/Fundação das Artes, 1989; 2. ed – ver. ed. atualizada – Rio de Janeiro: Pallas, 1997.

BRASIL. Ministério da Educação e do Desporto. **Parâmetros Curriculares Nacionais**. Educação Física, Terceiro e Quarto Ciclos. Brasília: MEC/SEF, 1998.

BRASIL. Secretaria de Educação Fundamental. **Parâmetros Curriculares Nacionais**. Terceiro e Quarto Ciclos: Apresentação dos Temas Transversais. Brasília. MEC/SEF, 1998.

CAPOEIRA, Nestor. **O pequeno manual do jogador de capoeira**. 2. ed. São Paulo: Ground, 1986.
COLETIVO DE AUTORES. **Metodologia do ensino da Educação Física**. São Paulo: Cortez, 1992.
CONDE, B. Os donos da rua: as maltas de capoeira do século XIX. Rio de Janeiro: **Motus Corporis**, v. 8, n. 1, pp. 31-46, maio 2003.
DEBRET, J.B. **Viagem pitoresca e histórica ao Brasil**. São Paulo: Martins, Editora da USP, 1972. v. I, II e III.
FRIGERIO, A. **Capoeira:** de arte negra a esporte branco. RBCS, n. 10, v. 4, jun. 1989.
GUSMÃO, N.M.M. Diversidade e educação escolar: os desafios da diversidade na escola. *In*: GUSMÃO, N.M.M. **Diversidade e educação:** olhares cruzados. São Paulo: Biruta, 2003.
IÓRIO, L.S. **Capoeira e Educação Física escolar:** novos olhares e perspectivas. Dissertação de Mestrado apresentada ao Instituto de Biociências da UNESP de Rio Claro–SP, 2004.
LIMA, L.A.N. **A capoeira:** um discurso em extinção. Trabalho financiado pela Fapesp (não publicado). São Paulo: 1990.
MARINHO, I.P. **Subsídios para a história da capoeiragem no Brasil**. Rio de Janeiro: Tupy, 1956.
REGO, W. **Capoeira angola:** Ensaio sócio-etnográfico. Salvador, Itapuã, 1968.
REIS, L.V.S. A roda de capoeira: o mundo de pernas para o ar. **Estudos Afro-Asiáticos**, n. 25, pp. 125-140, dez. 1993.
REIS, L.V.S. Negro em "terra de branco": a reinvenção da identidade. *In*: SCHWARCZ, L.M.; REIS, L.V.S. (orgs.). **Negras imagens:** Ensaios sobre cultura e escravidão no Brasil. São Paulo: Editora da USP: Estação Ciência, 1996. pp. 31-53.
RIBEIRO, A.L. **Capoeira terapia**. 3. ed. Brasília/PR/Secretaria dos Desportos, 1992.
RUGENDAS, J.M. **Viagem pitoresca através do Brasil**. São Paulo: Editora da USP, 1972.
SOARES, C.E.L. Capoeira angola, capoeira do Brasil? **Revista Capoeirando:** um tributo à cultura popular. Ano 1, n. 2, abr./maio/jun. 1995.

Índice Alfabético

Q

R

S

T